家庭で楽しむ
薬膳レシピ

監修 辰巳 洋

緑書房

家庭で楽しむ　薬膳レシピ

はじめに

「薬膳」という言葉がテレビや雑誌、書籍などで続々と取り上げられ、世の中に広く知られるようになりました。健康のため、長生きのため、さらには仕事に生かすため、もっと薬膳の知識やレシピがほしいという声もよく聞きます。そこで、本書では「家庭」に着目し、「ふだんの食生活ですぐに使える薬膳」をテーマにしました。

「家」という字は「宀」（屋根のイメージ）と「豕」（子豚を意味する）によって構成されています。これは屋根の下に、先祖に捧げる子豚を置いている様子を表しています。また、中国の大昔の哲学者である孟子が「数口之家、可以無飢矣」（数口の家を以て飢うるなかるべし）といいました。これは「家族が暮らしている場所では空腹に苦しむことがない」ということを意味しています。これらの話から、家庭にとって最も重要なことは食事であるといえるでしょう。古くから国や地域によって、独自の料理が発展してきたのも自然のなりゆきなのかもしれません。

本書では、2008 年に出版した『薬膳の基本』（緑書房）の続編として、各地の郷土料理や家庭料理を薬膳的に工夫し、新たなレシピとしてまとめました。

日本には、その地方独自の食材や調理法で味わう郷土料理が数多くあります。地元の方にとってはなじみ深い料理でも、少し離れた地方のものはめずらしく感じることもあるでしょう。もともと体によいとされる和食に薬膳を取り入れた健康レシピをぜひお試しください。

本書では、日本のみならず中国からも薬膳専門家、料理研究家が著者として参加しています。今回のテーマにふさわしく、広い中国からも、豊かな食生活がはぐくんだ特色ある薬膳料理を紹介しています。

各レシピでは、使われる食材が食薬としてどのような効能があるのかを解説しています。食薬の基礎、中医薬膳学の歴史などにも触れていますので、これから薬膳を学ぼうとする方にご活用いただけると思います。食薬の炮製《ほうせい》方法については、さらに薬膳の知識を深めて実践していきたい方にもぴったりです。

本書で紹介する各地の薬膳料理を読者の皆様に楽しんでいただき、ご自身や家族・友人の健康増進に役立てていただくことが、私や仲間たちの願いです。

本書の執筆、レシピ提供は、2012 年 6 月に開催された本草薬膳学院創立 10 周年記念行事のために立ち上げた実行委員会のメンバーが中心となっています。その時の実行委員会の皆様のボランティア精神には、感謝の気持ちでいっぱいです。

最後に、本書の企画に賛同し、編集・撮影・出版にご協力をいただいた緑書房の方々に心から感謝を申し上げます。また、撮影を担当していただいたカメラマンの大寺浩次郎氏のご協力に、感謝の意を表します。

2014 年 7 月

本草薬膳学院　学院長
日本国際薬膳師会　会長
医学博士

辰巳　洋

著者一覧

■監修者

辰巳　洋	主治医師（中国）・医学博士（順天堂大学）

■著　者

［日本］（五十音順／＊はレシピ作成のみ）

安里　清子	国際薬膳師・調理師
飯田　和子	国際薬膳師・栄養士・調理師
石渡　千代	国際薬膳師・管理栄養士
稲垣　雄史	国際薬膳師・国際中医師・工学博士
猪俣　朝子	国際薬膳師・国際中医師・管理栄養士
大角　淑枝	国際薬膳師・管理栄養士
大村　和子	国際薬膳師
岡央　知子*	国際薬膳師・国際中医師
織田　静子	国際薬膳師・国際中医師・管理栄養士
小野　礼子*	国際薬膳師・国際中医師
久保田順子	国際薬膳師・国際中医師・栄養士
清水　紀子	国際薬膳師・管理栄養士
多田真由美*	国際薬膳師
辰巳　洋	上掲
西村登志子	国際薬膳師・栄養士
萩原　郁子*	国際薬膳師・介護福祉士
平尾安基子	国際薬膳師・国際中医師・国際茶藝師
村田由希子	国際薬膳師・栄養士・調理師・介護福祉士
茂木万寿子	国際薬膳師・栄養士
吉開　有紀	国際薬膳師・国際中医師・中国茶芸師・中国評茶員
萬谷　圭香	国際薬膳調理師
渡辺真里子	国際薬膳師・国際中医師

［中国］（アルファベット順）

劉　爾美	料理研究家・会計士
劉　海威	料理研究家・エンジニア
韋　大文	料理研究家・河南中医学院教授・主任医師
徐　建初	料理研究家・編集者

目次

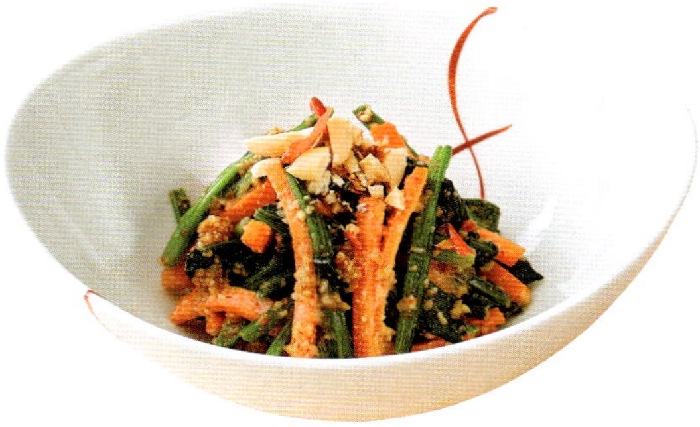

第1章　小鉢・野菜の料理　35

※本書の中薬の写真の一部は『薬膳の基本』『薬膳お菓子』（ともに緑書房）より転載しました。

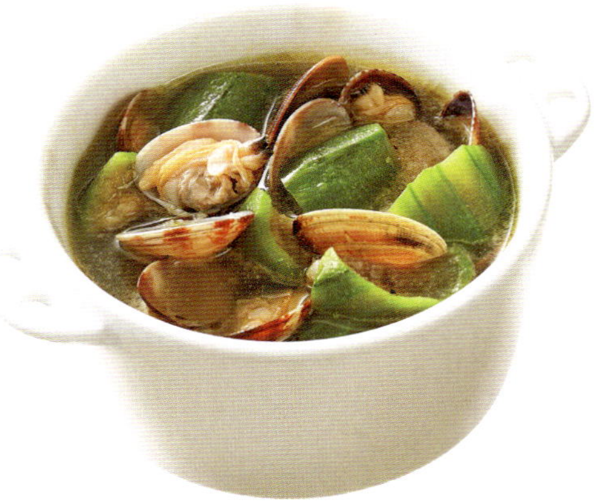

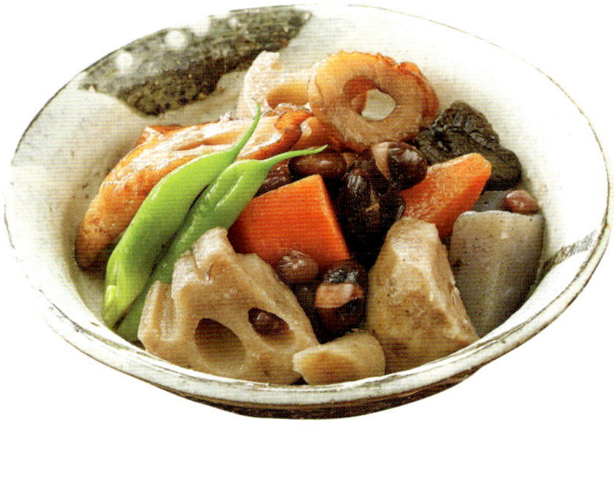

第4章　お米の料理　97

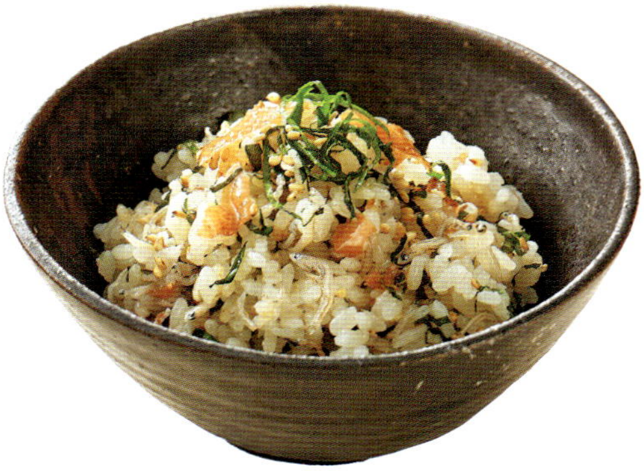

第5章　魚貝・肉の料理　117

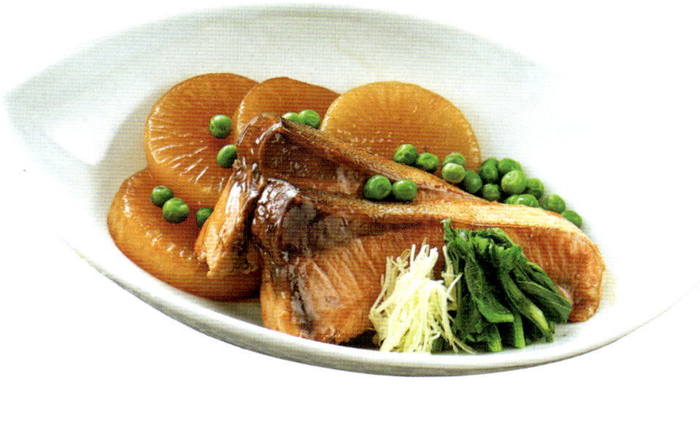

第6章　麺類・粉もの　139

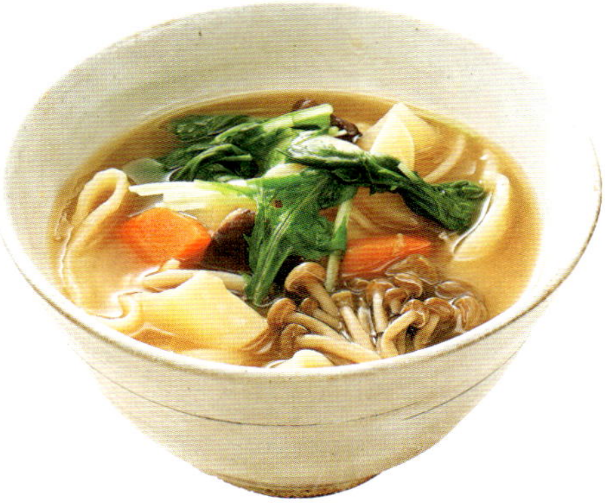

第7章　お菓子・デザート　163

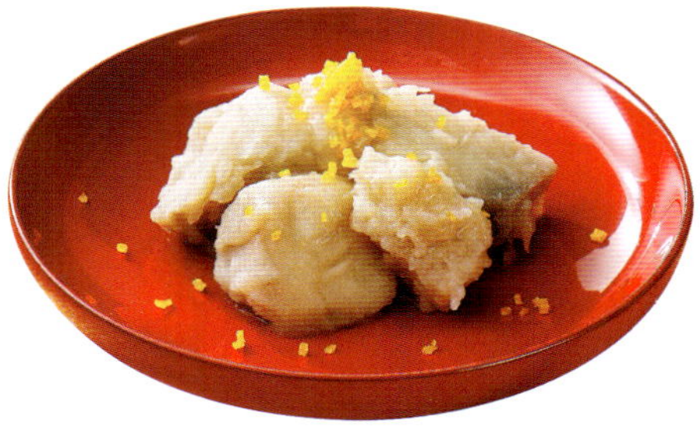

本書の使い方

薬膳レシピ

本書は、北は北海道から南は沖縄まで日本各地の家庭料理、各国の料理を薬膳風にアレンジした 82 品と、中国河南省・山西省・福建省・上海市の中国薬膳レシピ 23 品を紹介しています。

日本の各地域の伝統料理をアレンジした薬膳レシピは、その料理が誕生した由来・歴史などを、中国薬膳レシピでは、地域の歴史・産物、食材のルーツなどを含めて、薬膳料理としての特徴を記載しています。

中医薬膳学の知識

薬膳について、中医薬膳学の歴史、薬膳処方（薬膳処方の原則・薬膳の献立法・調理の基本）を記載しています。また、中医薬膳学の基礎知識では、中医学における体や食薬の五気六味について解説し、食薬の加工では、13 の食薬の働きと炮製方法、合わせ調味料への応用などをわかりやすく紹介しています。

材料の分量

レシピはすべて 4 人分です。水 1 カップ：200 ml、米 1 カップ：180 ml（1 合）、大さじ 1 は 15 ml、小さじ 1 は 5 ml と定めています。「米を普通の水加減で炊く」と表記されているときは、米の 2 割増しの水加減で炊きます。

食薬の効能

食薬はさまざまな効能をもっています。たとえば、生姜は発汗を促して冬カゼの悪寒や体の痛みを和らげたり、胃を温めて冷えによる痛みや食欲不振を改善したり、魚や蟹の中毒症状を緩和したりする働きなどがあります。本書では、こうした複数の効能の中から、レシピの内容に合わせ、もっとも強く引き出したい効能をレシピごとに「食薬の知識」としてとりあげて説明しています。

本書の中で使われる薬膳の専門的な用語が難しいと感じた場合は、「中医薬膳学の基礎知識」（P.15）、「薬膳用語集」（P.195）をご参照ください。

凡例

材料は４人分です。

効能を引き出したい食薬には＊をつけています。

材料

ちしゃ＊ ………………………… 200 g
いりこ＊ ………………………… 20 g
［酢味噌］
　味噌＊ ………………………… 20 g
　酢 ………………………… 大さじ 1
　蜂蜜 ……………………… 小さじ 1
白煎り胡麻 ……………… 小さじ 1

作り方

1 ちしゃはよく洗い、水けをきっておく。
2 いりこは焦げないようにフライパンで煎る。
3 **2** の粗熱が取れたら、すり鉢でよくすり、酢味噌の材料を加えて混ぜる。
4 ちしゃを食べやすい大きさに切り、食べる直前に **3** と和える。
5 器に盛り、白胡麻を散らす。

〈レシピ作成：飯田　和子〉

ちしゃ
キク科の植物で、切り口から乳状の液体が出るため「乳草（ちちくさ）」ともいわれています。

食薬の知識

＊**ちしゃ**：涼・苦・甘／胃・大腸／清熱利尿
＊**いりこ（いわし）**：温・甘／脾／補益気血
＊**味噌**：寒・鹹／脾・胃・腎／清熱解毒・涼血除煩

食材について説明しています。

＊をつけた食薬について、五気六味／帰経／効能を記載しています。さらに詳しい効能については、巻末の「食薬一覧表」(P.187) でよりわかりやすく説明しています。

中薬および中国乾物の購入方法

薬膳に使う中薬は漢方薬局で手に入ります。1 種類大体 100～500 g 単位で販売されており、種類にもよりますが、1,000～3,000 円くらいで入手できます。

中国乾物は食品スーパーやインターネットで購入できるものが増えています。手に入りづらいものについては、中国食材専門店などにお問い合わせください。

※本書で紹介する料理はあくまでも食事であり、薬ではありません。病気の時にはまず医師の診断と治療を受けましょう。

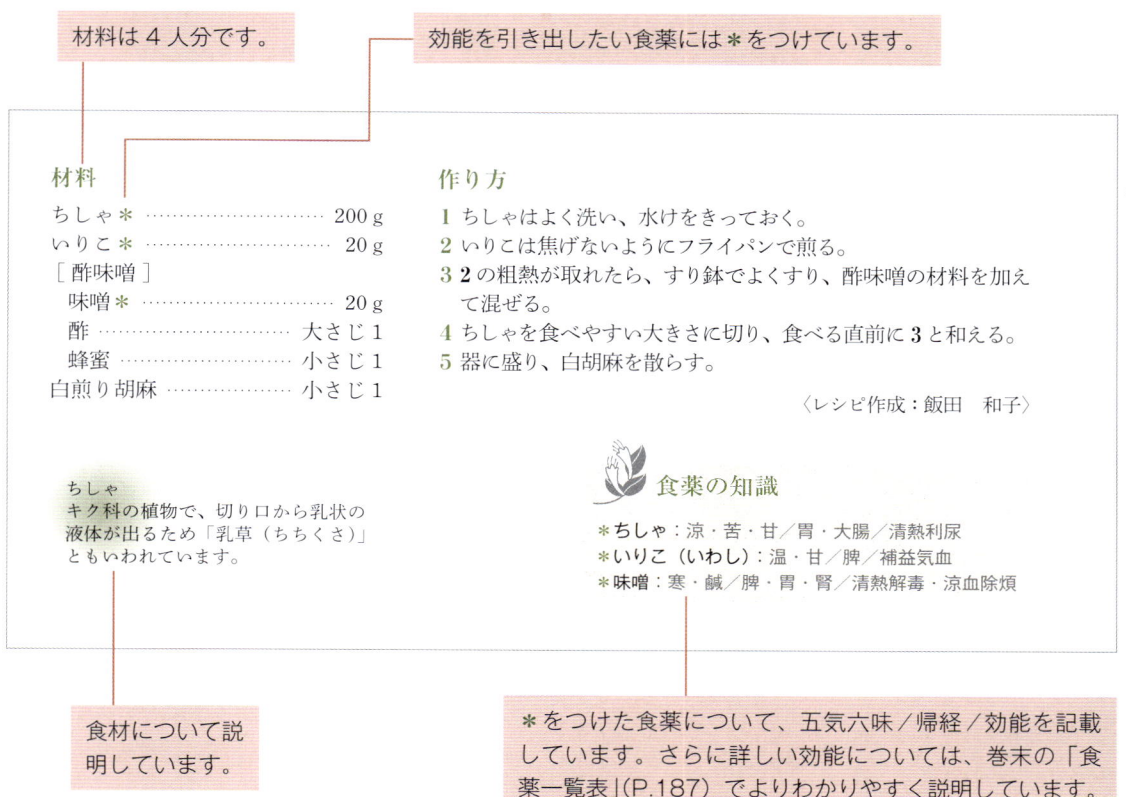

薬膳とは

約2000年前、母親を亡くした幼い4人の兄弟が、新しい母親と兄弟を迎えました。彼らは新しい母親を嫌って、いつもひどい悪戯をしていました。それは、母親が周りの人から、前妻の子供たちにそんなにいじめられるなら別居しなさいとすすめられるほどのものでした。しかし、この母親は温厚で愛情が深く、「私が大義を教えれば彼らはおのずとよい子になる」といい、自分の子供より4人の兄弟を大事にしました。

あるとき、長男がひどい病気になり、母親が愛情をこめて薬膳を作って食べさせたところ、病気が治りました。それがきっかけで兄弟たちは反省し、母親に謝り、その後は母親の教えを素直に受け入れて、地方の名士になったそうです。

この物語は『後漢書』に「母親調薬膳恩情篤密」として記録されています。この記録から3つのことがわかります。まず、薬膳はお母さんの手料理であること。次に、薬膳は病気を治療する料理であること。そして薬膳は家族の幸せにつながっているということです。

また、「薬膳」という文字の元の意味を探ってみますと、古典には、「薬、治病草、従草、楽声」とあり、「薬」は疾病を治療する草という意味の記載が、「膳」は食事、肉食を意味する記載があります。したがって、薬膳は治療効果がある植物・動物性食材によって作られた食事であることが理解できます。

薬膳は歳月を経て、歴代の専門家が経験を積み重ねることによって、中医学の理論をしっかり踏まえたひとつの学問に成長しました。その概念は「中医学の理論に従って、食材や中薬を用い、健康の維持・増進、疾病の予防・治療・回復などを目指す学問」と定められ、普通の食事とは異なる特別な食事と認識されるようになりました。

つまり、薬膳は季節、年齢、体質に応じて、食材や中薬を組み合わせ、営養・効能・色・香り・味・形など、すべてがそろうように調理した食事のことです。普段の食事で大切にされる栄養価・美味しさ・食感・満足感などに加え、食による作用や効果が重視されます。

中医薬膳学の歴史

中医薬膳学の誕生／中医薬膳学の発展

中医薬膳学の誕生

中医薬膳学にはすでに2000年余りの歴史があり、薬膳の素材についての記録もたびたび出現しています。

原始社会において、人類は生きていくために、まず食の問題を解決しなければならず、大変な苦労をしたことが後世の書物に数多く記されています。長い歳月をかけて、人類は「食」から「薬」を見つけ、薬によって医療行為が生まれ、医療行為によって医学が発展していきました。

火の利用による調理技術の誕生

人類が進化していく過程で、火の使用は大きな役割を果たしました。動物の肉や植物の生食から、火を通した食事になったことで、消化吸収が促進され、胃腸の病気が減少しました。食の質や栄養状態が改善されて、脳も発達しました。さらにさまざまな調理技術が現れて、食材・中薬の使い方も豊富になり、これが食文化の発生・発展につながりました。

酒の誕生

紀元前2100～1700年の間に、人々は、炊いた穀類や米飯の残りが自然に発酵して酒になったことから酒の作り方を知り、醸造技術を確立したと考えられます。一種の「調理」によって、穀物が新しい食品である酒に生まれ変わったのです。

紀元前1700～1100年頃は食物が豊かになり、多くの調理技術が生まれた時代です。料理を通じて食材の薬効に気づき、調理方法を薬の作り方に活用し始めたのです。

「食医」制度と調味料の誕生

紀元前1066～771年には、飲食や健康を重要視する考え方が確立してきたため、飲食と医療に関する「包人」「膳夫」「医師」「食医」という職が設置されました。この時代から、穀類・豆を利用して、酢・味噌・醤油・豆豉《とうち》などの製造が始まりました。

中医薬膳学の発展

中医薬学専門書と薬膳処方の出現

長い歴史の間に多くの中医薬学の書物が書かれ、その中には薬膳処方もたくさん出ています。

1　紀元前770～206年に書かれた『黄帝内経（素問）』には、「穀物・肉類・果実・野菜などを食べることによって、気を整え養って、正常な気を回復させ、邪気をすっかり取り除いていく」とあります。

2　紀元前202～西暦220年に『神農本草経』が出版されました。神農が「毎日多くの毒にあたり、茶によって命を救われた」という伝説から、茶には解毒作用があることがわかり、茶は中薬に含まれるようになりました。当時、茶は「養生の仙薬」といわれていました。同時代の『傷寒雑病論』は、処方を書くだけでなく、その飲み方も書いています。「薬を飲んでからしばらくして温かい粥を飲ませれば、薬効を高める」、さらに注意事項として、「生もの・冷たいもの・粘りのあるもの・肉・麵・刺激があるもの・酒・乳製品・匂いが強いものを禁忌とする」とも書いています。またその中の有名な薬膳の処方に、冷えを改善する「当帰《とうき》生姜羊肉湯」（羊肉の当帰生姜スープ）と、食欲不振や精神不安を改善する「百《びゃく》合《ごう》鶏子湯」（百合根と卵のスープ）があります。

3　618～907年に記された『備急千金要方』には、食事に関することが記載されています。羊のレバー・骨髄・筋・胆や、豚のレバー、兎のレバーを利用して、目の疾病を治療すると書かれています。さらに同書には「食治篇」があり、果実・野菜・穀類・鳥獣虫魚の4章に分類されていて、これが、最も古い食療法の専門編となっています。

4　960～1276年に中国国家により初めて『太平恵民和剤局方』という中薬と方剤の専門書が頒布されました。その中には、薬膳の処方も含まれています。例えば、元気衰弱・真陽虚損に用いる「羊肉圓」（羊肉団子）です。作り方は、羊肉を酒でやわらかくなるまで煮込んでから細かくつぶし、補骨脂《ほこつし》・山薬《さんやく》などの中薬粉と小麦粉を加えてドロドロの状態になるまで煮込んで、小粒の丸剤を作る、というものです。また、母乳が出ない産婦に飲ませる「豚足と通草《つうそう》のスープ」なども紹介されています。

5　1115～1368年に書かれた『飲膳正要』の中では、「五味は五臓を調和する。五臓のバランスがよくなれば気血が充実し、元気で爽やかになり、精神が安定するため、寒暑のような外邪など、すべての邪気が体に侵入できないので健康になる」と、飲食五味の五臓と体の健康に対する重要性を述べています。さらに飲食禁忌と、スープ・粥・主菜・副菜などの献立をたくさん紹介し、食薬230種、図版168枚、献立238方を載せています。この本はそれまでの食療から営養保健に注目し、営養によって疾病が予防できることを強調しており、中国では最初の営養学の専門書となりました。

6　1368～1644年には『本草綱目』が記され、「耳鳴り・難聴の原因は、腎虚・気虚・鬱火・風熱にある。腎虚の耳鳴り・難聴には豚の腎・羊の腎・鹿の腎を使う」といったように、弁証に基づいた、耳鳴り・難聴の薬膳的な治療方法を提示しています。また薬粥は42種、薬酒は75種が載せられており、後世に豊富な資料を提供しています。

7　1644～1911年に記された『老老恒言』には、食材と中薬を用いて作った、老人のための薬粥の献立と作り方100種が収められており、上品の粥36種類、中品の粥27種類、下品の粥37種類が載せられています。上品の第1位は蓮《はす》の実《み》（蓮子《れんし》）の粥です。著者は、粥を作るときに土鍋を使うことを強調しています。

大学教育

1956年から中医学院・中医研究院が設置され、大学水準の中医薬教育を正式に開始しました。1997年、中国国家教育部は、中医薬大学に中医養生康復専門学部を置くことを正式に許可しました。これによって、中医薬膳学の発展はますます加速し、食材や中薬に関する応用と研究が活発に行われるようになりました。『中医飲食営養学』『中医薬膳学』が初めての教科書として発行され、中医営養薬膳学の発展はさらに促進されることとなりました。

中医薬膳学の基礎知識

中医学における体／食薬の五気六味

中医学における体

気・血・津液・精

私たちの体は、「気・血・津液・精」がバランスよく巡り、臓腑と協調しながら助け合って生命活動を維持していると考えます。気は臓腑の生理機能全体を指し、血は血液を含めた血管内に流れている体液の総称、津液は体内の正常な水分の総称で、精は生殖と関わる精微物質および営養物質の総称です。

五臓六腑

中医学では五臓六腑を中心として人体をとらえます。五臓とは、肝・心・脾・肺・腎の５つの臓器のこと、六腑とは胆・小腸・胃・大腸・膀胱・三焦のことです。臓器そのものを指すだけでなく、臓器が関係する働きをも含む概念です。

五臓

- 肝：肝の働きのほか、感情をコントロールする。
- 心：心の働きのほか、血液循環を促進する。
- 脾：消化機能のほか、水液代謝を促進する。
- 肺：肺の働きのほか、気体交換を行う。
- 腎：腎機能のほか、生殖機能に関わる。

六腑

- 胆：肝を助け、胆汁を分泌し、消化を促進する。
- 小腸：初期消化した食べ物を分ける。
- 胃：食べ物を受け入れ、初期消化する。
- 大腸：水分を再吸収し、便を排泄する。
- 膀胱：水分を再吸収し、尿を排泄する。
- 三焦：全身の気と水が疏通する機能があるとされる（実態はなく、腹胸腹腔に分布するとされる）。

食薬の五気六味

食薬とは

薬膳では、「食材」「中薬」「食薬」という言葉がでてきます。食物のうち美味しくて口当たりがよく営養のあるものが「食材」で、日常の食生活に用いられています。また、美味しさと関係なく体の苦痛を緩和する効力を持っているものを「中薬」、食材のうち治療効果が高いものや中薬のうち口当たりのよいものは、食用と薬用の両方に使えるとして「食薬」と呼ぶようになりました。

また、薬膳では陰陽五行説に基づき、食材・中薬は五気六味をもっていると考えます。五気とは、寒性・涼性・平性・温性・熱性の５つの性質のこと、六味とは、酸味・苦味・甘味・辛味・鹹味・淡味の６つの味のことです。そして、その食材や中薬や食薬が特定の臓腑・経絡に効果的に作用を発揮することを帰経といいます。

五気の性能

<table>
<tr><th>五気</th><th>寒性</th><th>涼性</th><th>平性</th><th>温性</th><th>熱性</th></tr>
<tr><td rowspan="2">作用</td><td colspan="2">体内の熱を取り、津液を補って体を潤し、毒を排泄し、便通をよくする。寒性は涼性より熱を取る作用が強い。</td><td>陰陽のバランス＊をとる。体を冷しもせず、温めもしない。</td><td colspan="2">体を温める。痛みを緩和し、気血の循環をよくする。熱性は温性より体を温める作用が強い。</td></tr>
<tr><td>食欲旺盛・多汗・便秘など陽盛体質にすすめる。
夏や高熱のときによく使う。</td><td>微熱・のぼせ・ほてり・不眠などの陰虚体質にすすめる。
晩春から初秋の間によく使う。</td><td>はっきりとした性質を持っていないため、ほかの食薬と組み合わせやすく、ほかの食薬の作用を緩和する。
１年中使える。</td><td>疲れやすい・食欲がない・食欲不振などの気虚・陽虚体質にすすめる。
秋から春の間によく使う。</td><td>冷え症・生理痛などの陽虚体質にすすめる。
冬によく使う。</td></tr>
</table>

＊陰陽のバランス…中医学では自然界のものはすべて陰陽のバランスで成り立ち、私たちの体も陰陽が調和していることが体にとって一番よい状態と考えます。陰陽のバランスは年齢や体質、季節、環境などの変化よって常に変化しているので、調節する必要があります。例えば、暑がり、汗をかきやすいなど陽が盛んな場合は、涼性や寒性の食材や中薬など陰を補うものをとり入れ、逆に、冷えやすい、疲れやすいといった陽が不足している場合は、温性や熱性の食材や中薬など陽を補うものを取り入れます。

六味の性能

六味	酸味	苦味	甘味	辛味	鹹味	淡味
味	酸っぱい	苦い	甘い	辛い	塩辛い	はっきりした味をもたない
五臓	肝	心	脾	肺	腎	五臓
効能	収斂固渋生津	瀉下燥湿堅陰	補益和中止痛	散寒行気活血	軟堅散結瀉下	滲湿健脾開竅
	慢性の「漏れる」症状を引き締める、体に必要な水分を生じさせる。	熱を清め、毒を排泄し、便通をよくする。消化を促進する。	体を補い、痛みを緩和し、消化機能を調節する。	体を温め、寒気を取り除き、気血の流れを促進する。痛みを緩和する。	かたまりをやわらかくし、便通をよくし、精血を生じさせる。	排尿を促進し、消化機能を助け、腹部の痞（つか）えを緩和する。
五色	青	赤	黄	白	黒	薄い色
五季	春	夏	長夏	秋	冬	四季
五気*	風	暑	湿	燥	寒	—
五位	東	南	中	西	北	—
五邪*	風邪	暑邪	湿邪	燥邪	寒邪	—
五腑	胆	小腸	胃	大腸	膀胱	—
五体*	筋	脈	肉	皮	骨	—
五官*	目	舌	口	鼻	耳	—
五華*	爪	顔	唇	皮毛	髪	—
五情*	怒	喜	思	悲	恐	—

＊五気…自然界にある５つの異なった気候のこと。
＊五邪（六淫）…六淫邪気ともいう。自然界から身体に侵入する病気の原因の総称。風邪・寒邪・燥邪・湿邪・暑邪・火邪がある。
＊五体…五臓に通じる体の５つの部分。
＊五官…五臓に関連する５つの感覚器官。
＊五華…五臓機能の働きの良し悪しの状況が体のそれぞれの場所に現れること。
＊五情（七情）…喜・怒・憂・思・悲・恐・驚の７つの感情の変化。

食材の組み合わせ

食材の組み合わせ方には以下の３つがあります。

同じ効能をもつ食材を一緒に使う

同じ性質・効能をもつ食材を一緒に使うと効果が増します。

目的に合わせてメインとなる食材を決める

ひとつの食材の効能を中心にし、ほかの食材がそれを補佐します。中心になる食材は効能の強い食材を選びます。

副作用を軽減する食材と合わせる

副作用のある食材を使うときに、副作用を軽減する食材を組み合わせます。

薬膳処方の基本

薬膳処方の原則／薬膳の献立法／調理の基本

薬膳処方の原則

薬膳の処方は、一定の原則に従って作られるものです。主な原則には、薬膳の目的に合わせ、「体の虚弱を補う」「病気の原因を取り除く」「体を調節する」の３つがあります。

1. 体の虚弱を補う

体は生まれつきの体質、または病気、老化などによって虚弱になっていくので、健康を維持し、低下した機能を補うことが必要になります。そのために、ほうれん草・にんじん・長芋・キャベツ・さつま芋・鶏肉・牛肉・うなぎ・鰹《かつお》・海老・ほたて・卵・枸杞子《くこし》・落花生などの食薬をすすめます。

2. 病気の原因を取り除く

自然の中で生きている人間の一生は、さまざまな病気の素因と戦って生きていくことでもあるので、その病気の原因を知り、予防や治療をするなどの手段によって病気の原因を取り除く必要があります。例えば、冬のカゼには生姜・長葱・紫蘇《しそ》など体を温める食薬、春のカゼには薄荷《はっか》・菊花《きっか》・葛根《かっこん》・牛蒡子《ごぼうし》など体の異常な熱を取る食薬、咳・喘息には桔梗《ききょう》・杏仁《きょうにん》・枇杷など咳止めの食薬、胃のもたれ・腹脹・便秘には大根・陳皮《ちんぴ》・オクラ・こんにゃくなど排泄を順調にさせる食薬を取り入れ、邪気を駆逐します。

3. 体を調節する

季節の変化による影響、ストレス、精神的な不安感、体の不調などに対し、病気になる前に、陰陽のバランスを調節することが大事です。例えば、ストレスを解消し、精神を安定させるためには、玫瑰花《まいかいか》・ジャスミン・薄荷・竜眼肉《りゅうがんにく》・ぶどうなどがよいでしょう。

薬膳の献立法

主食

ご飯と粥　野菜や肉などの食材や中薬の五気六味を組み合わせると、いろいろなご飯と薬膳粥が作れます。陳皮と大根の粥またはご飯、百合根・胡桃・酸棗仁《さんそうにん》の粥、はと麦と小豆の粥などがあります。

麺類　ラーメン・うどん・蕎麦・饅頭・焼売・餃子・餅などの生地を作るときに粉にした中薬を混ぜます。

主菜と副菜

薬膳料理を作るときには、調理方法が大切です。一般に使われている調理方法のほとんどが使えますが、季節・体質・体調・症状などに合わせて選ぶ必要があります。揚げる・焼く・漬け物にするなどの調理方法は、食材や中薬の性質が変わりやすく、脾胃の運化機能に影響しやすいので、できるだけ避けます。煮る・煮込む・炒める・蒸すなどの方法で、温かい食事を作るようにします。

スープ（湯）

食材や中薬をそのまま使ってスープを作ります。例えば竜眼肉・枸杞子・大《たい》棗《そう》・吉林人参《きつりんにんじん》・三七《さんしち》（田七《でんしち》人参）・蒲公《ほこう》英《えい》・冬瓜のスープなどがあります。

薬酒

酒に中薬を入れて薬酒を作ることは、薬膳学の中で重要な位置を占めています。薬酒の中で主なものは、杏酒・桂花酒・ライチ酒・さくらんぼ酒・枸杞酒・桃花酒などです。有効成分をよく出すためには、アルコール濃度の高い酒を使うとよいです。

茶

茶　茶葉は解毒作用があるので、中薬に属しています。製法によって、龍井茶・紅茶・烏龍茶・プーアール茶などがあります。

薬茶　体を温め、痛みを和らげる薬茶、清熱作用があり、めまいによく使われる薬茶、気分をリラックスさせる薬茶などがあります。例えば、姜糖茶・菊花茶・薄荷茶・緑《りょく》豆《ず》茶・紅茶など。

お菓子・デザート

中薬などを使ってお菓子やデザートを作ります。例えば、胡桃・大棗・松の実・百合根・枸杞子などを使って薬膳クッキーを作ることができます。菊花・薄荷・魚腥草《ぎょせいそう》・苦瓜・セロリ・大棗などを使って一風変わったデザートを作ることもできます。

調理の基本

薬膳料理は中国から生まれたものなので、調理方法の基本は中国料理と同じです。しかし、中医薬膳学は日本でも広がりつつありますので、薬膳の知恵を用いて日本の食生活と合わせる必要があると考えられます。調理方法にも、中国料理・日本料理の作り方を取り入れるべきです。

調理のポイント

加熱

食材に熱を加えることにより得られる効果には次のようなものがあります。

- 殺菌消毒ができます。ほとんどの細菌・寄生虫は、85℃の熱または高濃度の食塩水で殺菌および駆除できるため、十分に加熱するとよいです。
- 加熱することで素材が吸水・膨脹・分裂・溶解・凝固などの変化を起こすので、消化吸収しやすくなります。
- 素材中の脂肪が水の中に溶け、香りのあるエステル類を合成するため、美味しくなります。
- 仕上がりが美しくなり、食欲を誘います。

※火の加減には強火・中火・弱火・余熱の違いがあります。

調味

中国語の「調《ティアオ》」には、動詞の「調節・調整する」と、形容詞・形容動詞的な使い方の「ちょうどよい、調和・バランスがとれている」という2つの意味があります。調理における「調」は、調味料により料理の味を調節し、体の状況に合わせるという作用があります。主な効果には次のようなものがあります。

- 生臭さを取り除く。
- 美味しさを増す。
- 味・作用を確定する。
- 色を豊富にして見た目を美しくすることで食欲を誘う。

調理方法

主に日本料理と中国料理の調理方法で作ります。中薬によっては化学反応が起こる場合があるので、使用する鍋はステンレスのものと土鍋をおすすめします。

日本料理

- **蒸す**：魚・卵・貝類は蒸す方法をよく使います。
- **煮る**：野菜・肉類・魚・豆腐などは煮る方法をよく使います。
- **揚げる・焼く**：魚・海老・野菜などの食材は揚げる・焼く方法をよく使います。
- **和える**：野菜・魚・貝類・肉類などは前菜として出すために和え物の方法を使います。
- **鍋物**：鍋に肉類・魚・野菜など多くの食材を入れる作り方です。
- **ご飯類・麺類**：白飯・混ぜご飯・寿司・雑炊・茶漬け・粥・蕎麦・うどん・そうめんなどがあります。

※日本料理はだし汁をよく使います。昆布と鰹節のだし汁のとり方はP.48、鰹節のだし汁のとり方はP.51、煮干しのだし汁のとり方はP.64、昆布のだし汁のとり方はP.110をご参照ください。

中国料理

- **ゆでる**：肉類・卵などの食材によく使う作り方です。
- **和える**：野菜、ゆでた食材などには和える方法をよく使います。
- **煮こごり**：動物の皮・皮つき肉・スープなどを容器に入れて蒸すまたは煮込みます。やわらかくなったらほかの器にあけ、冷蔵庫に入れるか自然冷却して固まらせ、煮こごりにします。
- **煮る**：野菜・肉類・魚・豆腐などは煮る方法をよく使います。
- **炒める**：油を熱し、食材を強火で炒めます。野菜・肉・海老・卵などの食材によく使う方法です。
- **蒸す**：食材に下味をつけてから蒸します。やわらかくなったらできあがりです。よく使われる食材としては、魚・卵などがあります。
- **焼き煮込み**：魚・海老・スペアリブ・鶏肉・豆腐などの食材の下ごしらえには、焼く、油で揚げる、油通しをする、炒めるなどの方法があります。

本書で紹介する中国の薬膳レシピについて

中医学の発祥地、河南《かなん》省では、古くから「長芋」が主食にも副菜にも使われています。脾胃の消化機能を補い、肺を補いながら潤し、腎機能も高めるなどの働きがあり、疲れを緩和し、筋肉を丈夫にし、体を強くします。また、長芋は体を熱くせず冷やしもしないため、老化防止にもよいとされています。そこで、河南省の代表的な長芋料理を紹介することにしました。

＊レシピページ→ P.74・76・181・182

麺の発祥地である山西《さんせい》省の麺類も紹介します。華夏《かか》文明の発祥地である山西省は、伝説の尭《ぎょう》帝・舜《しゅん》帝が生活をしていた文化遺産が多く残っているところです。そのため中国では「北京は一千年、西安は三千年、山西省は五千年の歴史」ともいわれています。飲食においても杏花酒、料理の味つけに使われる老陳酢《ろうちんす》、麺の歴史が長く、特に麺類に関して「世界の麺食のルーツは中国、中国のルーツは山西省」といわれるほどです。その理由は、黄河流域・黄土高原に位置する地理環境として、小麦・蕎麦・莜麦《ゆうまい》がよく作られ、昔から麺食が欠かせない食事となっているからです。中でも刀削麺《とうしょうめん》は日本でもよく知られています。今回は数ある麺料理の中からいくつかを選んで紹介します。

＊レシピページ→ P.56・145・146・156・158・159

上海料理は家庭料理から発展し、20 世紀以降、蘇州《そしゅう》・浙江《せっこう》などの地方の料理と融合して江南地域を代表する料理となりました。季節により材料が入れ替わり、調理方法を変化させるのが特徴で、しっかりしたコクのある味つけと素材のよさを生かした薄い味つけが混在しています。今回は、一般的な家庭でよく作る上海料理を選びました。

＊レシピページ→ P.58・86・98・130・134

台湾海峡に面している福建《ふっけん》省は、亜熱帯地区で雨量が多く、緑もいっぱいです。豊かな自然に恵まれ、海の幸・山の幸・果物など食材が豊富に揃っています。代表的な福州地方の料理は新鮮な素材を用い、酸・甘・鹹・香の特徴があります。大変暑い気候であることから発酵食品もよく食べます。今回は、家庭でも作りやすい福州地方の薬膳料理を紹介します。

＊レシピページ→ P.66・123・127・135・172・184

食薬の加工

基本の加工方法／食薬の炮製方法／合わせ調味料

基本の加工方法

薬膳に使われる食薬、特に植物性の中薬は収穫してから汚れなどを取り、水で洗い、形を整え、加熱などの処理をすると、中薬が持っている寒性・涼性・温性・熱性の性質が緩和されたり、働きが高められたりします。その加工を炮製《ほうせい》といいます。炮製した中薬はきれいになり、使いやすくなります。

ここでは、常用されている中薬の加工方法をいくつか紹介します。

炒める

中薬を炒める方法は最もよく使われている加工方法です。特に寒性や涼性の食薬は炒めると、体を冷やす働きが弱くなり、薬性が緩和されるため、使用する範囲が広がります。また温性の食薬は温める働きが高まります。ステンレスの鍋を使うことをおすすめします。

- 乾煎り：弱火でゆっくり、食薬がきつね色になるまで炒めます。
- 炙る：水・蜂蜜・酒・酢などと食薬を混ぜて炒めます。合わせるものの働きにより食薬の効能が加減できます。

焼く

強火で直接あるいは間接的に食薬を焼きます。焼いた食薬は使いやすくなり、有効成分が出やすくなります。たとえば、あわびの殻・かきの殻を焼いてから胃酸や胸やけを抑える・止血の中薬として使います。

煮る

水などの液体に浸けてから煮ます。煮汁に有効成分が十分に入り込み、色が濁ります。この方法は中薬を煎じるときによく使われています。土鍋を使うことをおすすめします。

蒸す

戻した食薬は蒸気を利用して加熱します。蒸した汁は透明感があるきれいな色になります。

酢に漬ける

乾燥の中薬を米酢にしばらく漬けて有効成分が酢に溶けてから酢を使います。

酒に漬ける

乾燥の中薬を黄酒（紹興酒）・白酒・ワインにしばらく漬けて有効成分が酒に溶けてから酒を使います。この場合はガラスの瓶を使うことをおすすめします。

食薬の炮製《ほうせい》方法

陳《ちん》皮《ぴ》

［性味］温・辛・苦　［帰経］脾・肺

［働き］
- 気の巡りを促進し、気の滞りによる腹部脹満、食欲不振、吐き気、嘔吐、下痢の改善が期待できます。
- 臓腑を温め、痰飲を乾燥させて取り除き、胸苦しさ、咳嗽、多痰、喘息の改善が期待できます。

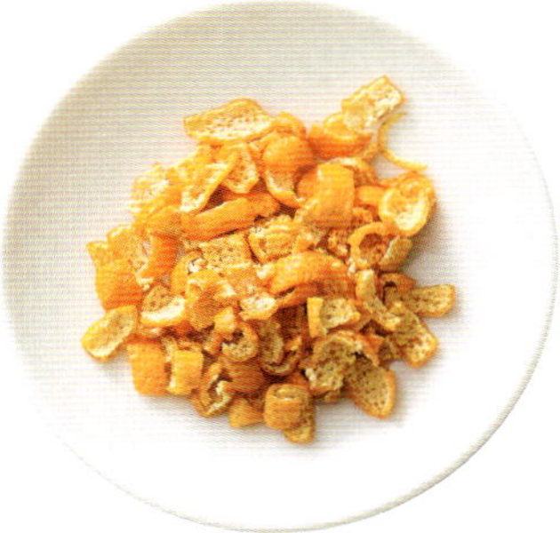

橘紅

［炮製］
- **陳皮**

  みかんの皮をむき、自然に乾かします。
- **橘紅《きっこう》**

  みかんの皮をむき、皮の内側の白い部分を包丁で取り除き、刻むか千切りにし、乾燥させます。働きは陳皮より強くなります。

大棗《たいそう》（なつめ）

［性味］温・甘　［帰経］脾・胃

［働き］
- 脾胃の気を益し、中気不足のめまい、疲れ、食欲不振などの症状の改善が期待できます。
- 血を養い、精神の安定をはかり、顔色萎黄、躁鬱、貧血、心悸、不眠、多夢、煩燥などの症状の改善が期待できます。
- 緩和薬性

［炮製］
- 大棗はそのまま使えます。また、はさみで大棗を刻むと加熱しやすくなります。
- **大棗酒**

  材料：乾燥した大棗 100 g

  　　　ホワイトリカー 5 カップ（1 L）

  大棗をホワイトリカーに入れて 30 日間置きます。

  ※補気養血活血の作用が強くなります。

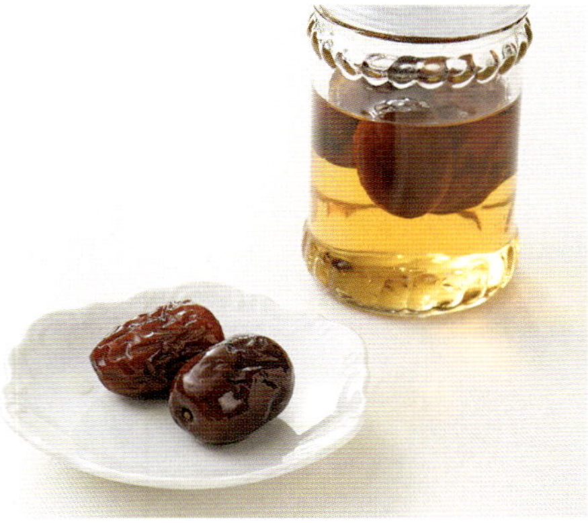

大棗酒

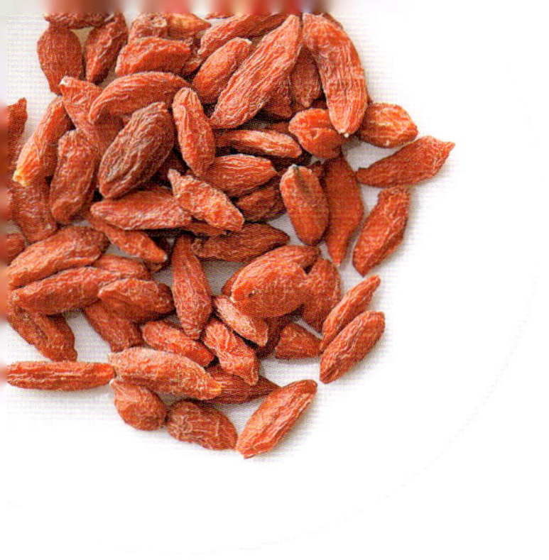

枸杞子

枸杞子《くこし》

[性味] 甘・平　[帰経] 肝・腎・肺

[働き]
- 精気を益し、腎の気を補い、足腰の痛み、無力、遺精、めまい、頭のふらつきなどの症状の改善が期待できます。
- 肝の気を養い、白髪、視力減退、眼精疲労、風に当たると涙が出るなどの目の症状の改善が期待できます。
- 肺を潤し、肺陰虚の空咳を止め、痰を取り、喘息の改善が期待できます。

[炮製]

• 水で戻す

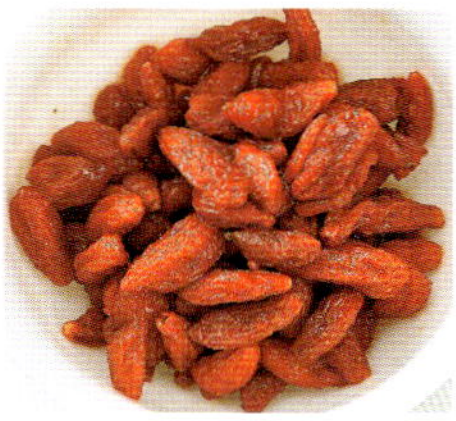

少量の水に浸けて戻します。やわらかくなり使いやすくなります。

• 醤油に漬ける

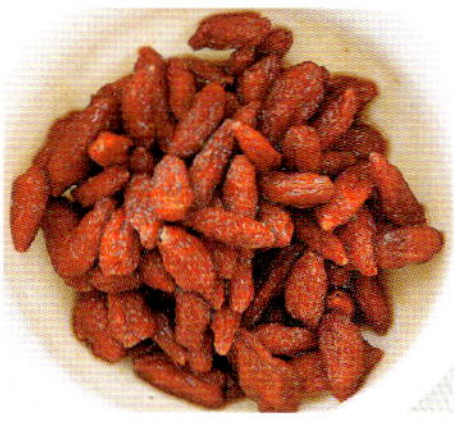

醤油に漬けて戻します。やわらかくなり使いやすくなります。潤す力、清熱の力が強くなります。

• 酢に漬ける

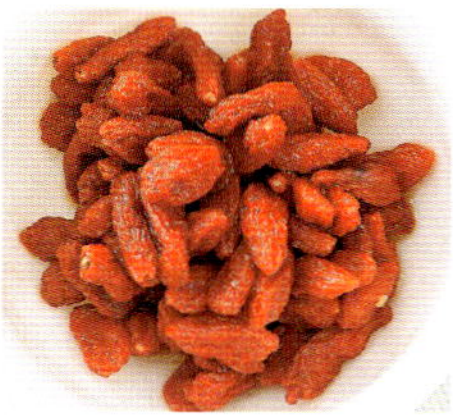

少量の酢に漬けて戻します。やわらかくなり使いやすくなります。潤す力が強くなります。

• 酒に漬ける

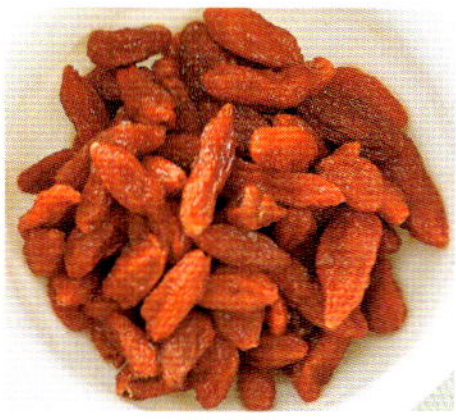

少量のワインまたは白酒に漬けて戻します。体を潤しながら血の流れを促進します。

• 枸杞子醤油

材料：枸杞子 10 g　醤油 1.5 カップ（300 ml）

枸杞子を醤油に入れて、7 日間ほど置きます。

山楂子《さんざし》

[性味] 温・酸・甘　[帰経] 脾・胃・肝

[働き]
- 胃腸に停滞している飲食物の消化を促進し、特に肉の食べ過ぎによる脹満、嘔吐、吐き気、下痢の改善が期待できます。
- 血の流れを促進し、瘀血を取り除き、胸痛、生理痛、産後出血、腹痛などの改善が期待できます。

[炮製] • **炒黄**

鍋に山楂子を入れて中火できつね色になるまで炒めます。

• **炒焦**

鍋に山楂子を入れて強火で表皮の色が焦げるまで炒めます。

※炒黄、炒焦すると酸味が減少し、温性が強くなり、消化促進の働きが増加します。

• **酒炒山楂子**

材料：山楂子 50 g　黄酒 15 ml

①山楂子と黄酒を混ぜ、山楂子が黄酒を吸い込むまでしばらく置きます。

②鍋に入れて、弱火でゆっくりきつね色になるまで炒めます。

※酒炒すると血の流れを促進する力が強くなります。

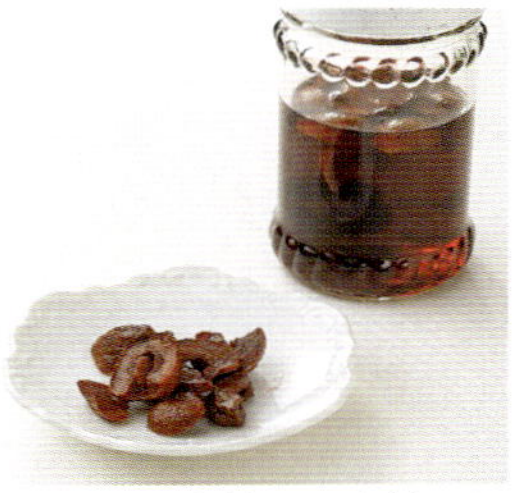

酒山楂子・山楂子酒

• **酢炒山楂子**

材料：山楂子 50 g　米酢 15 ml

①山楂子と米酢を混ぜて、山楂子が米酢を吸い込むまでしばらく置きます。

②鍋に入れ、弱火でゆっくりきつね色になるまで炒めます。

※酢炒すると血の流れを促進する力が強くなり、消化作用も促進します。

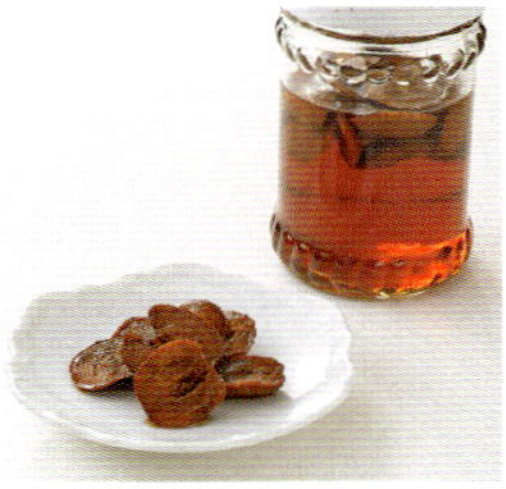

酢山楂子・山楂子酢

• **山楂子酒**

材料：山楂子 50 g　赤ワイン 2.5 カップ（500 ml）

布巾で山楂子をきれいにふき、ワインに漬けて 1 週間ほど置きます。

• **山楂子酢**

材料：山楂子 30 g　米酢 2 カップ（400 ml）

山楂子を布巾できれいに拭き、米酢に入れて、7 日間ほど置きます。

※山楂子酢は活血作用を高め、消化促進作用も増加します。

五味子《ごみし》

[性味] 温・酸　[帰経] 肺・腎・心

[働き] • 肺虚や肺腎虚弱の慢性の咳・喘息・呼吸困難の改善が期待できます。

• 津液を生じ、収斂作用により、喉の渇き、自汗、盗汗の改善が期待できます。

• 遺精、滑精、脾腎陽虚の五更泄瀉（夜明け前の下痢）や慢性の下痢の改善が期待できます。

• 精神を安定させ、心悸、不眠、多夢の症状の改善が期待できます。

［炮製］ • **酢五味子**

材料：五味子 100 g　米酢 15 ml

①五味子と米酢を混ぜ、五味子が米酢を吸い込むまでしばらく置きます。

②五味子の色が濃くなってから自然に乾燥させます。

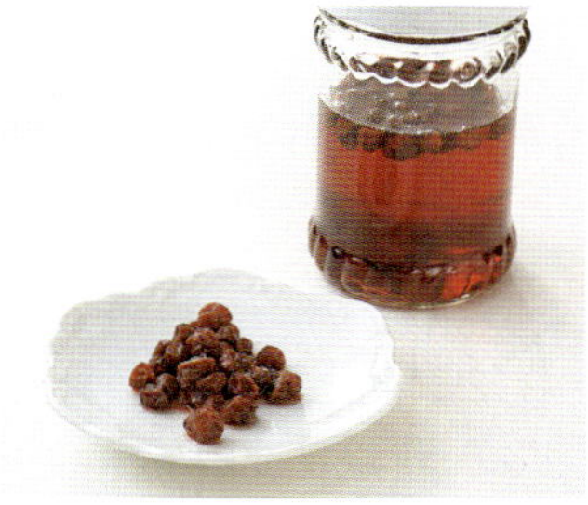

五味子酒

• **五味子酒**

材料：五味子 50 g
ホワイトリカー 2.5 カップ（500 ml）

五味子をホワイトリカーに漬け、1 週間ほど置きます。

※五味子酒は精神を安定する力、血の流れを促進する力が強くなります。

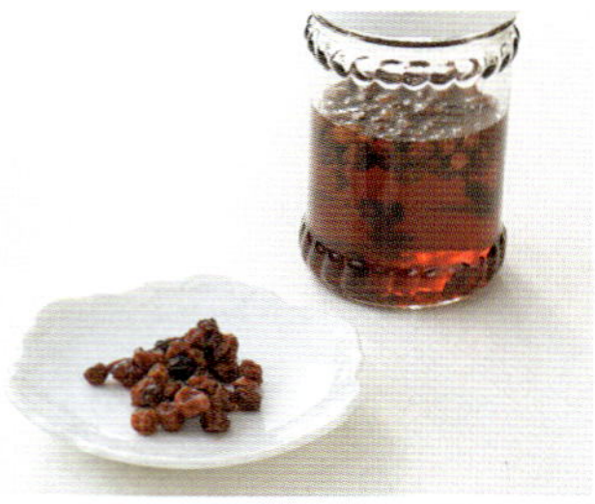

五味子酢

• **五味子酢**

材料：五味子 30 g　米酢 2 カップ（400 ml）
五味子を布巾できれいに拭き、米酢に入れて、7 日間ほど置きます。

※五味子酢は精神安定作用、引き締める力が強くなります。

欝金《うこん》

［性味］ 寒・辛・苦　　［帰経］ 肝・心・胆

［働き］ • 血熱を冷まし、心の熱を取り除き、意識不明と各種出血、てんかん、肝熱による赤目、口苦などの改善が期待できます。

• 血流を促進し、瘀血による胸腹疼痛、生理不順、生理痛などの痛みを和らげます。

• 気の巡りを促進し、鬱状態、乳房脹痛、固まりを緩和します。

• 胆の動きを順調にし、黄疸、肝胆結石などの症状の改善が期待できます。

［炮製］ • **酢炒欝金**

材料：欝金 50 g　米酢 10 ml

①欝金と米酢を混ぜ、欝金が米酢を吸い込むまでしばらく置きます。

②鍋に入れ、水分がなくなり、乾燥するまで弱火でゆっくり炒めます。

※酸味の酢は肝に入りやすいため、欝金と一緒に加工すると肝血の流れをさらに改善するのに効果的です。

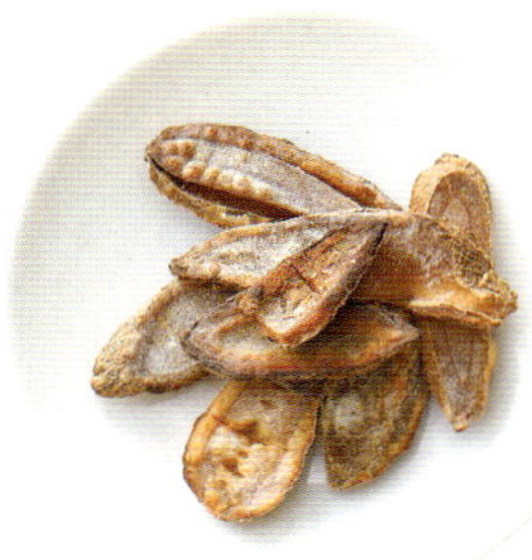

酢炒欝金

• **欝金醤油**

材料：鬱金 30 g　醤油 1.5 カップ（300 ml）
欝金を醤油に入れて、2 週間ほど置きます。

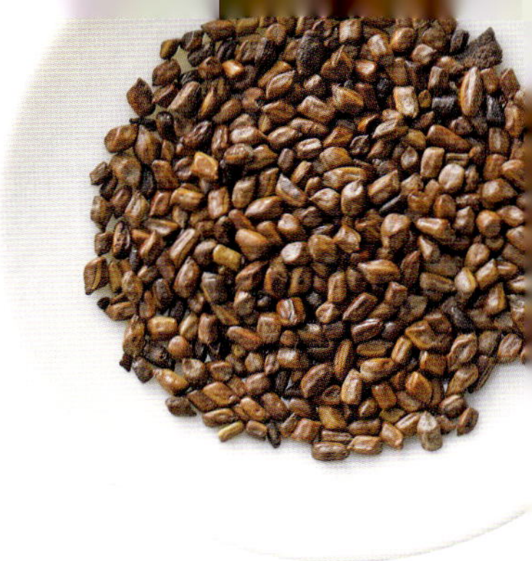

炒決明子

決明《けつめい》子《し》（ハブ、エビスグサ）

［性味］微寒・甘・苦・鹹　［帰経］肝・胆・大腸

［働き］
- 肝の熱を取り除き、火熱症状を鎮め、頭痛、めまい、目の充血や腫痛、かすみ目による疲れなどの改善が期待できます。
- 腸を潤し、便秘の改善が期待できます。

［炮製］
- **炒決明子**

鍋に決明子を入れて弱火でゆっくり炒めます。香ばしい香りが出てきたら完成です。

※炒めると微寒の性質が和らぐため、虚弱な人の便秘にも使えます。

紅《こう》花《か》（べにばな）

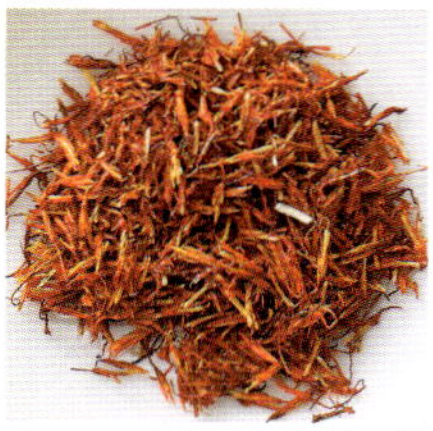

紅花

［性味］温・辛・甘　［帰経］肝・心

［働き］
- 体を温め、血の流れを促進して瘀血を取り除き、生理不順、生理痛、産後の腹痛、出血の改善が期待できます。
- 腸を潤し、便秘の改善が期待できます。

［炮製］
- **炒紅花**

鍋に紅花を入れて弱火でゆっくり炒めます。揮発性の香りが出てきたら完成です。冷ましてから粉末にします。

※辛味、温性の性味が強くなり、独特な匂いが消え、使いやすくなります。

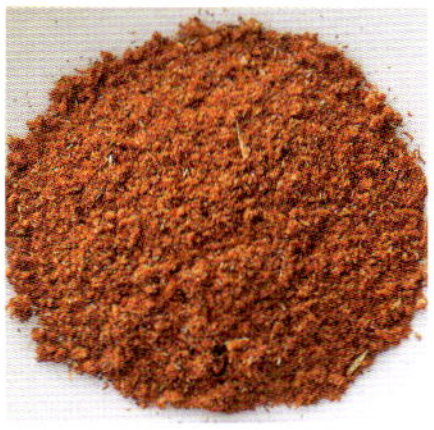

炒紅花粉末

玫瑰《まいかい》花《か》（バラ）

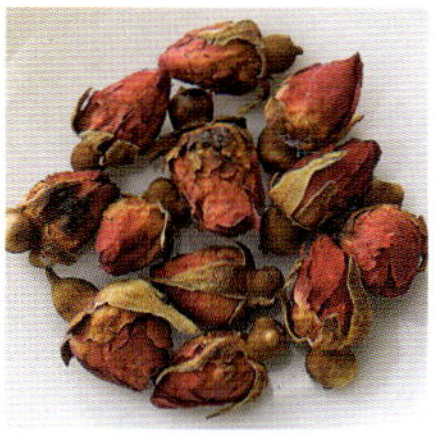

炒玫瑰花

［性味］温・甘・微苦　［帰経］肝・脾

［働き］
- 気の巡りを促進し、気の滞りから生じる胸・脇・胃の痛み、げっぷ、食欲不振、鬱症状の改善が期待できます。
- 血流を促進して、瘀血を取り除き、生理不順、外傷瘀痛、胸痛の改善が期待できます。

［炮製］
- **炒玫瑰花**

鍋に玫瑰花を入れて弱火でゆっくり炒めます。香りが出てきたら完成です。冷ましてから粉末にします。

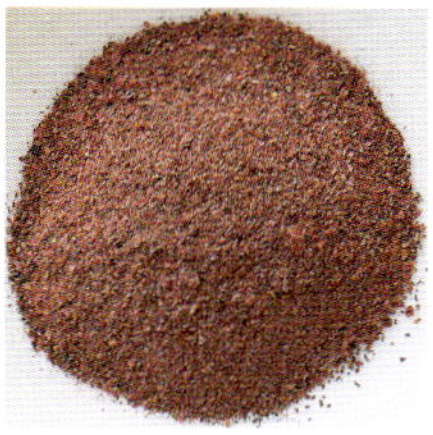

炒玫瑰花粉末

山梔子《さんしし》（くちなし）

[性味] 寒・苦　　[帰経] 肝・心・肺・胃・三焦

[働き]
- 熱を取り除き、イライラする症状を和らげ、出血、不安、汗、口渇、咳、尿痛などの症状の改善が期待できます。
- 熱邪を取り除き、利尿によって体内の余分な水分を排泄させます。主に下焦部分に停滞している湿熱邪気を治療し、黄疸、痰黄などの改善が期待できす。
- 血熱、体に有害な毒を取り除き、瘡瘍腫毒、目赤腫痛の改善が期待できます。

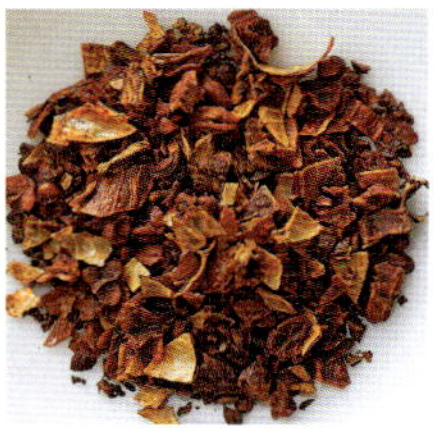
炒黄

[炮製]
- **炒黄**

  鍋に山梔子を入れて弱火できつね色になるまで炒めます。
- **炒焦**

  鍋に山梔子を入れて中火で表皮が焦げるまで炒めます。

  ※山梔子の寒性は胃を傷めることもありますが、炒黄・炒焦すると寒性を弱めることができます。

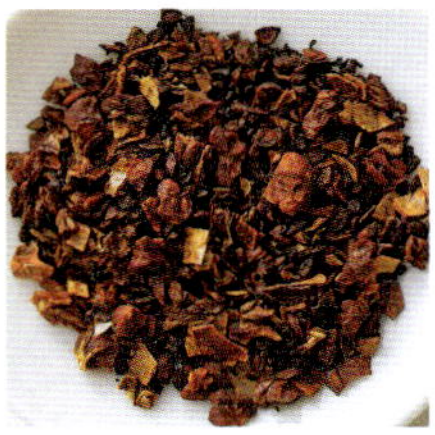
炒焦

小茴香《しょうういきょう》（フェンネルシード）

[性味] 温・辛　　[帰経] 肝・脾・胃・腎

[働き]
- 腎を温め、寒邪を取り除くため、関節・筋肉・陰部の冷え、生理不順の改善が期待できます。
- 気の流れを促進し、胃腹部疼痛、冷え、腰痛、生理痛などの痛みを和らげます。
- 胃の調子を整え、上逆した胃気を下ろし、嘔吐、食欲不振、下痢の改善が期待できます。

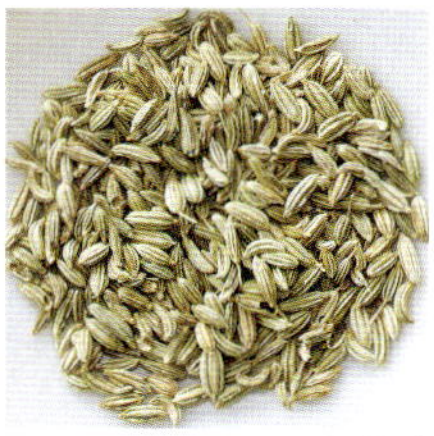
小茴香

[炮製]
- **塩炒小茴香**

  材料：小茴香 50 g

  　　　食塩 2 g（20 ml の水に入れて塩水を作っておく）

  ①小茴香と塩水を混ぜ、小茴香が塩水を吸い込むまでしばらく置きます。

  ②鍋に入れ、弱火でゆっくり煎ります。きつね色になり、香ばしい香りが出てきたら完成です。

  ※塩水で炒めると辛味の発散する力が弱くなり、腎経に入りやすくなるため、腎を温め、寒邪を取り除く力が強くなります。

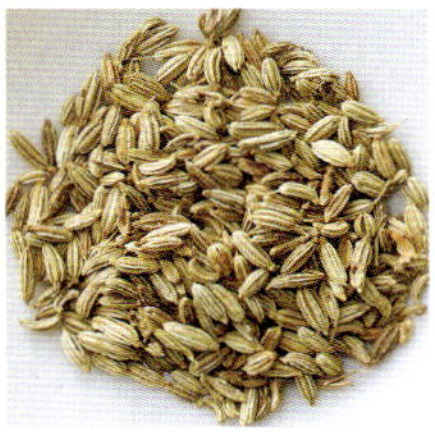
塩炒小茴香

甘草《かんぞう》

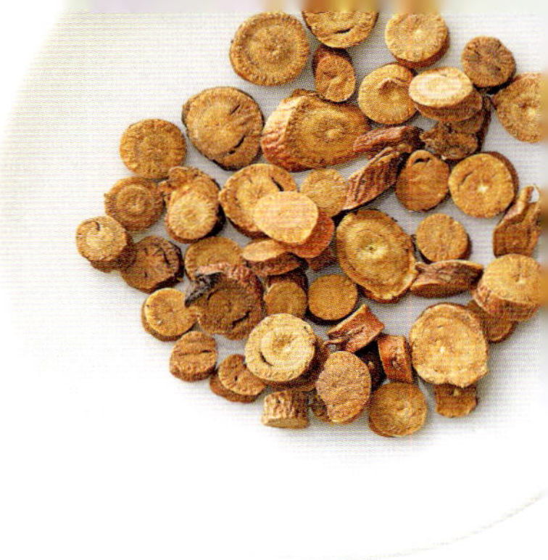

炙甘草

［性味］平・甘　［帰経］心・脾・肺・胃

［働き］
- 脾胃の機能を補い、気を益し、脾胃虚弱の疲れ、息切れ、食欲不振、下痢の改善が期待できます。
- 肺を潤し、咳を止め、肺気虚の咳、喘息の改善が期待できます。
- 筋肉のけいれん、痛み、胃腹部疼痛、四肢の筋肉・関節の疼痛を緩和します。
- 熱を冷まし、解毒により腫瘍、咽頭腫痛を和らげます。
- 緩和薬性

［炮製］
- **炙甘草**

材料：甘草 100 g　煉蜜《れんみつ》 40 g（蜂蜜を煮詰めたもの。適量の湯で溶かしておく）

①甘草と煉蜜水を混ぜ、甘草が煉蜜水を吸い込むまでしばらく置きます。

②鍋に入れ、弱火でゆっくり炒めます。きつね色になり、粘りがなくなったら完成です。

※煉蜜水で炒めると甘草の性質が温性になるため、脾胃を温め、心気を補う働きが強くなります。

乾姜《かんきょう》

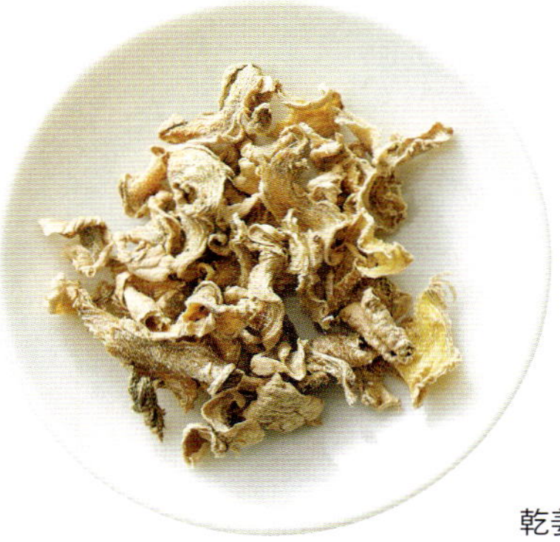

乾姜

［性味］大熱・大辛　［帰経］心・肺・腎・脾・胃

［働き］
- 胃を温め、寒邪を取り除きます。悪寒、発熱、胸背部の冷え、咳、喘息などの改善が期待できます。
- 陽気を回復させ、血の巡りを促進し、四肢の冷え、不整脈などの改善が期待できます。
- 肺を温め、寒邪による咳・喘息、胸背の冷え、疼痛などの改善が期待できます。
- 経絡を温め、出血を止め、生理痛、生理不順などの改善が期待できます。

［炮製］
- 生姜を薄く切り、湯通しします。干してから弱火で炒めます。
- 生姜を水に3〜6時間浸けます。取り出して水をきり、角切りにして干します。

※炮製した乾姜は生姜より温める力が強くなります。

合わせ調味料

市販の調味料を使って作る薬膳風合わせ調味料です。

塩

［焼塩の作り方］

粗塩を弱火でサラサラの状態になるまでゆっくり煎ります。

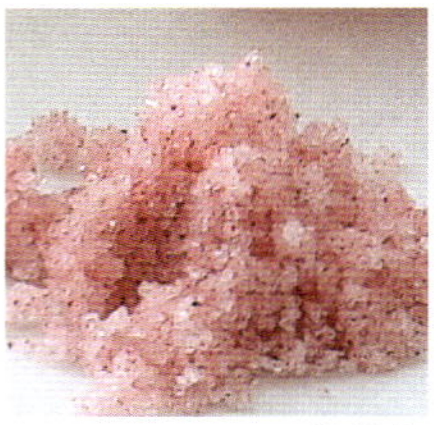

薔薇塩

- **薔薇《ばら》塩**

①鍋に玫塊花３ｇを入れ、つぶしながら弱火で香りが出るまでゆっくり炒めます。

②冷ましてから粉末にし、玫塊花１ｇに対し、焼塩 10 ｇと混ぜます。

- **紅花塩**

①鍋に紅花１ｇを入れて弱火で揮発性の香りが出るまでゆっくり炒めます。

②冷ましてから粉末にし、煎って焼塩 10 ｇと混ぜます。

- **姜黄《きょうおう》塩**

市販の姜黄粉末１ｇを煎って焼塩 10 ｇと混ぜます。

味噌

- 百合味噌

材料：百合根１個　味噌 200 ｇ

①百合根は１片ずつほぐして、黒いところを取り、蒸し器で火が通るまで蒸します。

②蒸した百合根を熱いうちにつぶして味噌と混ぜます。

※体を潤し、清熱の力が強くなります。

- 枸杞味噌

材料：枸杞子 20 ｇ　味噌 30 ｇ

枸杞子は水で戻し、細かく切って味噌と混ぜます。

※体を潤し、清熱の力が強くなります。

第1章

小鉢・野菜の料理

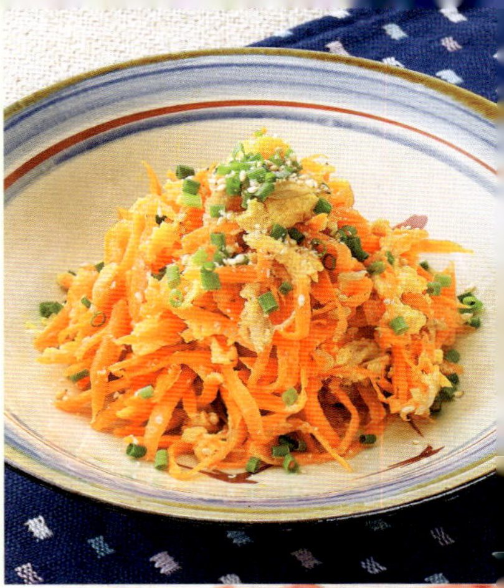

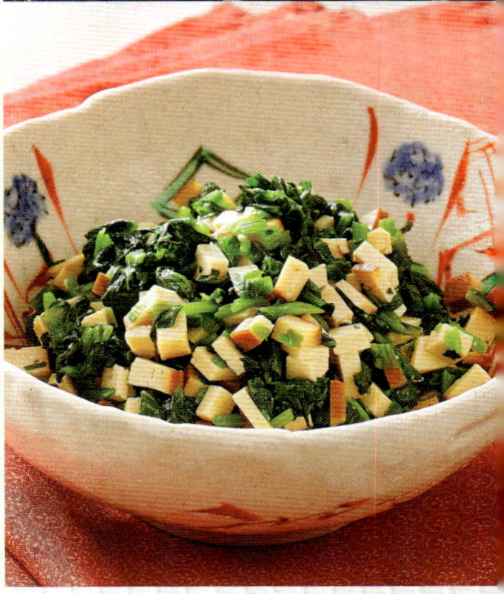

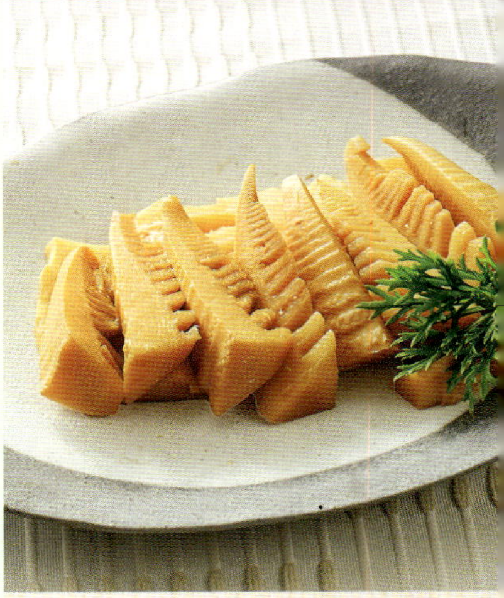

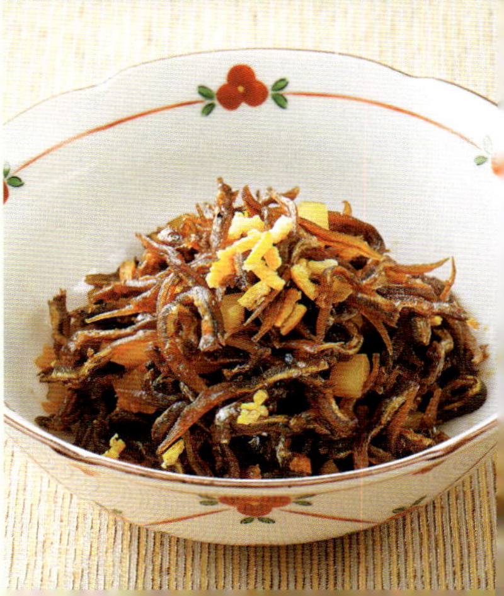

ちしゃなます

清熱利尿《せいねつりにょう》―熱を冷まし、余分な水分を取り除きます

ちしゃをたっぷり食べられる、高温多湿の日本の夏にぴったりの一品です。いりこをベースにした酢味噌は作りおきしておくと、ほかの野菜にも使えて便利です。いりこは新鮮な片口いわしの稚魚を煮て干したもので、煮干しともいいます。だしとしてだけでなくそのまま食べてもよし、また食材としてもいろいろな料理に利用できます。

材料

ちしゃ＊	200 g
いりこ＊	20 g
［酢味噌］	
味噌＊	20 g
酢	大さじ 1
蜂蜜	小さじ 1
白煎り胡麻	小さじ 1

作り方

1 ちしゃはよく洗い、水けをきっておく。
2 いりこは焦げないようにフライパンで煎る。
3 **2** の粗熱が取れたら、すり鉢でよくすり、酢味噌の材料を加えて混ぜる。
4 ちしゃを食べやすい大きさに切り、食べる直前に **3** と和える。
5 器に盛り、白胡麻を散らす。

〈レシピ作成：飯田　和子〉

ちしゃ
キク科の植物で、切り口から乳状の液体が出るため「乳草（ちちくさ）」ともいわれています。

食薬の知識

＊ちしゃ：涼・苦・甘／胃・大腸／清熱利尿
＊いりこ（いわし）：温・甘／脾／補益気血
＊味噌：寒・鹹／脾・胃・腎／清熱解毒・涼血除煩

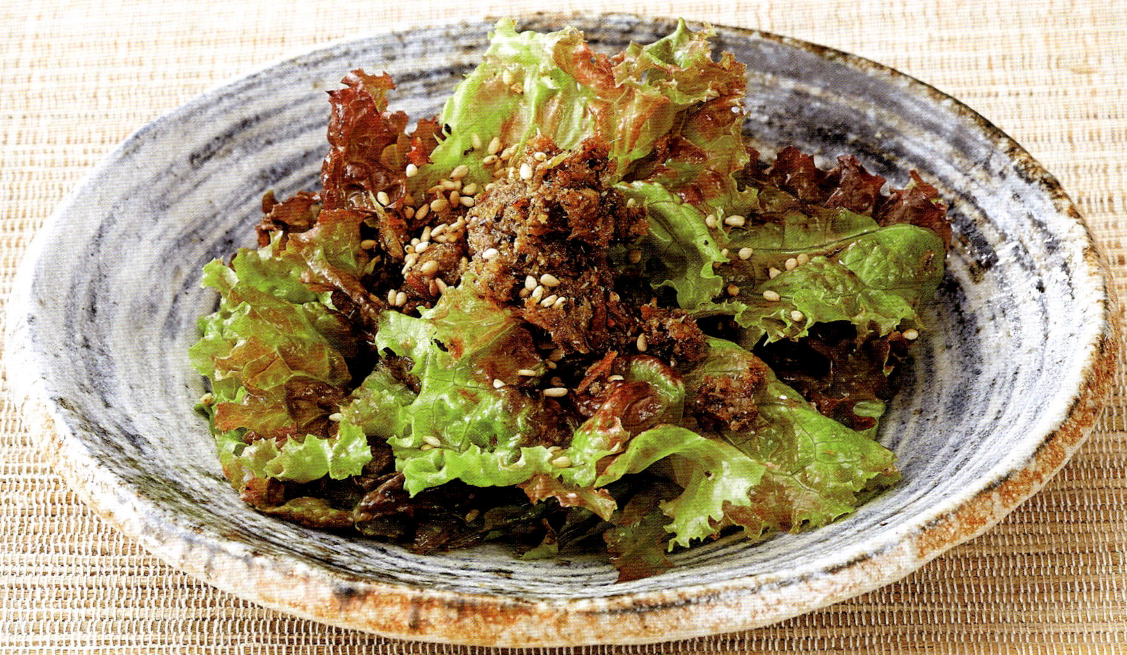

はもきゅう

清《せい》熱《ねつ》利《り》水《すい》—水分代謝を高め、むくみの改善が期待できます

梅雨の頃、関西では「はも」をよく食べます。海が遠く新鮮な魚が手に入りにくい京都で、骨切りの技術が生まれたことにより、広く食べられるようになりました。７月に行われる祇園祭は鱧祭（はもまつり）とも呼ばれます。はもは脾胃の機能を高めて水分代謝をよくし、むくみ、下痢などの症状の改善が期待できます。涼性のきゅうりと微温の生姜を合わせると利尿作用が強くなります。また、生姜の微温性により、はも、きゅうりの寒涼性が緩和されます。

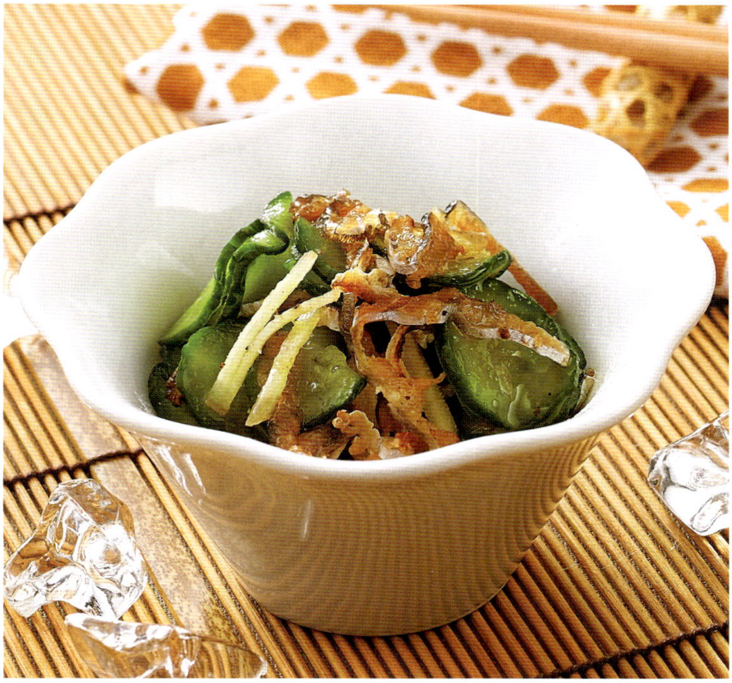

材料

はもの皮＊ …………………… 30ｇ
きゅうり＊ …………………… 2本
塩 ………………………… 小さじ１
生姜(皮つき)＊ ………………… 4ｇ
［ 三杯酢 ］
　酢・薄口醤油 ……… 各大さじ１
　みりん …………………… 小さじ２

作り方

1 きゅうりは薄い輪切りにして塩をふり軽くもんでおく。
2 生姜は皮つきのまません切りにする。はもの皮はさっと乾煎りする。
3 小鍋に三杯酢の材料を合わせ、中火で一度煮立たせてみりんのアルコール分を飛ばしておく。
4 冷ました三杯酢の中に、軽く水洗いしてしぼった**1**と**2**の生姜、はもの皮を入れ、混ぜ合わせる。

※はもの皮は、乾煎りするとさらに風味が増します。

〈レシピ作成：渡辺　真里子〉

食薬の知識

＊**はも**：寒・甘／脾・胃・肺・腎／補脾利水
＊**きゅうり**：涼・甘／脾・胃・大腸／清熱解毒・利水消腫
＊**生姜**：微温・辛／肺・脾／温胃止嘔

ラディッシュと茗荷《みょうが》のピクルス

清熱温中《せいねつおんちゅう》—熱を冷まし、夏バテ、夏カゼを予防します

江戸時代に盛んに栽培され、現在も作り続けられている「亀戸《かめいど》大根」「谷《や》中《なか》生《しょう》姜《が》」「茗荷」など、東京の地名を冠した伝統野菜をピクルスにしました。収斂作用のある酢を使った保存食は汗で消耗しがちな体を滋養し、酢と蜂蜜の組み合わせは「酸甘化陰」で陰液（潤い）を生みます。涼性の大根ときゅうりに温性の野菜を取り入れて、夏カゼを予防します。

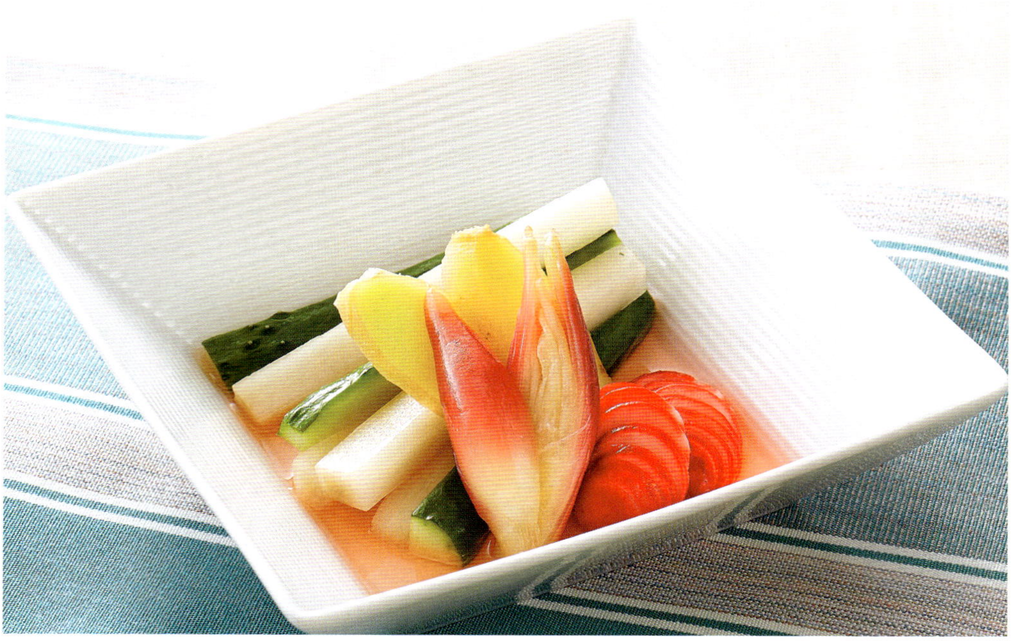

材料

ラディッシュ（亀戸大根）* …… 4個
きゅうり* …… 1本
茗荷* …… 4個
生姜 …… 4本
うど …… 1本
赤唐辛子 …… 1本
A
- 白ワイン・酢・水 … 各1/2カップ
- 蜂蜜 …… 大さじ1〜2
- 塩 …… 小さじ1/2

作り方

1 ラディッシュは葉を切り落として薄切りにする。きゅうりは半分の長さに切ってスティック状に切る。
2 茗荷は縦半分に切り、生姜は皮ごと厚めに切って、どちらも湯通しする。
3 うどは皮を厚めにむき、きゅうりと同じように切って酢水（分量外）にさらしてから湯通しする。
4 鍋にAの材料を入れて火にかけ、冷ます。
5 保存瓶に、野菜と唐辛子を入れて4を注ぎ、1時間〜ひと晩漬ける。

〈レシピ作成：岡央　知子〉

食薬の知識

*ラディッシュ（大根）：涼・辛・甘／肺・胃／順気消食・下気寛中
*きゅうり：涼・甘／脾・胃・大腸／清熱解毒・利水消腫
*茗荷：温・辛／肺・大腸・膀胱／発汗解表・散寒通陽

にんじんとほうれん草の落花生和え

養血潤燥《ようけつじゅんそう》—血を補い、体を補養します

千葉県は落花生とほうれん草の生産量が全国 1 位で、にんじんの生産量は全国 2 位です。落花生の抗酸化物質を含む薄皮はむかずに、そのままいただきます。落花生もほうれん草もにんじんも血を補う働きがあり、一緒に摂ると相乗効果がありますので、貧血、目の乾燥、血虚便秘などの症状の改善におすすめです。

材料

ほうれん草＊ …………………… 2 束
にんじん＊ …………… 1 本(150 g)
落花生＊ ………………………… 80 g
A
- 蜂蜜＊ ………… 大さじ 1 と 1/2
- 醤油 …………………… 大さじ 1
- 塩 …………………………… 少々

作り方

1 落花生は薄皮がついたままフードプロセッサーで細かく砕いておく(フードプロセッサーがない場合は粗く刻んでからすり鉢でする)。
2 ほうれん草をたっぷりの湯でほどよいかたさにゆでて冷水にとり、水けをしぼって 5 cm 長さに切る。
3 にんじんはマッチ棒ほどの太さで 5 cm 長さに切ってゆでる。
4 ボウルに **1**、A を入れ、かたさをみながら水少々を加え、**2** と **3** を入れよく和える。

〈レシピ作成：平尾　安基子〉

食薬の知識

＊**ほうれん草**：涼・甘・渋／胃・大腸・膀胱／養血・滋陰潤燥・止渇
＊**にんじん**：平（微温）・甘／肺・脾・胃・肝／養血益肝明目
＊**落花生**：平・甘／肺・脾／養血・補脾止血
＊**蜂蜜**：平・甘／脾・肺・大腸／補中緩急・潤肺止咳・潤腸通便

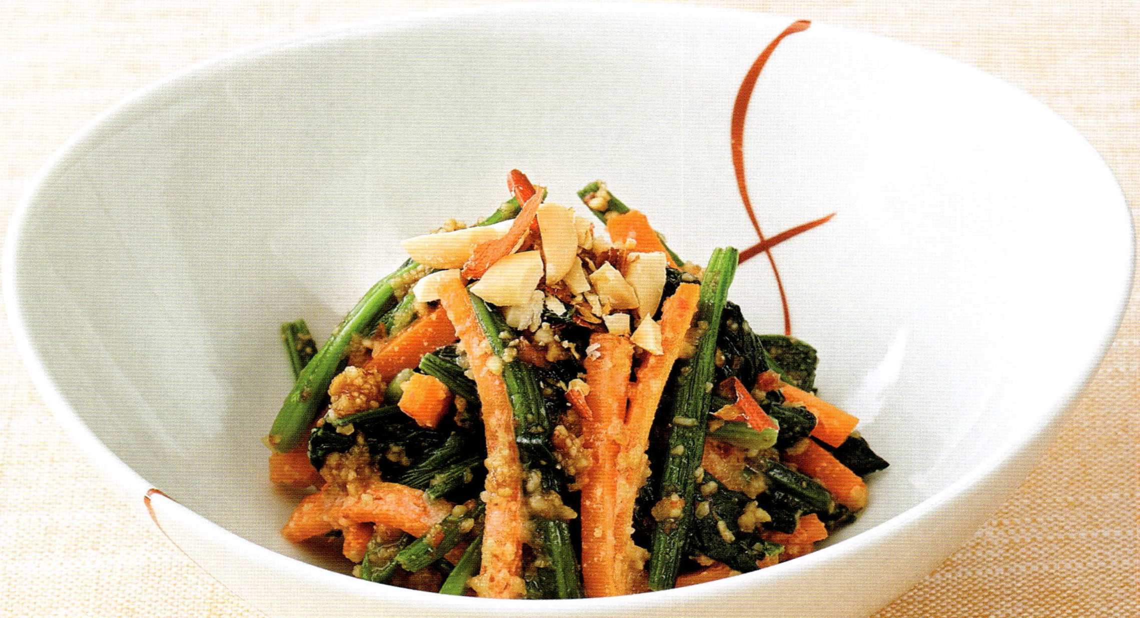

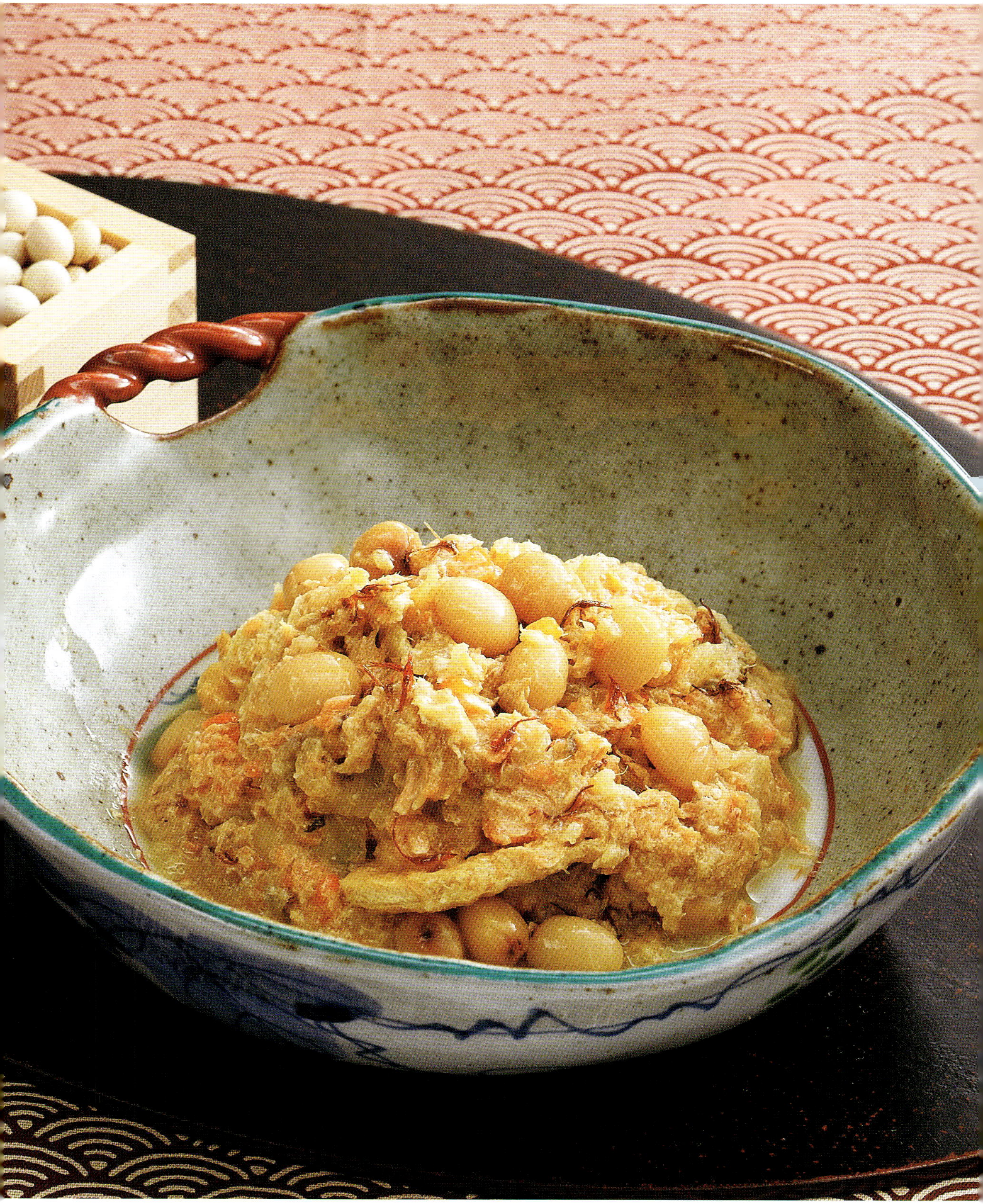

紅《こう》花《か》入りしもつかれ

消食理気活血《しょうしょくりきかっけつ》―消化を促進させ、脾の働きを高めます

お正月に残った荒巻鮭の頭や節分の豆などを利用し、節分の日にたくさん作って常備菜としていただきます。本来は鮭のアラ（頭・尾・骨）を湯通しして使いますが、作りやすいよう、甘塩鮭を使いました。たっぷりの大根を使い消化を促進します。脾の働きを高め、胃を温める鮭に紅花も加えることで大根の涼性を抑え、血流もよくして寒いときにも元気に過ごせます。

材料

甘塩鮭*	2切れ
大根*	1/2本(500 g)
紅花*	4 g
酒	少々
大豆(乾)	50 g
にんじん	1/2本(75 g)
油揚げ	1枚
酢	大さじ3
酒粕	100 g
醤油	大さじ1
みりん	大さじ2

作り方

1 紅花に酒をふりかけておく。
2 鮭は網焼きにして1切れを3〜4つに切り分ける。
3 大豆は香ばしく煎り、**2**の塩鮭と酢大さじ2、水3カップを一緒に鍋に入れ、ふたをして30分ほど煮込む。
4 大根、にんじんは鬼おろしで粗くすりおろす(鬼おろしがない場合は、半量を普通のおろし器ですりおろし、残りを粗みじん切りにする)。油揚げは細切りにする。
5 **3**の鍋に**4**を入れてさらに30分煮込み、**1**の紅花、酒粕、醤油、みりんを加え10分ほど煮たら残りの酢大さじ1を加えて味を調える。味は鮭の塩分によって加減する。

〈レシピ作成：石渡　千代〉

食薬の知識

***鮭**：温・甘／脾・胃／益気補血・健脾温胃和中

***大根**：涼・辛・甘／肺・胃／順気消食・下気寛中

***紅花**：温・辛・甘／肝・心／
活血去瘀・通経止痛・潤腸通便

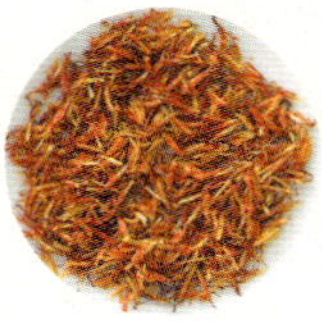

キク科ベニバナの花。体を温め、血の流れをよくして瘀血を取り除き、生理不順、生理痛、産後の腹痛、出血症状の改善が期待できる。腸を潤し、便秘症状を緩和する。

ほうれん草と五《ご》香《こう》豆《とう》腐《ふ》乾《かん》の和え物

養血清熱《ようけつせいねつ》—血を補い、体の乾燥を潤し、熱を取り除きます

中国の南部では、春になると「馬蘭頭《ばらんず》」という野菜が出回ります。馬蘭頭は清熱解毒の働きがあるため、冬の間体内に溜まった老廃物を排出させるためよく食卓にのぼります。このレシピでは馬蘭頭の代わりに涼性で血を養うほうれん草を使いました。五香豆腐乾は水分を抜いた豆腐をスパイスと中国醤油で煮込んで味をつけた豆腐製品です。手に入らないときは清熱瀉火の塩豆腐、木綿豆腐で代用します。

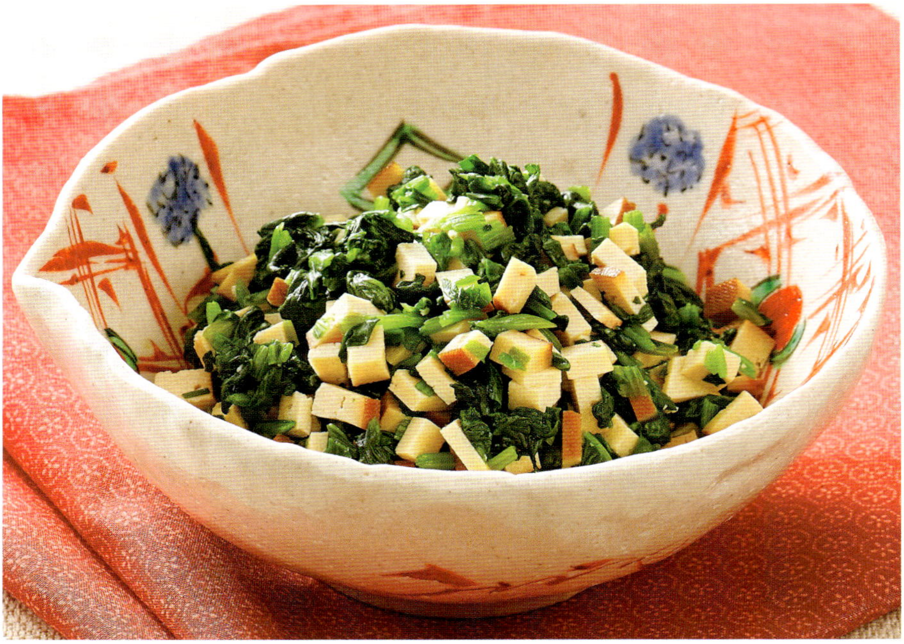

材料

ほうれん草＊ …………………… 1束
五香豆腐乾＊ ………………… 100 g
塩 ………………………… 小さじ 1/3
砂糖 ……………………… 小さじ 2
胡麻油 …………………… 小さじ 2

作り方

1 ほうれん草をたっぷりの湯でほどよいかたさにゆでて冷水にとり、水けをしぼって細かく切る。
2 五香豆腐乾を 5 mm 角に切る。
3 ボウルに **1**、**2**、塩、砂糖を入れて和え、皿に盛って胡麻油を加える。

※五香豆腐乾の代わりに味がついていない白豆腐乾を使う場合は、塩の分量を増やします。塩豆腐を使う場合は、5 mm 角に切ってそのまま和えます。木綿豆腐を使う場合は、1時間ほど重しをして水分を抜いてから5 mm 角に切り、塩の分量を増やして和えます。

〈レシピ作成：徐　建初〉

食薬の知識

＊ほうれん草：涼・甘・渋／胃・大腸・膀胱／養血・滋陰潤燥・止渇
＊豆腐：寒・甘／脾・胃・大腸／生津潤燥・益気和中・清熱解毒

胡麻入りにんじんのシリシリ

養血滋陰安神《ようけつじいんあんしん》—血を養い目の働きを改善し、体を潤し精神の安定をはかります

にんじんを細く切って炒める、簡単で美味しい沖縄の家庭料理です。にんじんはカロテンを豊富に含むことで知られ、彩りもよく、甘味も感じられることから、子供から大人までみんなに好まれています。お弁当のおかずとしても定番です。にんじんは養血により目を潤し、卵は滋陰により体を滋養し、精神を安定させるのに効果的です。

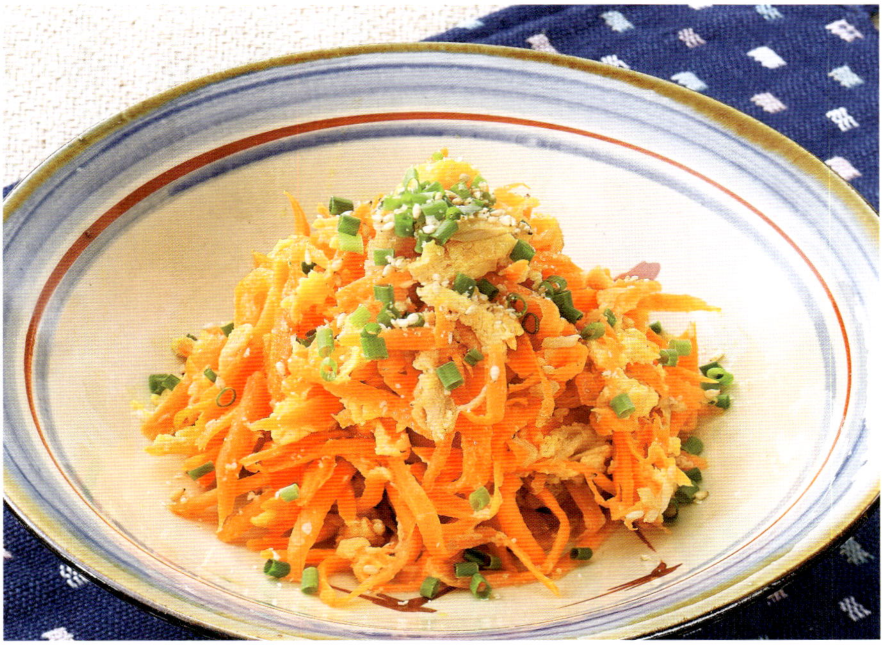

材料

にんじん＊	1本(150 g)
卵＊	1個
ツナ缶	小 1/2 缶
鰹節のだし汁	1/4 カップ
塩	少々
醤油	小さじ 1
細葱	2本
白煎り胡麻＊	大さじ 1
サラダ油	大さじ 1

作り方

1 にんじんは野菜スライサーでせん切りにするか、斜めに薄切りしてからせん切りにする。卵は割りほぐす。

2 フライパンを熱し、サラダ油とにんじんを加えて中火で炒める。にんじんに油がまわったらだし汁を加える。

3 にんじんがやわらかくなったら塩、醤油で調味し、煮汁がほとんどなくなるくらい煮つめたら卵を全体にまわしかけ、ツナの汁けをきって加え混ぜ合わせる。

4 器に 3 を盛り、小口切りした細葱を散らし、胡麻を指でひねりつぶしながらふる。

〈レシピ作成：安里　清子〉

食薬の知識

＊にんじん：平（微温）・甘／肺・脾・胃・肝／養血益肝明目
＊卵：平・甘／肺・心・脾・肝・腎／滋陰潤燥・養血安神
＊白胡麻：寒・甘／肺・脾・大腸／潤燥滑腸

栗入りいかなごの釘煮風

補《ほ》気《き》理《り》気《き》—気を補いながら臓腑の働きを高めます

兵庫県瀬戸内海東部沿岸部で毎年２月末から約１カ月間行われる「いかなご新子漁」は、春の訪れを知らせる風物詩です。獲れたいかなごを各家庭で佃煮のように炊き、炊き上がった形が釘に見えることから「釘煮」と呼ばれています。本来は生のいかなごを使用しますが、小女子（こうなご）を使い、気力を補う栗と、気の巡りを促す陳皮を加えました。

材料

小女子＊	200 g
甘栗＊	50 g
陳皮(ちんぴ)＊	6 g
生姜(皮つき)	20 g
砂糖	大さじ 5
醤油	大さじ 3
みりん	大さじ 1

小女子（こうなご）
いかなご（スズキ目イカナゴ科の魚）の稚魚です。小女子は東日本での呼び名で、西日本では新子（しんこ）と呼ばれます。

作り方

1 小女子はさっと水洗いし、適度に水をきる。甘栗は粗めに切っておく。陳皮は水で戻す。
2 鍋に砂糖、醤油、みりん、皮つき生姜のせん切りを入れ、強火にかける。
3 煮立ったら小女子を入れ、中火にする。箸などでかき混ぜない。
4 鍋をゆすったり、時々鍋を返して煮含める。汁けがなくなりかけたら弱火にし、鍋をゆすって混ぜる。
5 汁けがなくなったら火を止め、戻しておいた陳皮、栗を加え、ゆすって混ぜる。
6 ざるにあげて余分な汁けをきって冷ます。

〈レシピ作成：清水　紀子〉

食薬の知識

＊小女子（すずき）：平（温）・甘／脾・胃・肝・腎／補脾益腎
＊栗：温・甘／脾・胃・腎／健脾止瀉・補腎強筋
＊陳皮：温・辛・苦／脾・肺／理気健脾・燥湿化痰

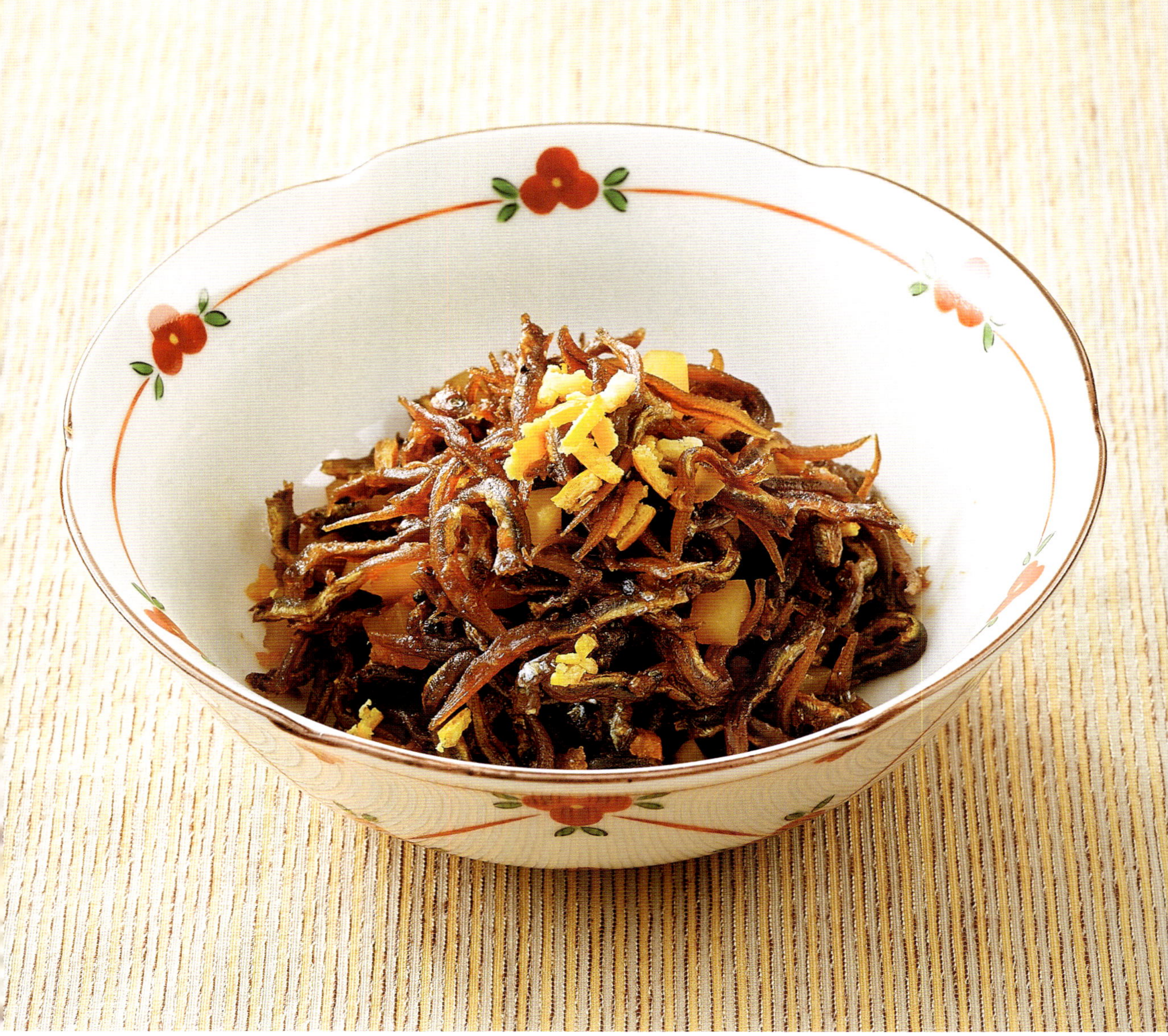

蓮根《れんこん》のずんだ和え

清熱健脾《せいねつけんぴ》—熱を取り除き、消化機能を高めます

お惣菜に、おやつに大活躍の一品です。蓮根は清熱作用があり、手軽に求められるのでとても重宝します。枝豆は「畑の肉」とも呼ばれるほど、良質なたんぱく質を多く含みます。未成熟の大豆ですので、大豆と同じように使います。脾胃を養うほか、食物繊維もたっぷりで便秘の改善、降圧、美肌と薬膳として大変優れた食材です。

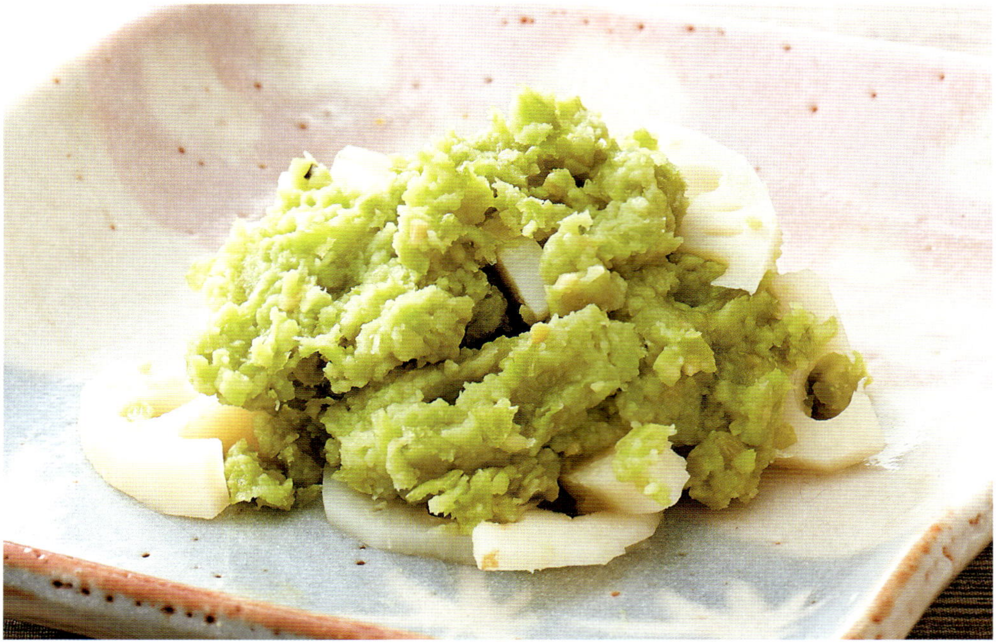

材料

蓮根＊ …… 100 g
酢 …… 少々
A
- 砂糖 …… 大さじ 1/2
- 塩 …… 少々
- 昆布と鰹節のだし汁 …… 1/2 カップ

枝豆（さやつき）＊ … 200 g（正味約 100 g）
B
- 砂糖 …… 大さじ 1/2
- 酒 …… 小さじ 1
- 塩 …… 少々

作り方

1 蓮根は皮をむき、3〜5 mm 厚さのいちょう切りにして酢水にさらす。
2 A を煮立て **1** の蓮根をさっと煮る。
3 枝豆はゆでてさやと薄皮をとり、すり鉢ですりつぶす（フードプロセッサーを使ってもよい）。
4 **3** に B を加え、**2** の蓮根を和える。

〈レシピ作成：大角　淑枝〉

食薬の知識

＊蓮根：寒・甘／脾・心・胃／涼血散瘀・清熱生津
＊枝豆（大豆）：平・甘／脾・胃・大腸／健脾益胃・潤燥利尿

柑橘皮《かんきつかわ》入り鎌倉漬け

理気消食《りきしょうしょく》—胃と大腸の働きを調節し、消化機能を促進します

昔、鎌倉から江戸へ運ばれる魚が多かったころは、保存食として酢漬けがよく活用されていました。現在も、魚だけあるいはほかの材料と組み合わせて酢の物や和え物に利用されています。涼性の大根に温性の鯵（あじ）を加え、脾胃の働きをよくし、胃気が下降できるように理気作用のある陳皮や、活血作用のある酢を加えています。

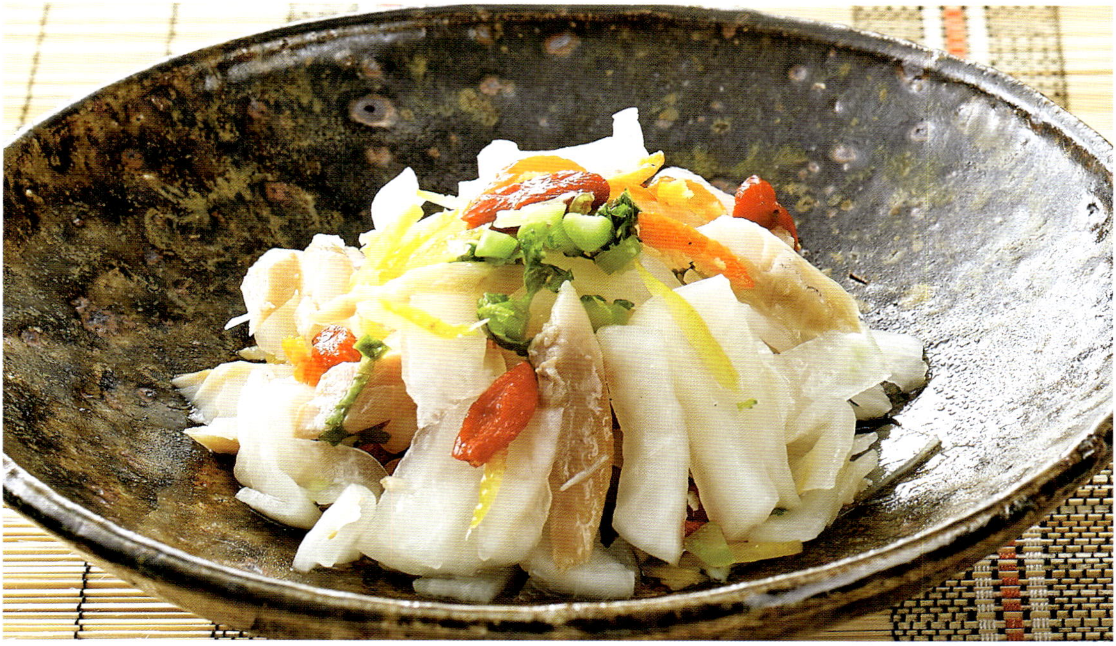

材料

鯵の干物＊	小4枚
大根＊	200 g
大根の茎	30 g
陳皮＊	6 g
レモンの皮	3 g
枸杞子（くこし）	5 g
A　みりん・酢・五味子酢	各大さじ1
A　砂糖	大さじ1/2
A　塩	少々

※塩の量は、干物の塩加減によって調節します。
※五味子酢の作り方は P.30 へ。

作り方

1 大根は薄めの短冊切り、大根の茎は細かく刻み、それぞれ少量の塩（分量外）でもんでおく。
2 鯵の干物は焼いて骨と皮を取り、身を粗くほぐす。
3 Aを合わせ、水けをしぼった1と2の鯵を加えて10分ほど置き、味をなじませる。
4 水に浸して戻した陳皮、レモンの皮はせん切りにする。枸杞子も少量の水に浸し戻す。
5 3に陳皮とレモンの皮を加えて混ぜる。器に盛り、枸杞子を散らす。

〈レシピ作成：久保田　順子〉

食薬の知識

＊鯵：温・甘／胃／温胃和中
＊大根：涼・辛・甘／肺・胃／順気消食・下気寛中
＊柑橘（陳皮）：温・辛・苦／脾・肺／理気健脾・燥湿化痰

冬瓜と銀耳《ぎんじ》の葛とじ

清熱生津《せいねつしょうしん》—熱を取り除き、熱により消耗された水分を補います

夏のおかず「冬瓜の葛とじ」は、清熱利湿・生津の効果を持ち、蒸し暑い季節にぴったりの料理です。薬膳では、冬瓜の皮やわたと種も利用します。８月に入り立秋を迎えると、残暑対策をとり、秋の乾燥に備える必要が出てきます。そこで、生津効果を高める銀耳と合わせてみました。最後に加える生姜は、秋に活発になる肺の働きを促進します。

材料

冬瓜＊ …………………………… 700 g
銀耳＊ ……………………………… 6 g
油揚げ …………………………… 1 枚
昆布と鰹節のだし汁 …… 3 カップ
A ┌塩 …………………… 小さじ 1/2
　 │薄口醤油 …… 大さじ 1 と 1/2
　 └みりん …………… 小さじ 1〜2
葛粉＊ …………………… 大さじ 1
生姜(皮つき) …………… 5〜10 g

作り方

1 冬瓜は縦 3 cm 幅に切って、皮をむき、種とわたを取り除いて 1 cm 厚さに切る。
2 皮、種、わたはだしパックなどに入れる。
3 銀耳は水で戻し、小さめにちぎる。油揚げは熱湯に通して油抜きをし、短冊切りにする。
4 だし汁に冬瓜、銀耳、**2** を入れて火にかけ、煮立ったら弱火にして煮る。
5 冬瓜が透きとおってやわらかくなったらだしパックを取り除き、油揚げ、A を加えて少し煮る。
6 同量の水で溶いた葛粉でとろみをつけ、皮ごとおろした生姜汁を加える。

〈レシピ作成：萬谷　圭香〉

昆布と鰹節のだし汁のとり方

材料：昆布 5〜10 g　鰹節 15〜20 g　水 5 カップ

1 昆布はかたくしぼったぬれ布巾で表面を軽くふき、分量の水とともに鍋に入れ、1〜2時間浸ける。
2 中火にかけ、煮立ちはじめたら昆布を取り除く。沸騰したら鰹節を入れ、すぐに火を止め、1分たったら鰹節を濾す。

※鰹節、昆布にはさまざまな種類があり、種類によってだしの出方が変わります。必要なだしの濃さ・量によって分量を加減してください。

食薬の知識

＊**銀耳**：平・甘・淡／肺・胃・腎／滋陰潤肺・養胃生津

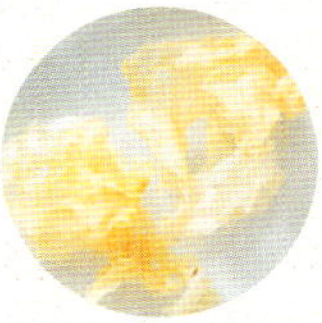

シロキクラゲ科植物の子実体。体に必要な水分である陰液を補い、肺を潤し、肺陰虚による咳、咳血、皮膚乾燥などの症状の改善が期待できる。胃を養い、津液を生じさせ、陰虚の口渇、微熱などの症状を和らげる。

＊**冬瓜**：涼（微寒）・甘・淡／肺・大腸・小腸・膀胱／清熱解毒・利尿・生津止渇

＊**葛粉（葛根）**：涼・辛・甘／脾・胃／解熱生津

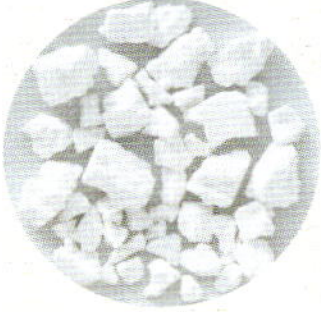

マメ科クズの周皮を除いた根。体表の邪気を取り除き、津液を生じさせ、頭痛、発熱、口渇などの症状の改善が期待できる。陽気を発散し、発疹を促す。

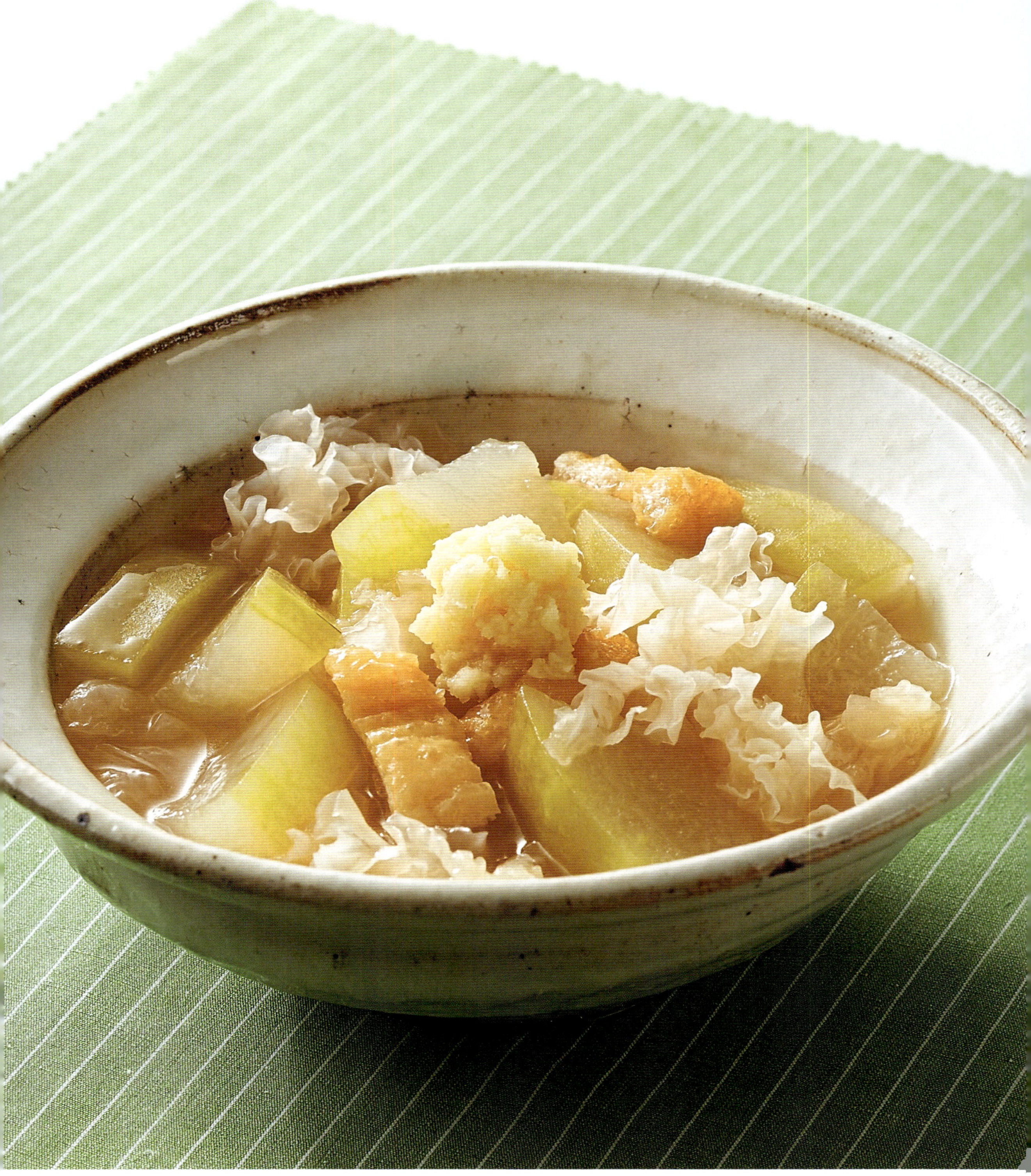

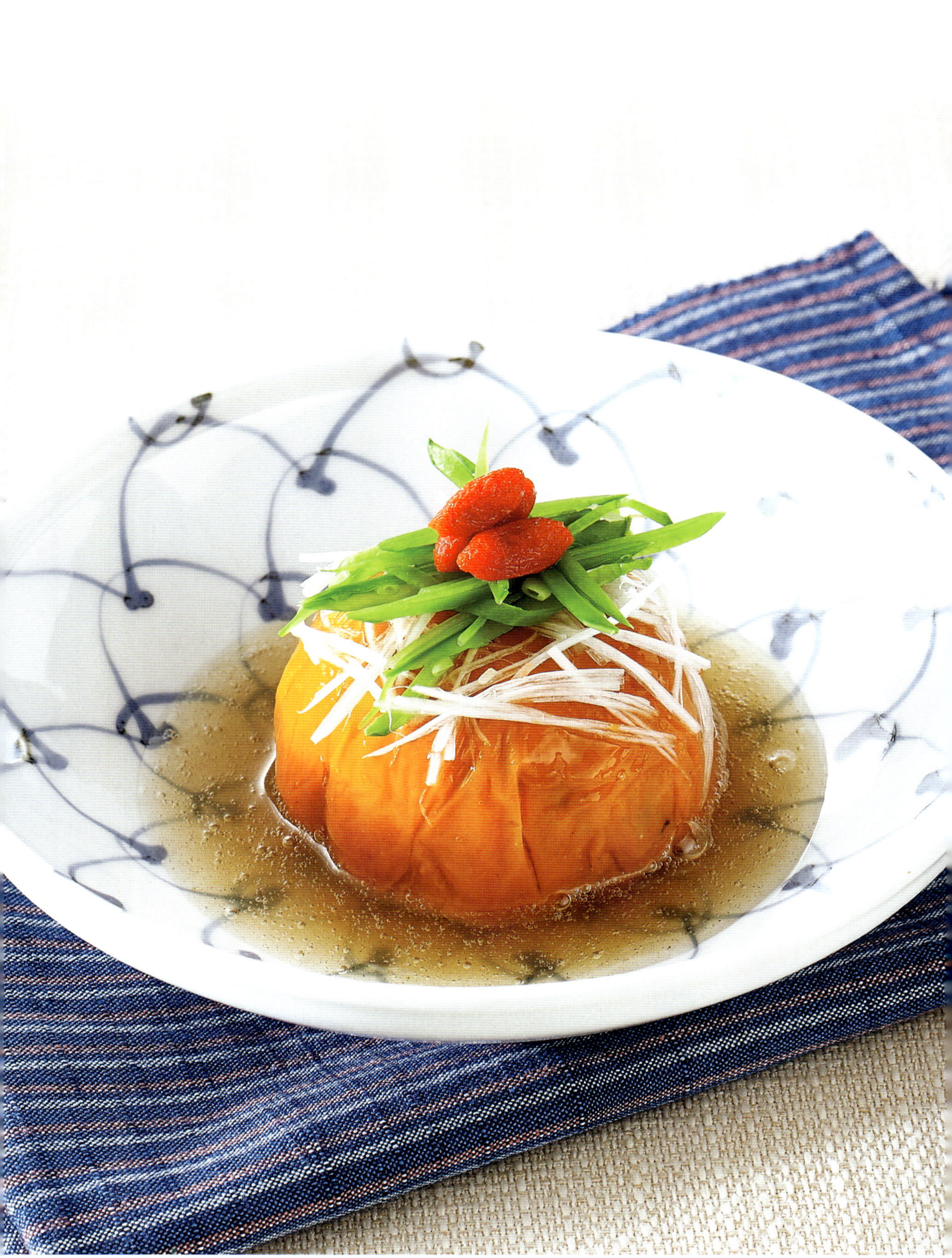

鶏肉入り南瓜《かぼちゃ》饅頭《まんじゅう》あんかけ

補気健脾《ほきけんぴ》―気を補い気力を高め、疲労回復、便秘改善をはかります

南瓜を使い、おもてなし料理にも向くようアレンジしました。寒暖の差が大きい北海道で育った南瓜は、ほくほくとして甘味が強いのが特徴です。南瓜、鶏肉は脾胃の働きを高めてくれるので、疲れ気味のときにもおすすめです。

材料

- 南瓜＊ …… 240 g
- A
  - 小麦粉 …… 大さじ 1
  - 酒 …… 大さじ 1
  - 塩 …… 少々
- 鶏ひき肉＊ …… 100 g
- 長葱 …… 1/2 本
- にんじん …… 20 g
- 生姜 …… 8 g
- 黒木耳(くろきくらげ) …… 2 g
- B
  - 片栗粉 …… 小さじ 1
  - 醤油・酒 …… 各小さじ 2
- ［あん］
  - 鰹節のだし汁 …… 1 カップ
  - 醤油・酒 …… 各大さじ 1/2
  - 片栗粉 …… 大さじ 1
  - 水 …… 大さじ 3
- 絹さや＊ …… 8 枚
- 枸杞子 …… 3 g

作り方

1. 南瓜は種を取り、4〜5 切れに切って蒸し器でやわらかく蒸す。南瓜の皮を取り、フォークなどでつぶし A を加えてよく混ぜ、4 等分する。南瓜の皮は細かく刻んでおく。
2. 長葱は 5 cm 分をとりおき、残りをみじん切りにする。にんじん、生姜、水で戻した黒木耳もみじん切りにして、鶏ひき肉、南瓜の皮、B を加えてよく混ぜ合わせ、4 等分にして丸めておく。
3. **1** の南瓜をラップの上に 8 cm 大に丸く広げ、**2** をのせて包み、キュッとしぼって饅頭型にまとめる。
4. 皿に **3** のしぼり口を下にして並べ、蒸気の上がった蒸し器に入れ、強めの中火で 8〜10 分蒸す。
5. 鍋にあんの材料のだし汁、醤油、酒を入れて煮立て、分量の水で溶いた片栗粉でとじる。
6. **4** を器に盛って **5** のあんをかけ、5 cm 長さの長葱をせん切りにしてのせる。ゆでてせん切りにした絹さや、水で戻した枸杞子を飾る。

〈レシピ作成：清水　紀子〉

鰹節のだし汁のとり方

材料：鰹節 15〜20 g　水 5 カップ

1. 分量の水を鍋に入れて中火にかけ、水が沸いたら鰹節を入れる。
2. すぐに火を止め、1 分たったら鰹節を濾す。

※鰹節にはさまざまな種類があり、種類によってだしの出方が変わります。必要なだしの濃さ・量によって分量を加減してください。

食薬の知識

＊**南瓜**：温・甘／脾・胃／補気健脾
＊**鶏肉**：平（温）・甘／脾・胃／補中益気・補精添髄
＊**絹さや（えんどう豆）**：平・甘／脾・胃／理気健脾・益気利湿

新小じゃが芋の甘味噌炒め

補《ほ》気《き》健《けん》脾《ぴ》—気を補いながら気の巡りを促進します

新じゃが芋が採れる季節に出まわる小粒のじゃが芋を使います。皮はパリッと、中はほくほくとした食感が美味しい一品です。慢性疲労、五臓六腑の精気が消耗して「虚労」になった状態を改善し、大葉や陳皮を加えることで、気の巡りをよくし、脾を健やかにして気虚の疲労の改善にも役立ちます。

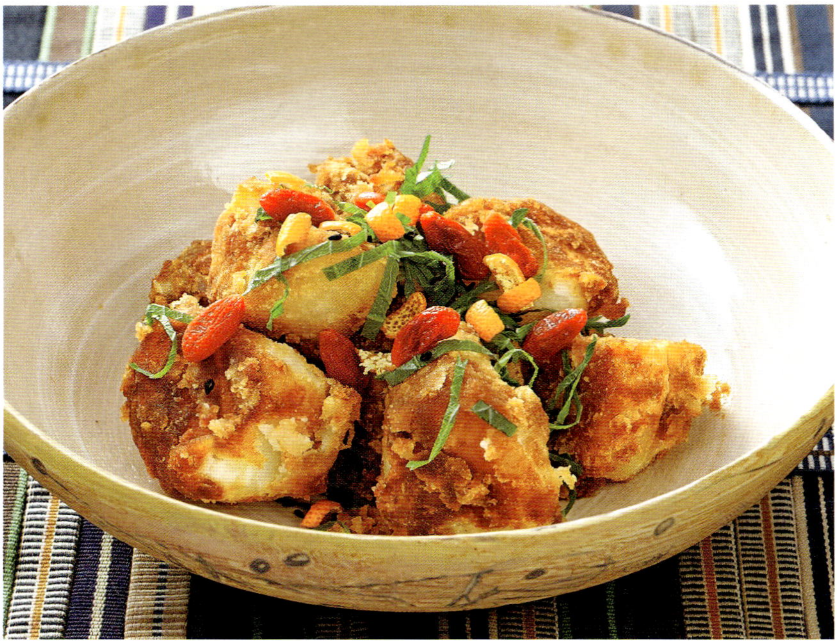

材料

新じゃが芋(小)＊		12個
A	仙台味噌	大さじ2
	みりん	大さじ4
蜂蜜		大さじ1
大葉＊		4枚
陳皮＊		3g
枸杞子		3g
黒胡麻		少々
胡麻油		大さじ2

作り方

1 新じゃが芋を皮つきのままよく洗い、鍋にじゃが芋とひたひたになるくらいの水を入れ、ふたをしてゆでる。
2 中までしっかり火が通ったら、余分な水分を捨てて、形くずれしないようにしながら乾煎りして水分をとばす。
3 フライパンに胡麻油を熱し、**2**を熱いうちに入れ、皮が少しチリチリになるまで炒める。
4 味噌とみりんを溶いておき、**3**に加え、つやが出るようにさっと全体にからめ、火を止める。
5 蜂蜜、せん切りにした大葉を加え混ぜる。
6 器に盛りつけ、陳皮、水で戻した枸杞子、胡麻を飾る。

〈レシピ作成：小野　礼子〉

仙台味噌
米麹を使った辛口の赤味噌。この料理には大豆の粒が残っている、香りのよい粒味噌がおすすめです。

食薬の知識

＊じゃが芋：平・甘／胃・大腸／補気健碑
＊大葉（紫蘇）：温・辛／肺・脾／行気寛中
＊陳皮：温・辛・苦／脾・肺／理気健脾・燥湿化痰

にんじん入りのケランチム

滋陰養血《じいんようけつ》―乾燥を改善し、肺を潤します

ケランは韓国語で「鶏の卵」、チムは「蒸す」という意味ですので、ケランチムは韓国風の茶碗蒸しです。乾燥を潤す溶き卵に昆布と煮干しのだし汁を合わせ、血を養うにんじんと体を温める葱を加えて作ります。

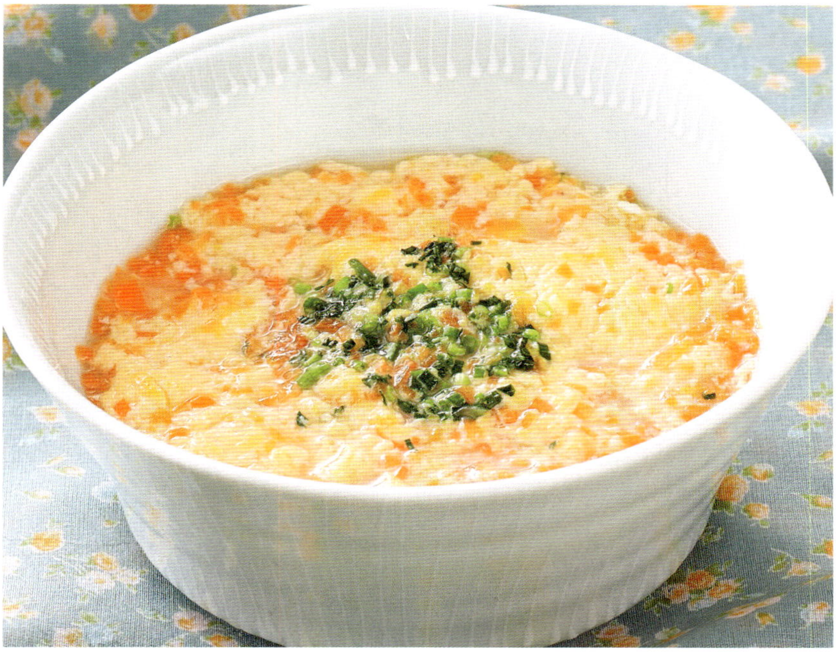

材料

卵＊ ……… 3個
A 塩 ……… 小さじ 1/4
A 砂糖 ……… 小さじ 1/4
A 酒 ……… 小さじ 1
にんじん＊ ……… 1/4 本(約 40 g)
細葱 ……… 1本
［昆布と煮干しのだし汁］
　昆布 ……… 2 g
　煮干し ……… 10 g
　水 ……… 2 カップ
胡麻油 ……… 少々

作り方

1 煮干しは頭と腹ワタを取り、昆布、分量の水とともに鍋に入れて中火にかける。煮立ちはじめたら昆布を取り出し、アクを取りながら 10 分ほど煮出す。火を止め、煮干しが沈んだら濾す。
2 卵に A を加え、よくかき混ぜる。
3 にんじんはみじん切りにする。細葱は小口切りにする。
4 鍋に **1** のだし汁と胡麻油、**3** のにんじんを入れ、中火で 3 分ほど煮る。
5 煮立っているところに **2** の卵液を加え、焦げないように手早く混ぜる。弱火にしてふたをし、さらに 2 分煮る。
6 できあがったら器に盛り、細葱を散らす。

〈レシピ作成：多田　真由美〉

食薬の知識

＊卵：平・甘／肺・心・脾・肝・腎／滋陰潤燥・養血安神
＊にんじん：平（微温）・甘／肺・脾・胃・肝／養血益肝明目・斂肺止咳

ほうれん草とマッシュルームのキッシュ

養《よう》血《けつ》補《ほ》気《き》―血を養い、気を補い、体を潤します

キッシュは、フランスのアルザス・ロレーヌ地方の家庭料理です。通常はパイ生地で作った器の中に卵、生クリーム、ひき肉や野菜を加えチーズをのせて焼きます。ここでは肺を潤す豆乳をキッシュ生地に、血を補うほうれん草、胃を養うマッシュルームを具材に使って、よりヘルシーに焼き上げました。

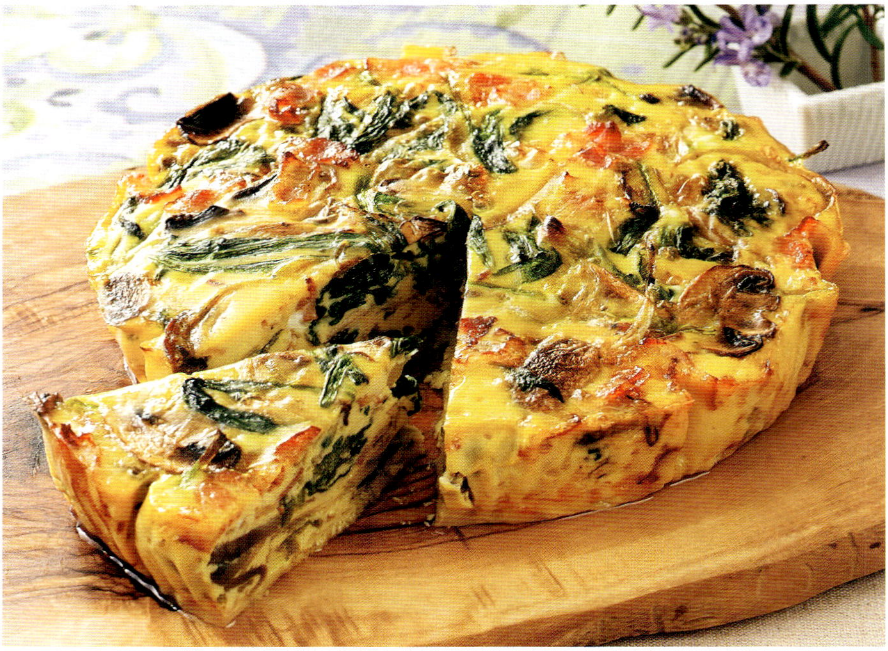

材料

ほうれん草＊	1/2 束
マッシュルーム＊	4 個
玉葱	1/4 個
ベーコン	3 枚
豆乳＊	1/2 カップ
卵	2 個
ピザ用チーズ	70 g
塩・胡椒	各少々

作り方

1 ほうれん草はゆでて水にさらし、水けをしぼって 5 cm 長さに切る。
2 マッシュルーム、玉葱は薄切りにする。ベーコンは 1 cm 幅に切る。
3 鍋にベーコンを入れてカリカリになるまで炒め、器にとっておく。ベーコンから出た油で **2** のマッシュルームと玉葱を炒め、最後に **1** のほうれん草を加え、塩、胡椒で味を調える。
4 豆乳に卵を加えかき混ぜる。
5 耐熱容器にチーズを敷きつめ、**3** の具材を散らし入れ、**4** をまわしかけながら注ぐ。
6 210℃のオーブンで 30～40 分ほど、こんがりするまで焼く。

〈レシピ作成：多田　真由美〉

食薬の知識

＊ほうれん草：涼・甘・渋／胃・大腸・膀胱／養血・滋陰潤燥・止渇
＊マッシュルーム：平・甘／胃／補気益胃
＊豆乳：平・甘／肺・脾・大腸・膀胱／潤肺化痰・平喘・利尿通便

五色野菜のバーニャカウダ

補《ほ》気《き》滋《じ》陰《いん》—気血を補い、臓腑を滋養します

バーニャカウダはイタリア語で「熱いソース」の意味。イタリア北部、ピエモンテ州の料理です。イタリア料理でよく使われるアンチョビのもとになる片口いわしは、体を温め、気血を補う作用があります。牛乳、オリーブオイルは体を潤し、にんにくの温性・辛味により食欲不振、消化不良の改善が期待できます。

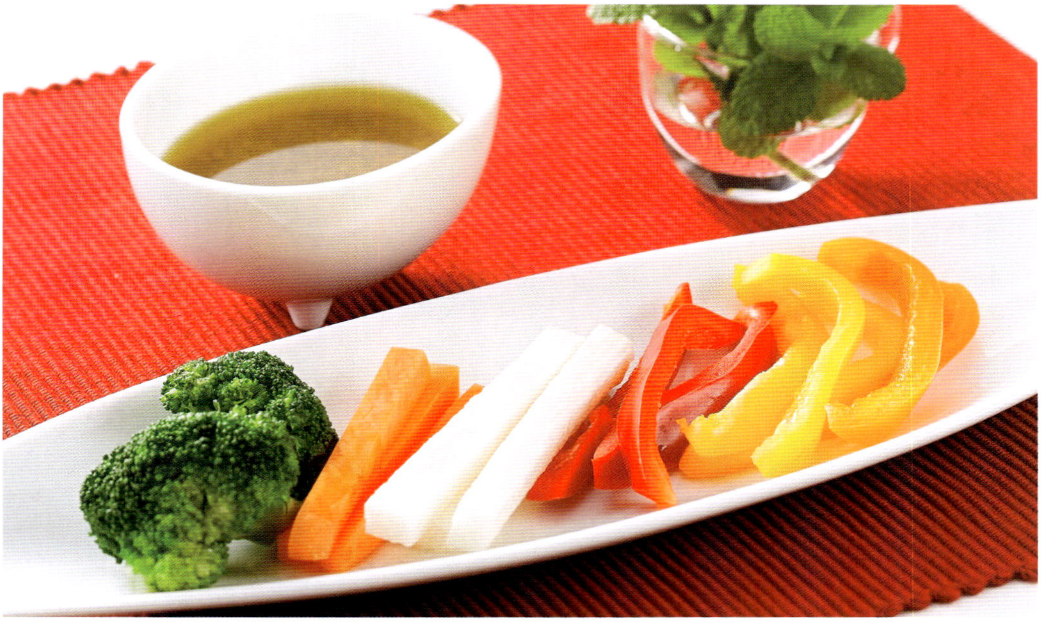

材料

ブロッコリー＊・長芋＊・にんじん＊ ……… 各適量
黄・赤パプリカ ……… 各適量
［ソース］
アンチョビ＊ ……… 7枚
牛乳＊ ……… 1/2 カップ
オリーブ油 ……… 1/2 カップ
にんにく ……… 3かけ
塩・黒胡椒 ……… 各少々

作り方

1 ブロッコリーをひと口大に切り、長芋、にんじんを 6 cm 長さの拍子木切りにしてさっとゆでる。パプリカは種を取り、1 cm 幅に切る。
2 にんにくを縦半分に切って小鍋に入れ、牛乳 1/4 カップをひたひたになるように入れて火にかける。沸騰したら弱火にしてやわらかくなるまで煮る。
3 **2** の鍋にアンチョビ、オリーブ油を加え、弱火で 2〜3 分煮込んだら、にんにくとアンチョビをつぶす。
4 残りの牛乳を加えて混ぜ、さらに中火で 2〜3 分煮る。最後に塩、黒胡椒を加える。
5 **1** の野菜を **4** のソースにつけて食べる。

〈レシピ作成：多田　真由美〉

食薬の知識

＊アンチョビ（いわし）：温・甘／脾／補益気血
＊ブロッコリー：平・甘／腎・脾・胃／補脾和胃・補腎強筋
＊長芋（山薬）：平・甘／脾・肺・腎／補気健脾・養陰益肺・補腎固精
＊にんじん：平（微温）・甘／肺・脾・胃・肝／養血益肝明目・健脾化滞
＊牛乳：平・甘／心・肺・胃／補肺益胃・生津潤腸

細切りじゃが芋の蒸し和え

補《ほ》気《き》安神《あんしん》—消化機能を補いながら促進し、精神の安定をはかります

漢の文帝が帝になる前に、山西省の田舎でこの料理を食べ、その美味しさを高く評価して２椀も続けて食べたことが伝承されています。中国では拌子（バンズ）と呼ばれており、拌は「混ぜる、和える」の意味です。小麦は心気を養ってイライラを抑え、平性のじゃが芋とさやいんげんは気を補い、脾胃の機能を高め、脾気虚の疲れの改善が期待できます。

材料

じゃが芋＊ …………………… 250 g
小麦粉＊ ……………………… 100 g
さやいんげん＊ … 20 本(約 150 g)
にんにく ………………………… 6 g
［たれ］
　生姜・長葱・にんにく …… 各 5 g
　赤唐辛子 ……………………… 1 本
　花椒(かしょう) …………… 0.5 g
　醤油・老陳酢 ……… 各大さじ 1
　水 …………………… 1/2 カップ
　塩 …………………………… 少々
サラダ油 ………………… 小さじ 3

老陳酢（ろうちんす）
酢のルーツである山西省で最も有名な酢。高粱、大麦、えんどう豆、糯米などの原料で作られ、色が黒く、濃厚な酸味とコクが特徴です。

作り方

1 じゃが芋の皮をむき、野菜スライサーで太い糸状に切り、さっと洗って水きりしておく(スライサーがない場合は、細めのせん切りにする)。
2 **1** の水分を軽くふいてボウルに入れ、小麦粉をふり入れながら混ぜ、じゃが芋に均等にまぶす。じゃが芋どうしがくっつかないように注意する。
3 たれの材料の生姜、長葱、にんにくをみじん切りに、唐辛子を輪切りにする。
4 鍋に小さじ 2 のサラダ油、花椒を入れて炒める。花椒の香りが出たら取り出し、**3** を入れる。香りが立ったら醤油、老陳酢、水を加えて沸騰させ、塩で味を調えてたれをつくる。
5 鍋を熱して残りのサラダ油を入れ、6 cm 長さに斜めに細切りしたいんげんを炒め、火が通ったらみじん切りにしたにんにくを加え、さっと混ぜてから取り出す。
6 蒸気の上がった蒸し器に **2** のじゃが芋を並べ入れ、10 分蒸してから取り出す。器に盛り、**5** をのせ、**4** のたれをかけて食べる。

〈レシピ作成：劉　海威〉

食薬の知識

＊じゃが芋：平・甘／胃・大腸／補気健碑
＊小麦：涼・甘／心・脾・腎／清熱除煩・養心安神・補益脾胃
＊さやいんげん（いんげん豆）：平・甘／脾・胃／健脾化湿・消暑和中

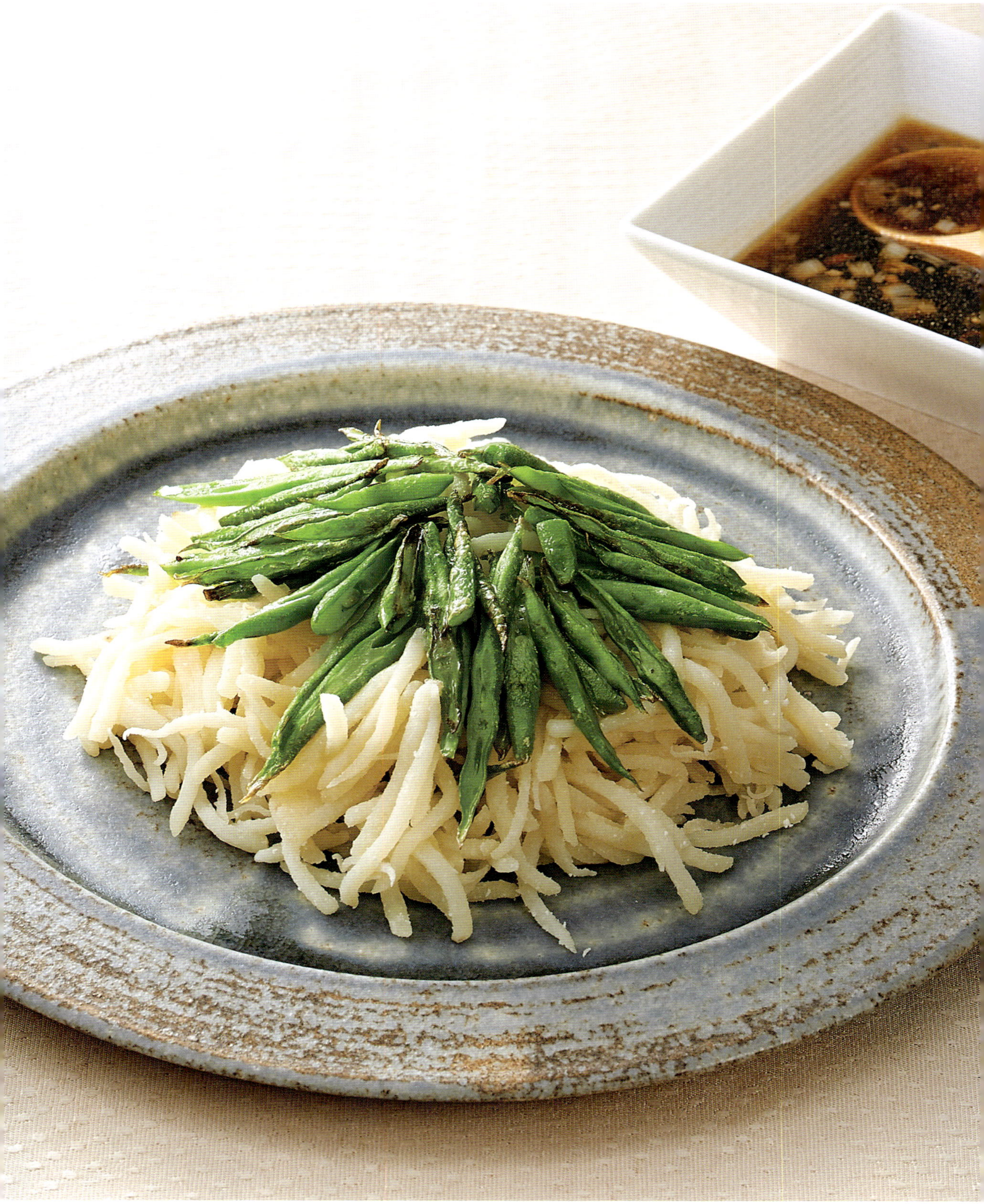

竹の子の炒め煮

清熱去痰《せいねつきょたん》—体の熱を取り除き、体内の老廃物の排泄を促進します

上海には竹が多く植えられ、春になると竹の子がいっぱい出てきて季節の料理になります。竹の子の渋味は湯通しすると取れますが美味しさも半減しますので、新鮮でやわらかいものは生のまま使い、ゆっくり煮込んで美味しさを引き出します。竹の子は寒の性質を持っていますので、冷えや生理痛がある場合は避けましょう。

材料

竹の子(生)＊ …… 1kg
A
- 塩 …… 小さじ 1/2
- 砂糖 …… 小さじ 2
- 黄酒(紹興酒)＊・醤油 …… 各大さじ 1 と 1/2 弱

サラダ油 …… 大さじ 2

作り方

1 竹の子の皮をむき、やわらかい穂先のほうを 6〜7 cm 長さに切って使う。縦 1 cm 幅に切り、洗って水けをきっておく。
2 A を混ぜて合わせ調味料を作る。
3 鍋にサラダ油を入れ、温まったら **1** を入れて中火で 7〜8 分炒める。
4 竹の子に火が通ったら **2** を入れ、弱火でゆっくり汁けがなくなるまで炒め煮する。

※竹の子が採り立てでない場合は、米ぬかと唐辛子で下ゆでし、水にさらしてえぐみを除いてから使います。

〈レシピ作成：徐　建初〉

食薬の知識

＊竹の子（筍）：寒・甘／胃・大腸／清熱化痰・滑腸通便
＊黄酒（酒）：温熱・甘・辛・苦／心・肝・肺・胃／行気活血・散寒止痛

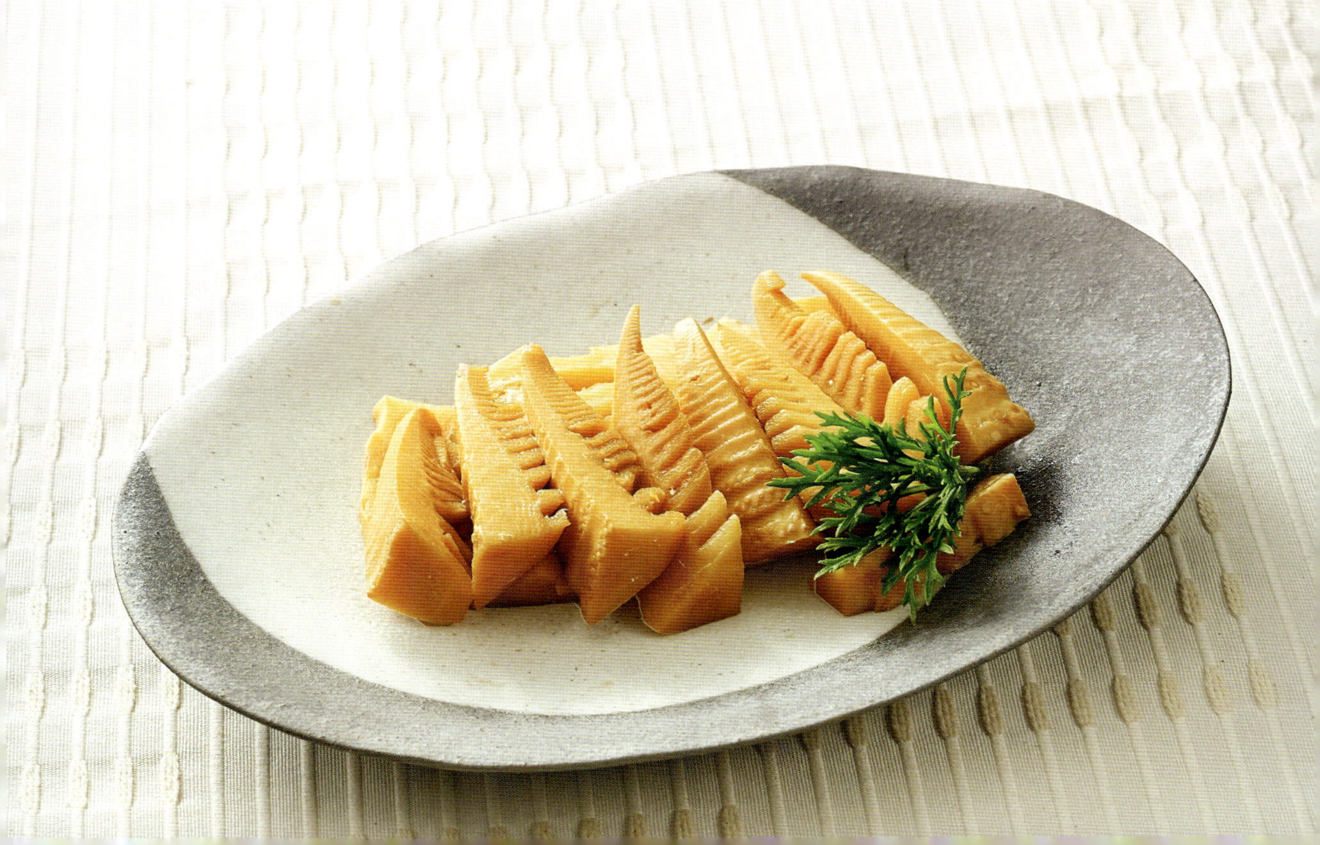

第2章

汁もの・スープ

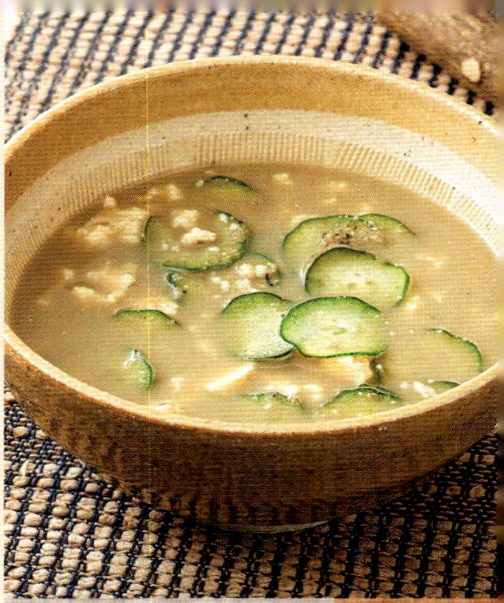

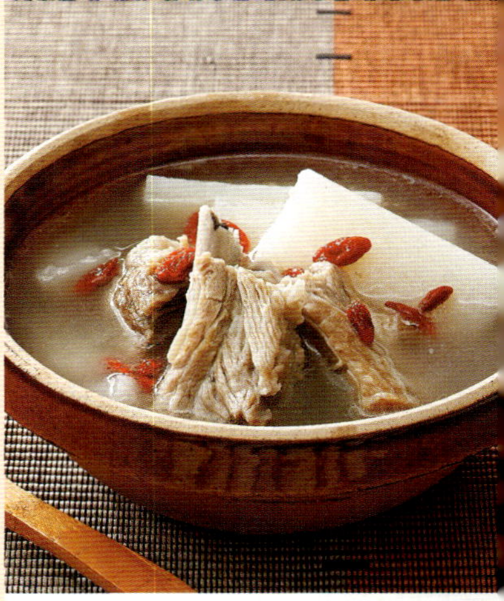

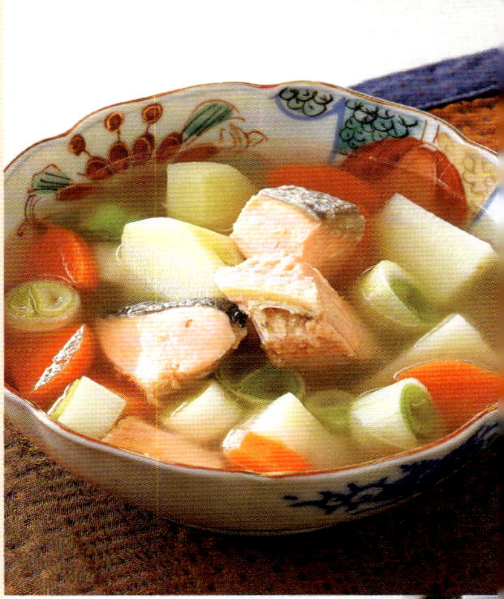

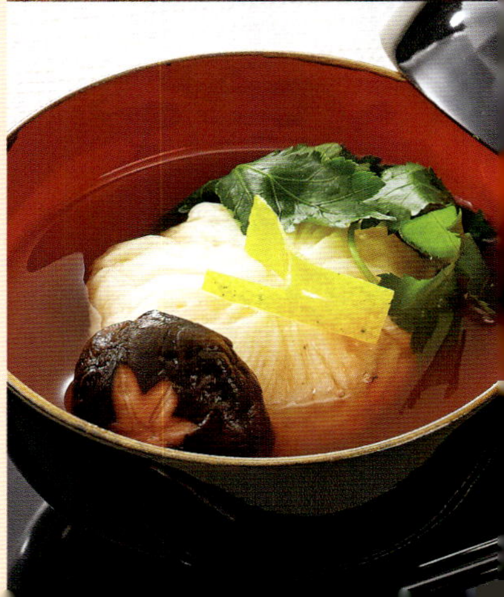

桑梅茶《そうばいちゃ》の冷や汁

清熱解暑《せいねつげしょ》—熱を取り除き、夏バテを予防します

冷や汁は、材料や食べ方が各家庭によって違うおふくろの味として、南国宮崎の食卓には欠かせない一品です。いりこに代えて鯵（あじ）や飛び魚を使うこともあります。清熱作用のある豆腐、きゅうり、桑葉を使い、暑さ対策にぴったりの冷や汁を作りました。

材料

豆腐＊ …………………… 1丁(300 g)
きゅうり ………………………… 2本
［桑梅茶］
　桑葉(そうよう)＊ …………… 6 g
　白梅花(はくばいか)＊ ……… 6 g
　水 ……………………… 4.5カップ
［焼き味噌］
　いりこ ………………………… 50 g
　白煎り胡麻 …………………… 50 g
　麦味噌 ………………………… 80 g
麦ご飯 ………………………… 適量

作り方

1 桑葉と白梅花をだしパックに入れ、水4.5カップとともに鍋に入れて火にかける。沸騰したら弱火にし、ふたをして20分ほど煎じて桑梅茶4カップを作り、冷ましておく。
2 いりこの頭と腹ワタを取って乾煎りし、すり鉢で白胡麻と一緒によくする。
3 **2**に麦味噌を加えてよく混ぜてから、アルミホイルに塗り広げ、表面に少し焦げ目がつくまでオーブントースターで焼いて焼き味噌を作る。
4 焼き味噌をすり鉢に戻し、冷ましておいた**1**の桑梅茶を少しずつ注ぎ合わせる。
5 豆腐は手でくずし、きゅうりは薄切りにする。**4**に加えて軽く混ぜ、麦ご飯にかけて食べる。

〈レシピ作成：萩原　郁子〉

食薬の知識

＊桑葉：寒・苦・甘／肺・肝／疏風清熱・清肝明目

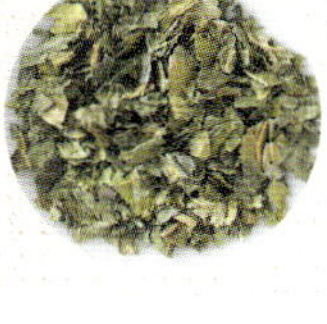

クワ科カラグワの葉。風熱邪気による発熱、軽咳、頭痛、喉の痛みなどの症状を発汗により緩和する。肝の熱を取り除き、目の充血、かすみなどの改善が期待できる。

＊豆腐：寒・甘／脾・胃・大腸／
　生津潤燥・益気和中・清熱解毒

＊白梅花：平・酸・渋／肝・胃・肺／理気調胃

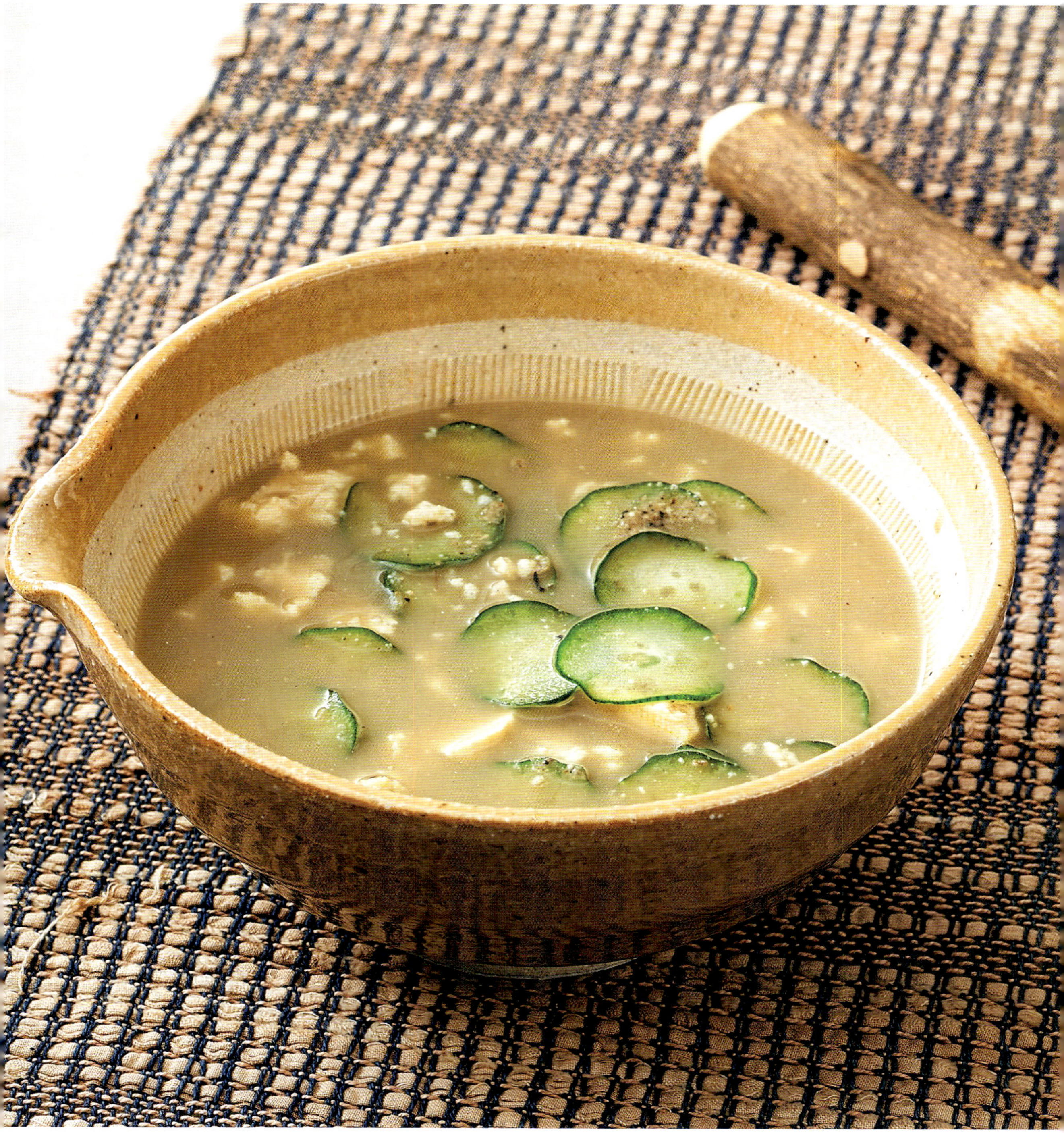

芽葱たっぷり大豆の呉汁《ごじる》

補気利水《ほきりすい》—脾胃の虚弱を補益しながら水の代謝を促進します

呉汁は日本全国各地に伝わる料理で、一般的には大豆を水に浸し、すり潰したペースト状のものを呉といい、呉を味噌汁に入れたものを呉汁といいます。葱は温性によって味噌などの寒性を緩和し、また、その香りによって気の巡りを促進し、大豆が持つ水の代謝を改善する働きを助けます。

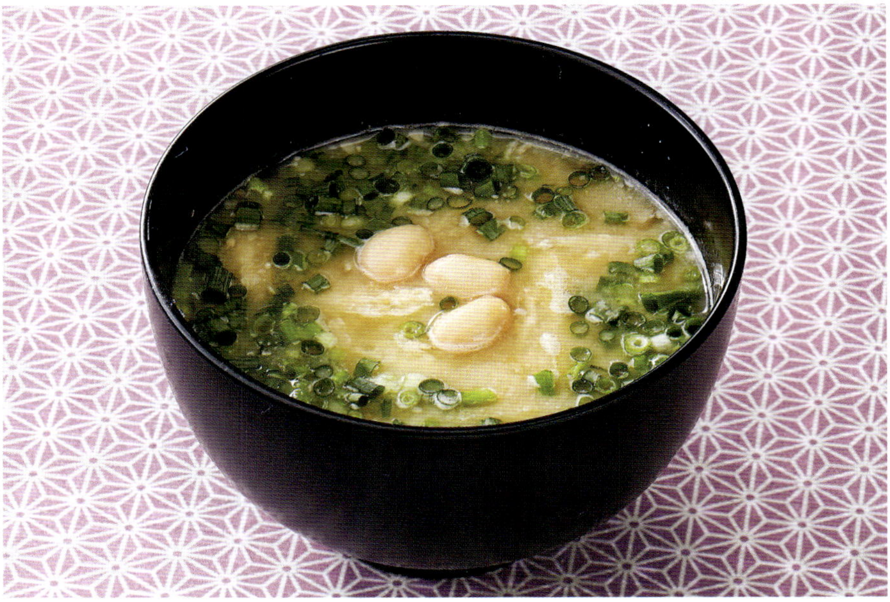

材料

大豆(乾)＊ ……………… 80 g
［だし汁］
　昆布 ……………… 20 g
　鰹節＊ ……………… 20 g
　水 ……………… 3.5 カップ
油揚げ ……………… 1/2 枚
麦味噌 ……………… 大さじ 2
芽葱＊ ……………… 1/2 束

麦味噌
主に九州、四国、中国地方、関東北部で作られる、大麦などの麦麹を原料とする味噌。田舎味噌とも呼ばれています。

作り方

1 大豆は洗ってひとつまみの塩を加えたたっぷりの水にひと晩浸けておく。
2 昆布と水 3.5 カップを鍋に入れ、1 時間浸けてから中火にかけ、60°Cになったら昆布を取り除く。沸騰したら鰹節を入れ、すぐに火を止める。1 分したら鰹節を濾して、3 カップのだし汁を作る。
3 **1** の水けをきり、少量を最後の飾り用にゆでておく。残りはすべてフードプロセッサーにかける(フードプロセッサーがない場合は、すり鉢でする)。好みの大きさの粒が残るくらいでよい。
4 油揚げは熱湯に通して油抜きをし、細切りにする。
5 鍋に **2**、**3**、**4** を入れて 15 分ほど弱めの中火で煮る。
6 火を止めて味噌を溶き入れ、小口切りにした芽葱をたっぷり加え、ひと混ぜして椀に盛る。ゆでた大豆を飾る。

〈レシピ作成：平尾　安基子〉

食薬の知識

＊大豆：平・甘／脾・胃・大腸／健脾益胃・潤燥利尿
＊鰹節（鰹）：平・甘／腎・脾／補腎益精・健脾利尿
＊葱：温・辛／肺・胃／散寒通陽

生姜入りけんちん汁

理気消食《りきしょうしょく》―気の巡りを順調にし、排便を促進し、消化機能を高めます

鎌倉建長寺の「けんちん汁」として有名な、古都鎌倉の食文化を代表する家庭料理です。消化を促進する大根など地元の根菜類、豆腐などを上手に使った体にやさしい長寿料理でもあります。温性の長葱、生姜、酒を使うことで食材の寒性の性質を緩和します。辛味の食材が理気作用を高めます。

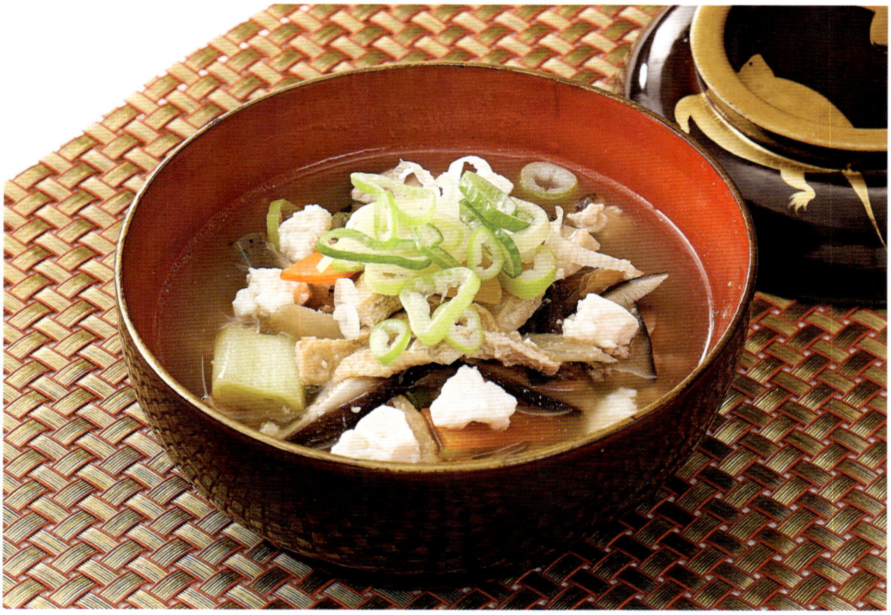

材料

大根*	40 g
生姜*	10 g
ごぼう	10 g
こんにゃく*	40 g
にんじん	40 g
干し椎茸*	2 枚
油揚げ	1/2 枚
木綿豆腐	30 g
長葱	40 g
昆布と鰹節のだし汁	3 カップ
干し椎茸のもどし汁	1/2 カップ
A 酒	小さじ 2
A 塩	小さじ 1
A 醤油	大さじ 1
サラダ油	大さじ 1

作り方

1 豆腐は、水けをきっておく。干し椎茸は水で戻して薄切りにし、油揚げは細めの短冊切りにする。

2 大根、にんじんは短冊切りにする。ごぼうは、細いささがきにして水にさらしアクを抜く。こんにゃくは大根と同じくらいの大きさに切り、熱湯でゆがく。長葱は 2/3 量を 1 cm 幅に切り、残りは小口切りにする。

3 鍋にサラダ油を熱し、**2**、**1** の干し椎茸を入れて弱火で炒め、豆腐をくずしながら加えて炒める。

4 **3** にだし汁と干し椎茸の戻し汁、1 cm 幅に切った長葱、油揚げを加えて静かに煮込み、途中アクを取る。

5 大根がやわらかくなったら A で調味し、すりおろした生姜汁を加え、小口切りにした長葱を散らす。

〈レシピ作成：大角　淑枝〉

食薬の知識

*大根：涼・辛・甘／肺・胃／順気消食・下気寛中
*生姜：微温・辛／肺・脾／温胃止嘔

*こんにゃく：寒・甘・辛／脾・肺・胃・大腸／清熱通便・消腫解毒散結
*椎茸：平・甘／胃／補気益胃

鶏肉入り蕎麦米《そばまい》汁

理気補気《はきりき》—気の巡りを順調にし、消化機能を高め、脾気を補います

蕎麦米は、源平合戦の後、徳島の秘境祖谷地方に落ち延びた平家の人々が原生林を切り開いて主食の代用になるものとして作り、雑炊や団子、蕎麦切りにして供しました。蕎麦は気の巡りをよくし、補気の鶏肉、干し椎茸を加えることで気を補います。

材料

蕎麦米*	0.5 カップ(0.5 合)
鶏もも肉*	80 g
干し椎茸*	3 枚
ごぼう	30 g
にんじん	30 g
豆腐	1/4 丁
煮干しのだし汁	6 カップ
干し椎茸の戻し汁	1 カップ
A 塩	小さじ 1
A 醤油	大さじ 1
A 酒	大さじ 1
陳皮(ちんぴ)	20 g
三つ葉	少々
一味唐辛子	適宜

蕎麦米
蕎麦の実を塩ゆでし、殻を取り除いて乾燥させたものです。

作り方

1 蕎麦米はきれいに洗って鍋に入れ、5 分ほどゆでてからふたをして 10 分ほど蒸らす。
2 干し椎茸は戻して薄くそぎ切りにする。ごぼうはささがきにして水にさらしアクを抜いて水けをきる。にんじんは花型に抜いて薄切り、豆腐は 1 cm 角に切る。鶏肉は小さめのひと口大に切る。
3 だし汁、干し椎茸の戻し汁、A を鍋に入れて火にかけ、煮立ったら鶏肉、干し椎茸、にんじん、ごぼう、豆腐の順に加える。野菜がやわらかくなったら **1** の蕎麦米を加え、塩、醤油(分量外)で味を調える。
4 椀に **3** の具を盛りつけ、せん切りにした陳皮、2 cm 長さに切った三つ葉を飾る。汁をはり、好みで一味唐辛子をふる。

〈レシピ作成：西村　登志子〉

煮干しのだし汁のとり方

材料：煮干し 7〜12 尾(30〜40 g)　水 5 カップ
1 煮干しの頭と腹側の黒いワタを取る。
2 鍋に水と煮干しを入れて 30 分ほど置いてから火にかけ、水が沸いたら弱めの中火にして 10 分ほど煮出す。
3 火を止め、煮干しが沈んだら濾す。
※煮干しにはさまざまな種類があり、種類によってだしの出方が変わります。必要なだしの濃さ・量によって分量を加減してください。

食薬の知識

* **蕎麦米（蕎麦）**：涼・甘／脾・胃・大腸／開胃寛腸・下気消積
* **鶏肉**：平（温）・甘／脾・胃／補中益気・補精添髄
* **椎茸**：平・甘／胃／補気益胃

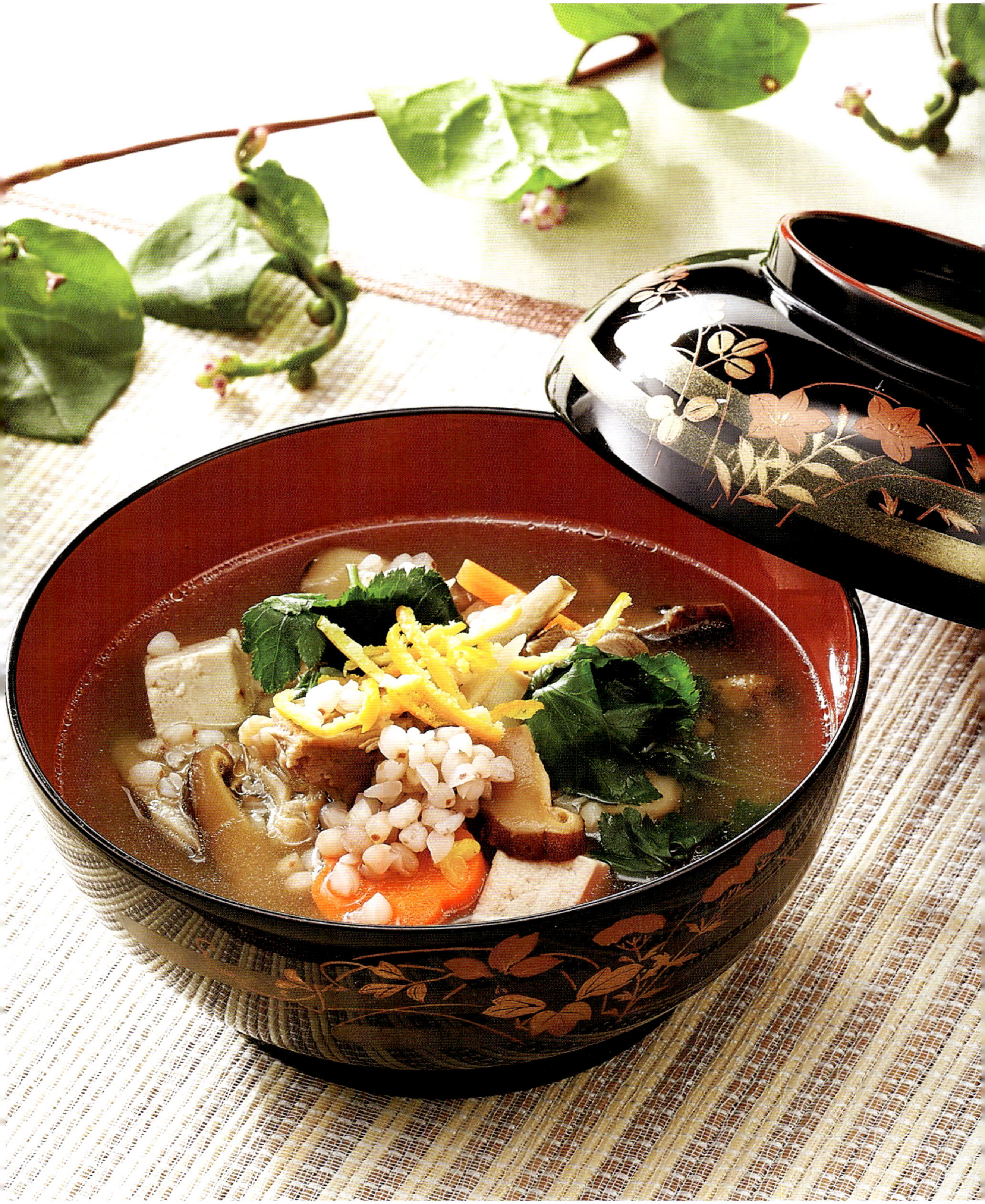

ヘチマとあさりのスープ

清熱利湿《せいねつりしつ》—熱を取り、水分の排泄を促進、夏バテ予防におすすめです

蒸し暑い中国福建省の夏に、毎日のように食卓に登場する料理です。ヘチマは福建省福州地方の代表的な夏野菜とされ、夏の暑さによる疲れや食欲不振におすすめしたい食材です。あさりは熱を取り、発汗による体の水分不足を和らげます。

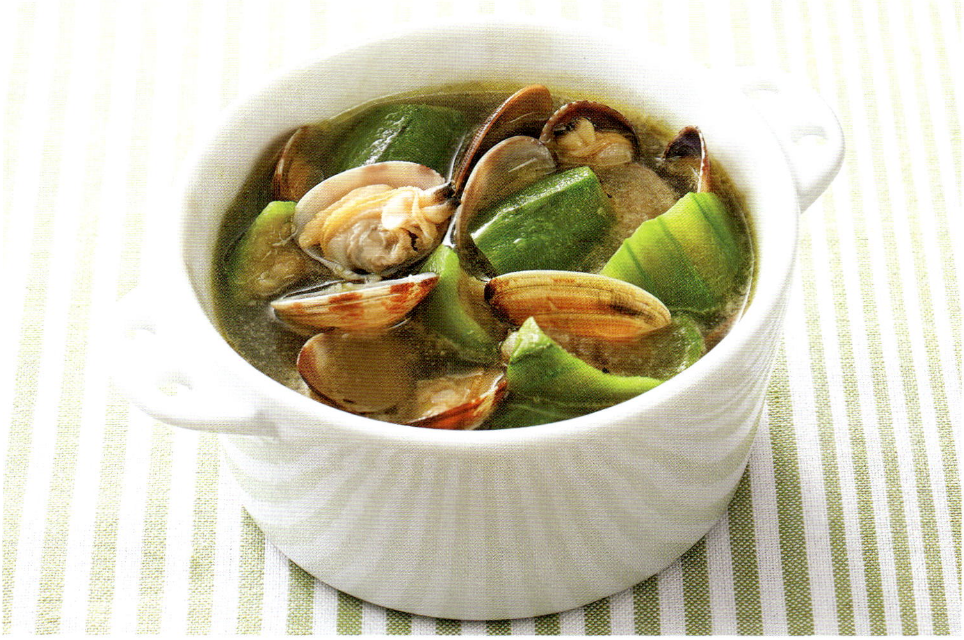

材料

ヘチマ＊ ………… 2本(約800 g)
あさり(殻つき)＊ ………… 200 g
にんにく ………… 3かけ
生姜 ………… 2 g
サラダ油 ………… 小さじ1
塩 ………… 少々

作り方

1 ヘチマは皮をむいて、3 cm角に切る。
2 にんにくと生姜は薄切りにする。
3 フライパンを熱してサラダ油を入れ、にんにく、生姜を炒める。香りが立ってきたら**1**のヘチマを入れて1分ほど炒める。
4 **3**にあさり、水3.5カップを入れてふたをし、強火で2分ほど火を通したら中火にし、あさりの口が開いたら塩で調味する。

〈レシピ作成：劉　爾美〉

ヘチマ
福建省では黒木耳、海老、卵などと合わせて炒め物にしたり、ベーコンと一緒にお粥にしたり、ひき肉とうずらの卵を詰めて蒸し物にするなど、さまざまな料理に使われます。

食薬の知識

＊ヘチマ：涼・甘／肝・胃／清熱化痰・涼血通絡
＊あさり：寒・甘・鹹／肝・腎・脾・胃／清熱化痰・潤燥止渇

ほたてとトマトの卵スープ

滋陰清熱《じいんせいねつ》―必要な陰液を滋養し、体の余分な熱を取り除きます

トマトと卵を組み合わせた料理は、中国北京の人々がこよなく愛する家庭の味です。トマトは体の余熱を取って津液を生じさせ、卵は血を養い体を滋養します。滋陰作用のあるほたて、小松菜をプラスして和風仕立てにしてみました。

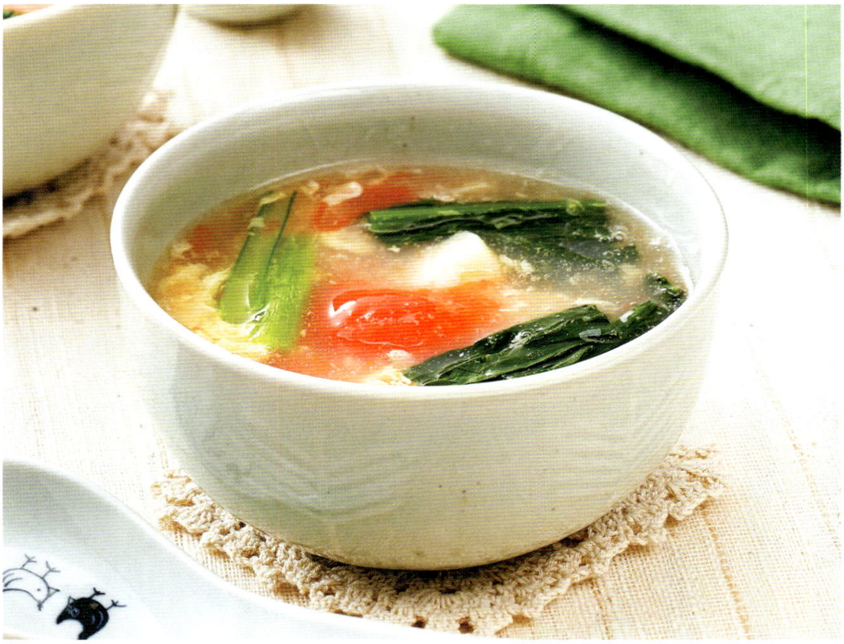

材料

ほたて＊ …… 120 g
トマト（大）＊ …… 1個
卵＊ …… 1個
小松菜＊ …… 1/3束
昆布のだし汁 …… 4カップ
A ｛薄口醤油・酒 …… 各小さじ1と1/2
　 砂糖 …… 小さじ1
　 塩 …… 小さじ1/4｝
葛粉 …… 大さじ2
白胡麻油 …… 少々

作り方

1 小松菜はさっとゆでて水けをきり3cm長さに切る。トマトはへたを取り、熱湯にくぐらせ湯むきしてからひと口大に切る。ほたては熱湯にさっと通して4つに切る。卵はよく溶いておく。
2 だし汁にAを入れて火にかけ、沸いてきたら1のトマトを加えひと煮立ちさせる。
3 葛粉を同量の水で溶いて加え、とろみがついたら1のほたて、小松菜を加える。再び煮立ってきたら溶いた卵を細く流し入れる。弱火にして、お玉でゆっくり全体を混ぜ、卵が半熟になったら火を止める。
4 器に盛りつけ、白胡麻油をぽとりと落とす。

〈レシピ作成：吉開　有紀〉

食薬の知識

＊ほたて：平・鹹・甘／肝・腎・脾・胃／滋陰補虚・調中開胃
＊トマト：微寒・甘・酸／肝・脾・胃／生津止渇・健胃消食
＊卵：平・甘／肺・心・脾・肝・腎／滋陰潤燥・養血安神
＊小松菜：温・辛・甘／肺・肝・胃・大腸／養陰潤燥

ほたて真薯《しんじょ》の黄耆椀《おうぎわん》

補気滋陰《ほきじいん》—臓腑の働きを補いながら高め、肺を潤し、精神の安定をはかります

お茶事の懐石をはじめ、お客様のおもてなしはもちろん、家族のお祝い事など、和食のときにぴったりの一品です。季節感を出し、彩りを考えることでメイン料理にもなります。ふんわりとした口当たりが誰にでも好まれ、体にもやさしい料理です。だし汁に黄耆の薬汁を使って、いしもちと大和芋の補気・疲労回復力をアップしました。百合根とほたての滋陰作用で精神の安定をはかります。

材料

［真薯］
- いしもち＊ …… 200 g
- 大和芋＊ …… 30 g
- 卵 …… 1/2 個
- 酒 …… 小さじ 1
- 塩 …… ひとつまみ
- 百合根＊ …… 1/2 個
- ほたて＊ …… 80 g

［干し椎茸の薄味煮］
- 干し椎茸 …… 4 枚
- 鰹節のだし汁 …… 1 カップ
- 醤油 …… 小さじ 1/2
- みりん …… 大さじ 1

［黄耆の煎じ汁＋昆布・鰹節］
- { 黄耆＊ …… 20 g
- { 水 …… 5 カップ
- 昆布 …… 7 g
- 鰹節 …… 15 g
- A { 酒 …… 小さじ 2
- A { 塩 …… 小さじ 1/2
- A { 薄口醤油 …… 小さじ 1

三つ葉 …… 適量
柚子の皮 …… 少々

※いしもちの代わりに、鯛、いとより、鱈などほかの白身魚でも作れます。

作り方

1 皮と骨を取り除いたいしもちをすり鉢に入れてすり、なめらかになったらすりおろした大和芋を入れる。全体に混ざったら卵を加えてすり、酒、塩を加えさらにすり混ぜる(フードプロセッサーを使う場合は、いしもちがなめらかになったら、ほかの材料は一度に加えてよい)。
2 **1** をボウルにとり、ほぐした百合根、4 つに切ったほたてを混ぜる。
3 **2** を 4 等分にしてラップで包み、キュッとしぼって茶巾型を作り、蒸気の上がった蒸し器で 15 分蒸す。
4 干し椎茸は戻して飾り切りし、薄味煮の材料で煮ておく。
5 水 5 カップに黄耆を加えて煎じ、煎じ汁 3.5 カップをとる。
6 **5** に昆布と鰹節を加えてひと煮立ちさせ、濾して A で調味する。
7 椀に温めた真薯を入れ、**4** の干し椎茸と刻んだ三つ葉、柚子の皮をのせ、**6** の汁を注ぐ。

〈レシピ作成：大村　和子〉

大和芋
すりおろすと粘り気が強いやまのいもで、関西では塊状のごろっとした形のつくね芋のことを、関東ではばち形のいちょう芋のことを指します。

食薬の知識

＊**黄耆**：微温・甘／脾・肺／補気昇陽・益衛固表

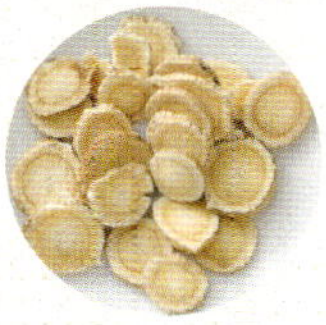

マメ科キバナオウギの根。気を補い、陽気を上昇させ、脾肺気虚の内臓下垂、息切れ、めまい、下痢症状の改善が期待できる。体表を巡る衛気を養い、邪気の侵入を防いでカゼをひきにくくする。

＊**いしもち**：平・甘／腎・胃／補腎益精・健脾利尿
＊**大和芋（山薬）**：平・甘／脾・肺・腎／補気健脾・養陰益肺・補腎固精
＊**百合根（百合）**：微寒・甘／肺・心／潤肺止咳・清心安神
＊**ほたて**：平・鹹・甘／肝・腎・脾・胃／滋陰補虚・調中開胃

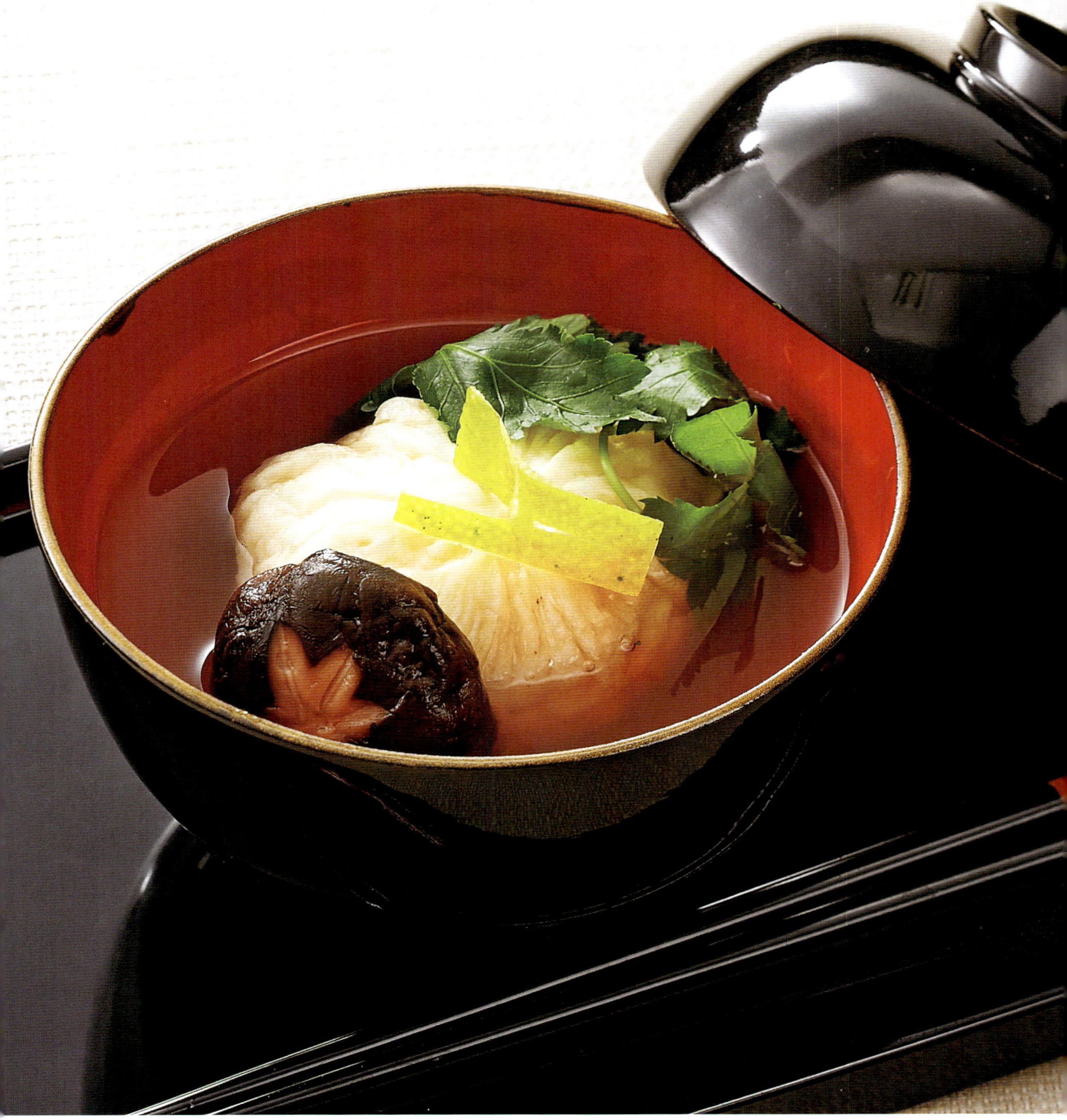

はと麦と黒豆入りけの汁

去湿消食《きょしつしょうしょく》—体内の余分な水湿を取り、消化機能を高めます

けの汁は、江戸時代末期に青森県弘前地区で精進料理として粥とともに食べられ、小正月に里帰りする女性達が家族のために作りおきする保存食でした。粥状にして主食としても食べられていたので粥の汁ともいわれます。けの汁に消化を促進する大根、湿を取る里芋、黒豆、はと麦、便通をよくするごぼうを加えました。

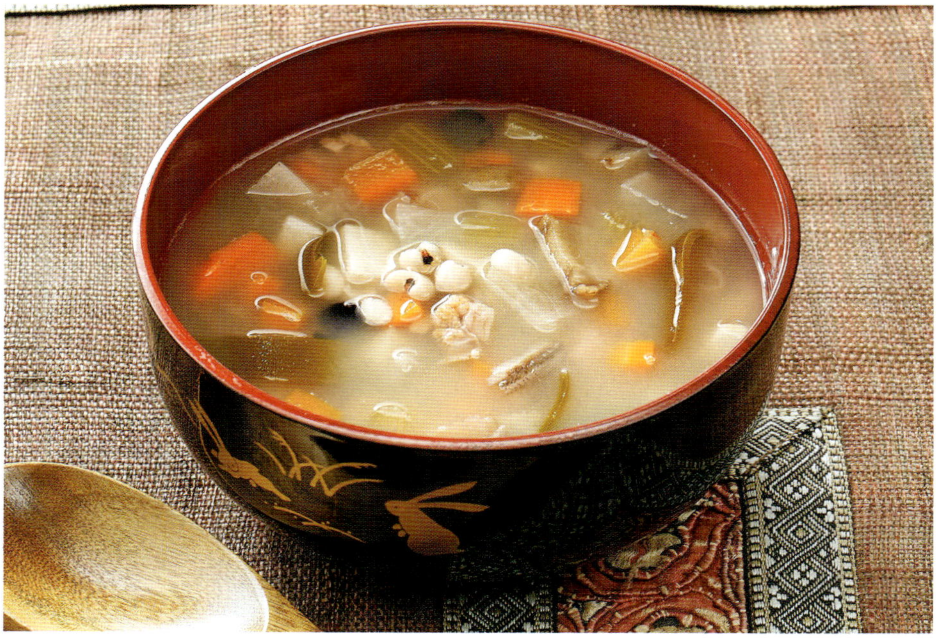

材料

はと麦*	80 g
里芋*	50 g
大根*	50 g
にんじん	50 g
ごぼう*	50 g
ふき	20 g
ほたて	80 g
黒豆*	30 g
煮干し	20 g
昆布粉	大さじ 1
味噌	50 g

作り方

1 はと麦を 5 カップの水にひと晩浸しておく。
2 里芋、大根、にんじん、ほたては 5 mm 角に切る。ごぼうは皮をこそぎ、酢水に浸け 5 mm 角に切る。ふきは皮をむき 1 cm 幅に切る。
3 黒豆は乾煎りし、ビニール袋に入れすりこぎで叩き細かくする。煮干しは頭と腹ワタを取り、乾煎りして叩いて細かくする。
4 鍋に **1**、ほたて以外の **2**、**3**、昆布粉を入れて強火にかけ、沸騰したら中火にし、ほたて、半量の味噌を加え 5 分ほど煮る。仕上げに残りの味噌を加え、煮立つ直前に火を止める。

〈レシピ作成：茂木　万寿子〉

食薬の知識

* **はと麦（薏苡仁）**：微寒（涼）・甘・淡／肺・脾・胃／健脾補肺・利水去湿
* **黒豆**：平・甘／脾・腎／利水解毒去風・滋陰補血
* **里芋**：平・甘・辛／大腸・胃／化痰軟堅・消腫散結
* **ごぼう**：寒（平）・苦・甘／肺・胃／清熱逐水・久服軽身耐老
* **大根**：涼・辛・甘／肺・胃／順気消食・下気寛中

鮭の三平汁

補《ほ》気《き》養《よう》血《けつ》—気血を補い、臓腑を温めます

三平汁は塩鮭（荒巻鮭）を使った北海道の家庭料理です。三平汁は鮭の中でも、頭、尾、中骨部などのアラを野菜とともに鮭の塩分のみで煮込んだ実だくさんの汁もので、体が温まる料理です。通常は取り合わせる野菜にも北海道地産のじゃが芋、大根、にんじんを使いますが、大根は体を冷やす働きがあるので控え、代わりに長葱を使用しました。

材料

塩鮭のアラ＊ ………………… 250 g
じゃが芋(中)＊ ……… 2個(300 g)
にんじん＊ ………… 2/3本(100 g)
長葱＊ …………………………… 1本
酒 ………………………… 小さじ4
塩 ……………………………… 適量

作り方

1 鮭のアラは食べやすい大きさに切り、熱湯をかけて臭みを抜く。
2 じゃが芋は皮をむいて大きめのひと口大に切り、にんじんは皮をむいて5 mm厚さのいちょう切りにする。長葱は2 cm長さのぶつ切りにする。
3 鍋に水4カップを煮立たせ、1の鮭のアラと酒を入れ中火で5分ほど煮る。鮭の味が出てからにんじんを加え、10分ほど煮たらじゃが芋を加えて途中アクを取りながら煮る。
4 じゃが芋がやわらかくなったら、長葱を加えさっと煮る。味をみて、塩けが足りなければ塩を加えて味を調える。

〈レシピ作成：清水　紀子〉

食薬の知識

＊鮭：温・甘／脾・胃／益気補血・健脾温胃和中
＊じゃが芋：平・甘／胃・大腸／補気健碑
＊にんじん：平（微温）・甘／肺・脾・胃・肝／養血益肝明目
＊葱：温・辛／肺・胃／散寒通陽

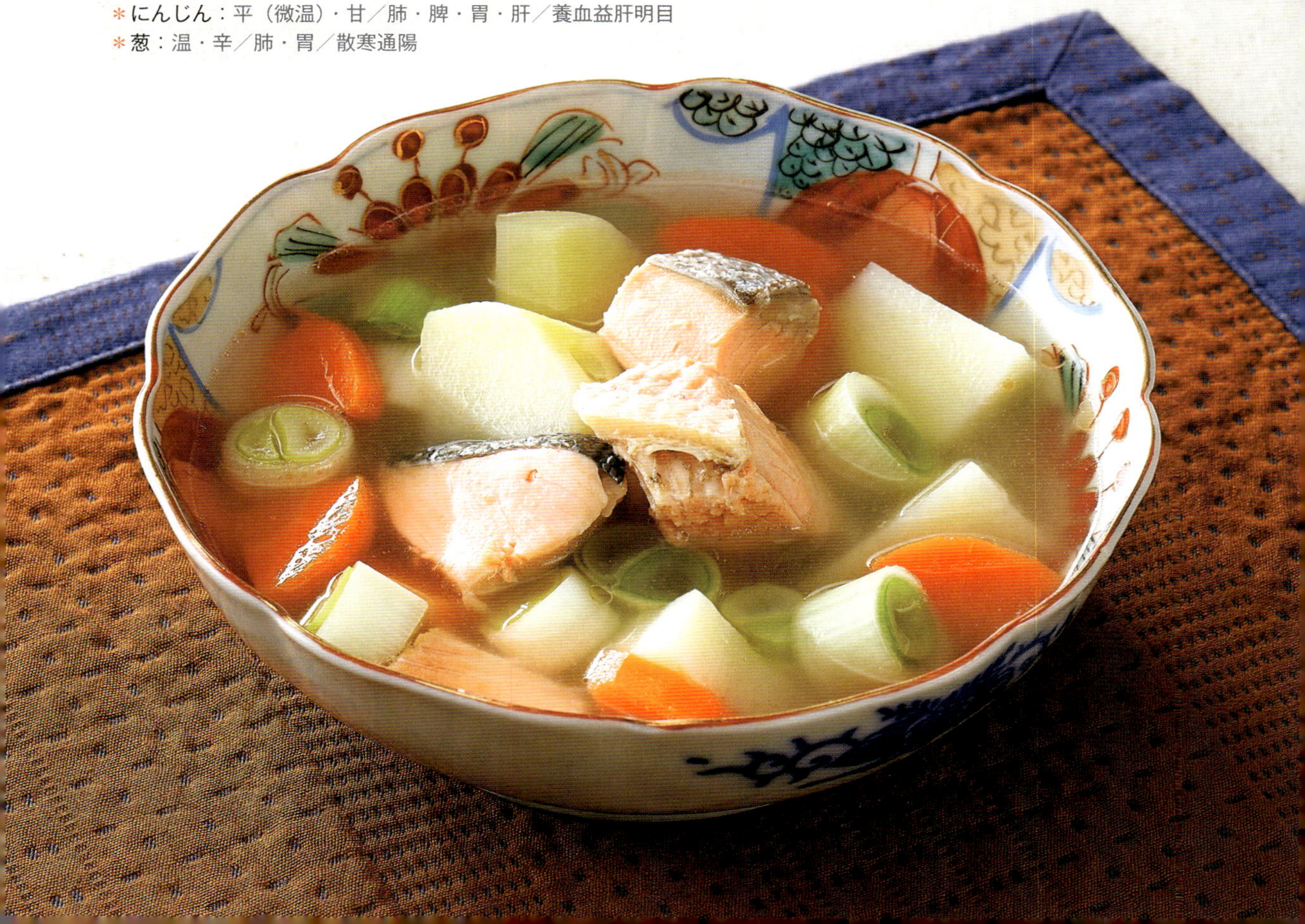

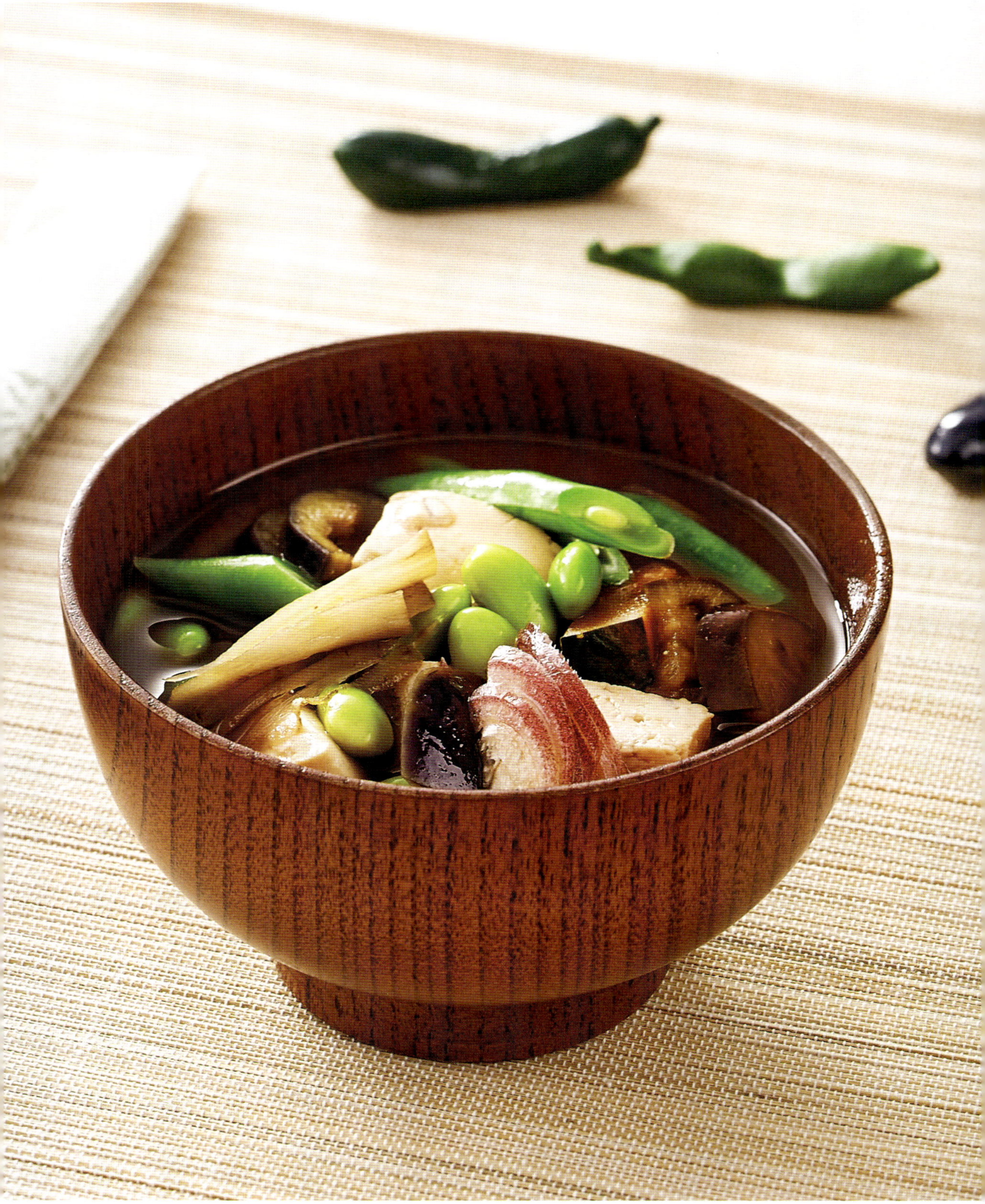

温涼盆汁

清熱補気《せいねつほき》—暑さを払い、消化機能を高め、夏バテを予防します

三重県中勢地方でお盆の頃、先祖への感謝の気持ちを表すために、旬の野菜をたっぷり使って作られるのが盆汁です。伊勢志摩地区では７種類の野菜を使うことから七色汁とも呼ばれます。寒涼性のごぼう、茄子、豆腐、温性の南瓜、茗荷、平性の枝豆、さやいんげんを合わせた夏バテを予防する薬膳料理です。

材料

ごぼう＊ ……………………………… 80 g
茄子＊ ………………………………… 1 本
木綿豆腐 ………………………… 1/2 丁
南瓜＊ ……………………………… 150 g
さやいんげん ……………………… 8 本
枝豆(さやつき) …… 100 g(正味 50 g)
茗荷 ………………………………… 2 個
［陳皮入りだし汁］
　頭と腹ワタを取った煮干し …… 20 g
　水 ………………………… 3.5 カップ
　陳皮 ……………………………… 8 g
味噌(八丁味噌などの赤味噌)
　………………………………… 大さじ 4

作り方

1 ごぼうはささがきにし、茄子は縦 4 つに切って 5 mm 厚さに切る。それぞれしばらく水にさらしてアク抜きをし、水けをきる。枝豆はさやからはずしておく。
2 木綿豆腐、南瓜は 1.5 cm くらいの角切りにし、さやいんげんは 3 cm ほどの長さに斜めに切る。茗荷は縦半分にしたのち薄く刻む。
3 鍋に分量の煮干しと水を入れ 5 分くらい浸けたら、弱めの中火で 10 分ほど煮る。最後の 3 分間は陳皮を加え、だしがとれたら火を止めて濾す。
4 **3** のだし汁 3 カップに茗荷以外の具材を加えて煮る。具材に火が通ったらいったん火を止めて味噌を溶き入れる。再びさっと加熱してから火を止め、椀に盛りつけて刻んだ茗荷をあしらう。

〈レシピ作成：渡辺　真里子〉

八丁味噌
米麹や麦麹を用いず大豆と食塩を主原料として作られる豆味噌の一種です。東海地方でよく食べられており独特の濃厚なうま味と艶のある暗褐色が特徴です。

食薬の知識

＊ごぼう：寒（平）・苦・甘／肺・胃／清熱逐水・久服軽身耐老
＊茄子：涼・甘／脾・胃・大腸／清熱止血・消腫利尿
＊南瓜：温・甘／脾・胃／補気健脾

長芋とスペアリブと枸杞子《くこし》のスープ

補気益陰《ほきえきいん》―臓腑の働きを高め、体を潤します

長芋は中国では「山芋」「山薬」「薯蕷《しょよ》」「自然薯《じねんじょ》」などとも呼ばれます。河南省は遠古から長芋の産地で、形はごぼうのように細長いものです。長芋の粘液にアレルギー症状が出ることもあるので手袋を使ってもよいでしょう。補気の長芋と体を滋養し強壮するスペアリブを合わせた、老化防止におすすめのスープです。

材料

長芋＊	300 g
豚スペアリブ(ひと口大)＊	400g
枸杞子＊	10 g
長葱	1 本
生姜	15 g
黄酒(紹興酒)	大さじ 3
塩	小さじ 1

作り方

1 長芋の皮をむき 2 分間蒸して、スペアリブの大きさに合わせて切る。
2 長葱をぶつ切りにし、生姜を厚切りにする。
3 スペアリブを洗って土鍋に入れ、水 8 カップを加えて沸騰させ、アクを取る。**2** の長葱と生姜、黄酒を加え、再び沸騰したら弱火にして 1 時間ほど煮て、スペアリブスープをとる。
4 長葱、生姜を取り出し、**1** の長芋、枸杞子を加えて中火にし、沸騰したら弱火にして約 30 分、スペアリブがやわらかくなるまで煮込む。塩を加えて味を調える。

※長芋を蒸すと粘りがなくなり、煮込んだスープがきれいに仕上がります。

〈レシピ作成：韋　大文〉

食薬の知識

＊豚スペアリブ：平・甘・鹹／胃・肺／補脾益腎・滋陰潤燥・長筋生津
＊長芋（山薬）：平・甘／脾・肺・腎／補気健脾・養陰益肺・補腎固精
＊枸杞子：平・甘／肝・腎・肺／補腎益精・養肝明目・潤肺止咳

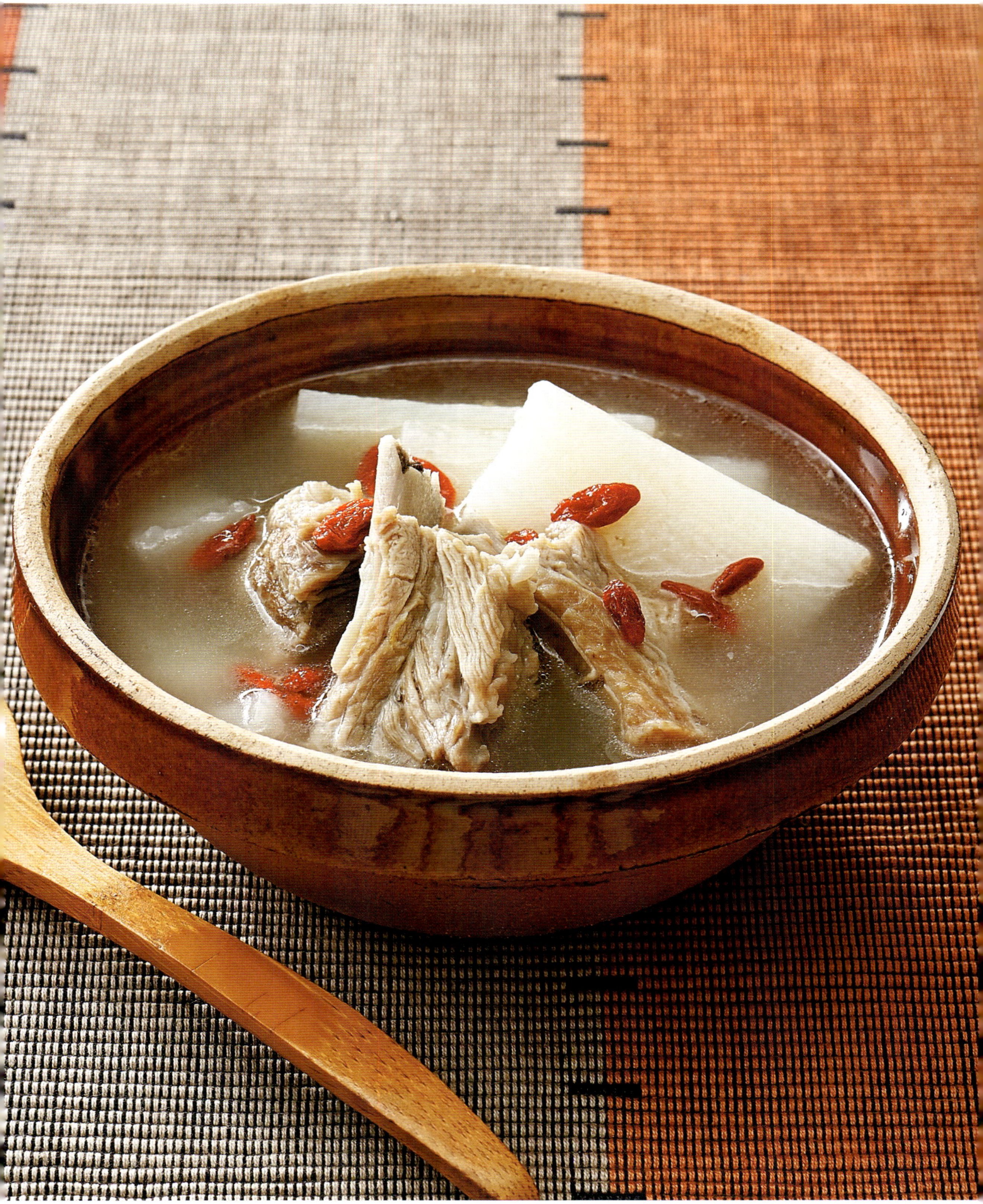

なずなと長芋のスープ

補《ほ》気《き》滋《じ》陰《いん》清《せい》熱《ねつ》—消化機能を補いながら高め、体を潤し、熱を取ります

春に七草粥を食べることは日本の習慣ですが、中国河南省ではなずなと長芋のスープを食べます。なずなは中国語では薺菜（ジィツァイ）と呼ばれ、肝の熱を取ります。長芋は脾胃の虚弱を補益します。

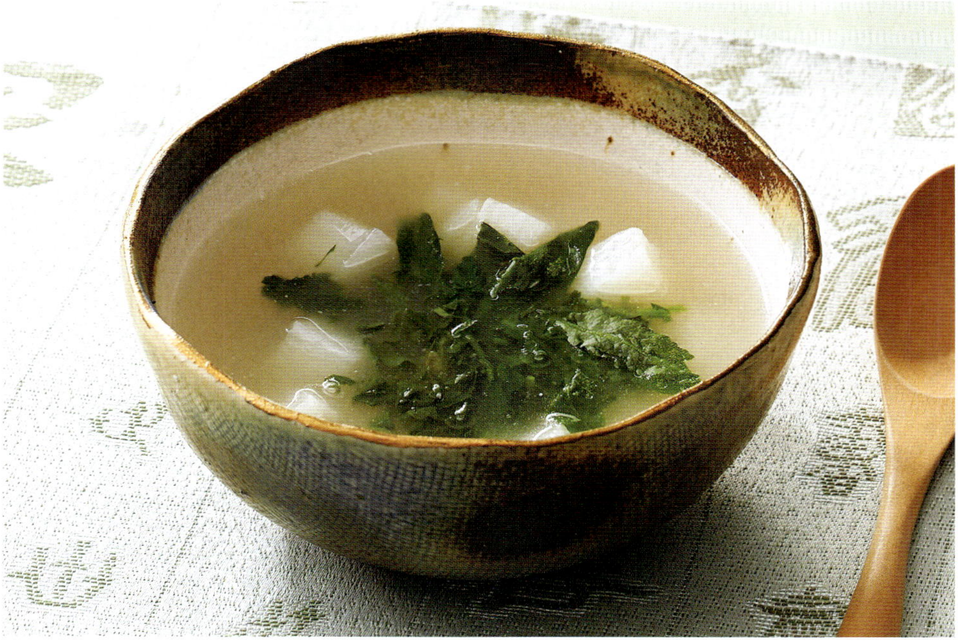

材料

なずな＊ ………………………… 100 g
長芋＊ ………………………… 200 g
豚スペアリブスープ … 4.5 カップ
塩 ………………………… 小さじ 2/3
片栗粉 ………………………… 適量

※豚スペアリブスープの作り方は、P.74 の作り方1～3へ。

作り方

1 長芋の皮をむき、1.5 cm 角に切る。
2 なずなは湯通ししてから水にさらし、細かく切る。
3 スペアリブスープを沸騰させ、**1** を入れて 5～8 分煮たら **2** を加える。再び沸騰したら塩で調味し、水溶き片栗粉でとろみをつける。

〈レシピ作成：韋　大文〉

食薬の知識

＊長芋（山薬）：平・甘／脾・肺・腎／補気健脾・養陰益肺・補腎固精
＊なずな（薺菜）：涼・甘／肝・胃／清熱利水・平肝明目・涼血止血

第3章

煮もの・鍋もの・雑煮

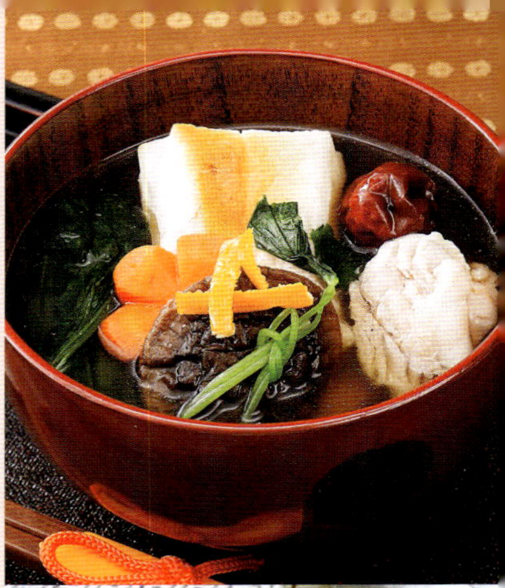

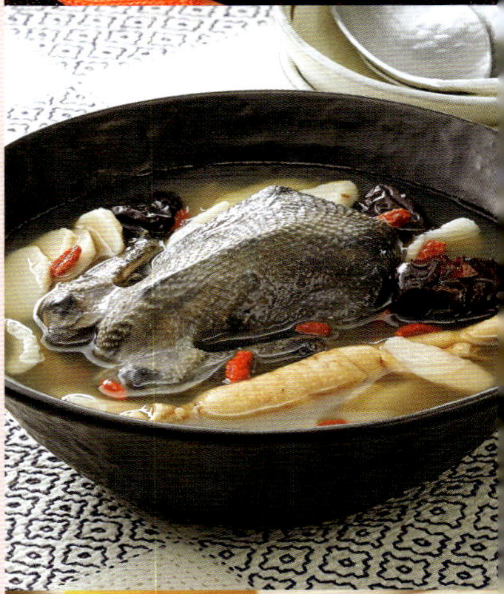

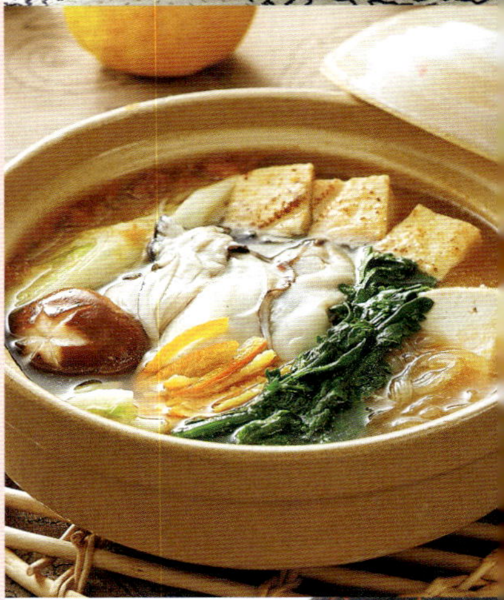

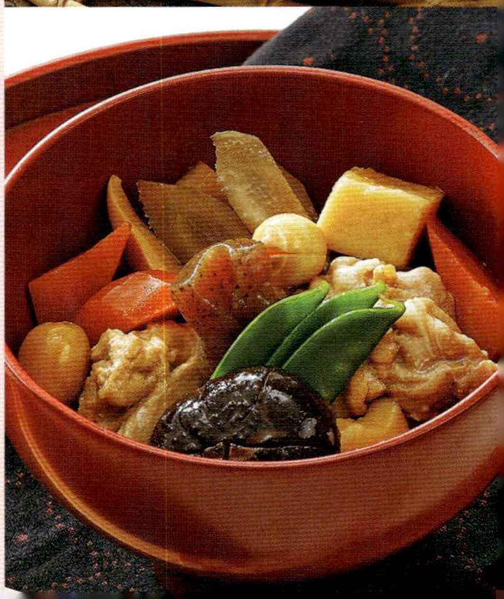

百合根入り鴨治部煮《じぶに》

滋陰清熱安神《じいんせいねつあんしん》―体を潤し、精神の安定をはかり、脾を健やかにします

石川県金沢市の家庭料理です。治部煮という名は岡部治部右衛門が朝鮮から伝えたとか、材料を煮る音「じぶじぶ」からきているとか、その由来には諸説あります。滋陰の鴨肉、肺を潤し、煩燥を和げる百合根、補血のほうれん草、補気の舞茸、すだれ麩や季節の野菜を一緒に煮て、熱を取り、心気を養う小麦粉でとろみをつけて炊き合わせるのが特徴の薬膳料理です。

材料

合鴨肉＊ ………………………… 150 g
小麦粉 …………………………… 適量
すだれ麩＊ ……………………… 1枚
百合根（小）＊ ………………… 1個
ほうれん草 …………………… 1/5束
舞茸 ……………………… 1/4パック
［治部だし汁］
　昆布と鰹節のだし汁 … 2.5カップ
　酒 ……………………………… 大さじ1
　醤油 ………………………… 大さじ2
　みりん ……………………… 小さじ1弱
　蜂蜜 …………………………… 少々
おろしわさび ………………… 適宜

すだれ麩
加賀藩前田家の料理人が創製したといわれる伝統的な麩。生地をすだれに包んでゆでるので、表面に波状の模様がついているのが特徴です。

作り方

1 鴨肉は7〜8 mm厚さのそぎ切りにし8枚に切る。両面に軽く刃叩きをし、よく水けをふき、小麦粉を全体にまぶしておく。
2 すだれ麩は小袖切りにして、湯通しする。百合根は1片ずつほぐしてさっとゆでておく。ほうれん草は色よくゆでて、3〜4 cm長さに切る。舞茸は石づきを取って4房に分ける。
3 治部だし汁の材料を火にかけ、熱くなったら別の小鍋に1/2カップをとり、すだれ麩、百合根、舞茸を加えて含め煮にする。
4 **3**の残りの治部だし汁が煮立ったら火を弱め、**1**の鴨肉を加えて中火にし、鍋をゆすりながら煮る。アクを取り、とろみがでたら椀に鴨肉と**3**とほうれん草を盛りつけ、煮汁をかけ、おろしわさびを添える。

※鴨肉はかたくなるので火を通し過ぎないようにします。
※濃いめにとろみをつけたいときは小麦粉を少量の治部だしで溶いて漉し、煮立ったところへ加えます。

〈レシピ作成：安里　清子〉

食薬の知識

＊鴨肉：涼・甘・鹹／脾・胃・肺・腎／
　滋陰養胃・健脾補虚・利水消腫
＊麩（小麦）：涼・甘／心・脾・腎／
　清熱除煩・養心安神・補益脾胃

＊百合根（百合）：微寒・甘／肺・心／
　清心安神・潤肺止咳

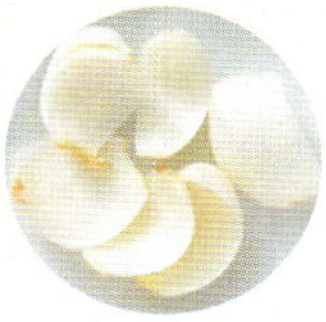

ユリ科植物の鱗茎の鱗片。肺を潤し、肺の陰虚による空咳、咳血、痰の改善が期待できる。心にこもった熱を抑え、動悸、不眠、多夢、煩燥を和らげる。

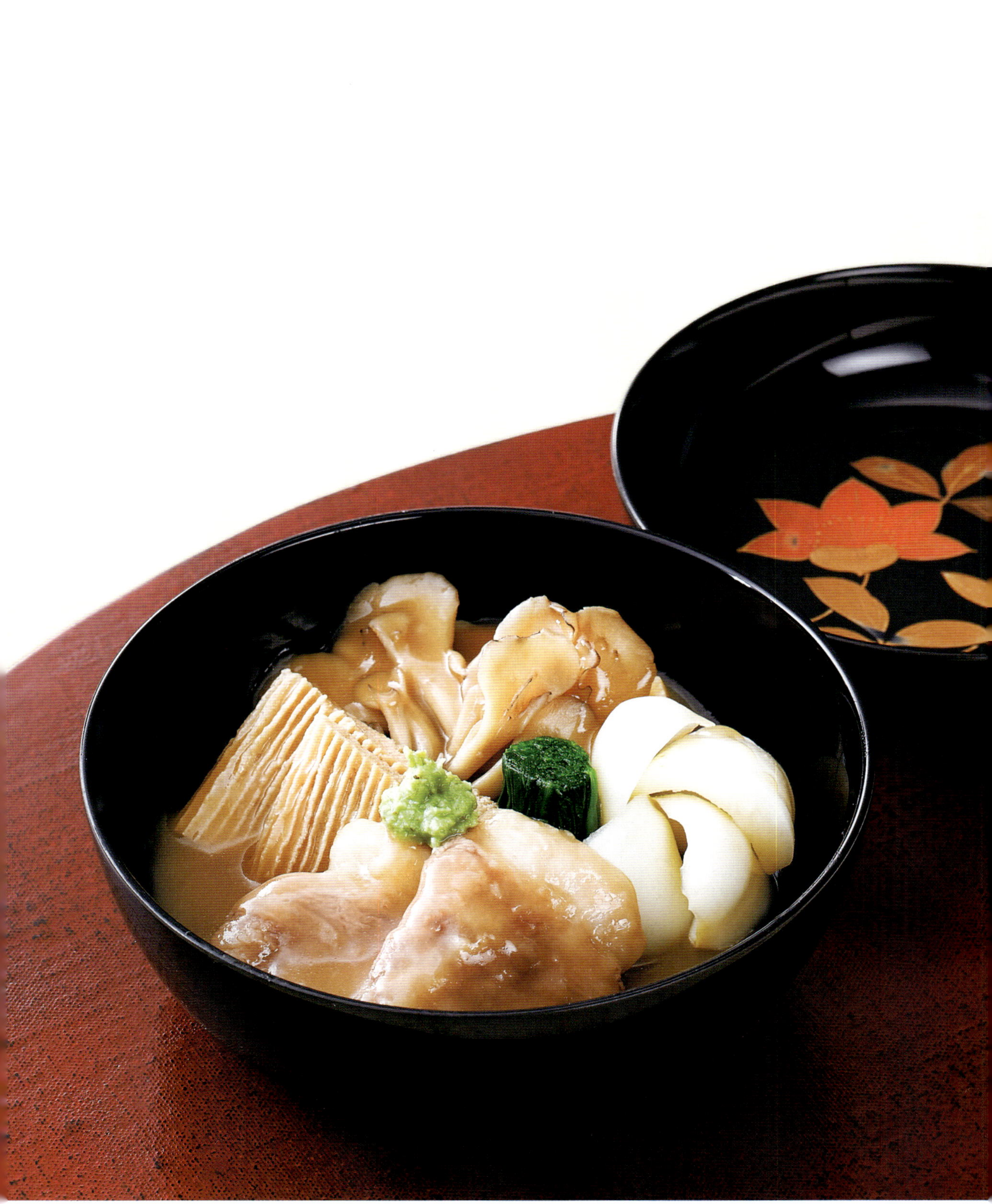

大平《おおひら》

去《きょ》痰《たん》補《ほ》気《き》―痰を解消し、脾胃の機能を高めます

大平は、蓮根を中心とした根菜や鶏肉を煮込んだ山口県東部の家庭料理です。大きく平たい椀に盛りつけることからこの名がついたといわれています。生の蓮根は寒性を持ちますがゆっくり煮込むと寒性が緩和され、里芋を多く使うので、痰を取り除き、胃腸の機能を高めて消化を助けてくれる効果を期待できます。鶏肉や椎茸を加えることで、脾胃の虚弱を補益するだけでなく、うま味として料理全体の味につながっています。

材料

鶏もも肉*	100 g
里芋*	300 g
蓮根*	80 g
干し椎茸*	2 枚
にんじん	50 g
ごぼう	50 g
こんにゃく	1/3 枚
凍り豆腐（高野豆腐）	1 枚
醤油	大さじ 2
みりん	大さじ 1
サラダ油	大さじ 1

作り方

1 干し椎茸、凍り豆腐は水で戻し、食べやすい大きさに切る。里芋、蓮根、にんじん、ごぼうは乱切りにする。こんにゃくは手でちぎり、さっと下ゆでする。

2 鍋にサラダ油を熱し、ひと口大に切った鶏肉と**1**を入れて炒める。

3 干し椎茸の戻し汁と水をひたひたになるくらい加え、弱火で野菜がやわらかくなるまで煮て、最後に醤油、みりんを加えて味を調える。

〈レシピ作成：飯田　和子〉

食薬の知識

*鶏肉：平（温）・甘／脾・胃／補中益気・補精添髄
*里芋：平・甘・辛／大腸・胃／化痰軟堅・消腫散結
*蓮根：寒・甘／脾・心・胃／生：涼血散瘀・清熱生津
熟：健胃開胃・養血生肌
*椎茸：平・甘／胃／補気益胃

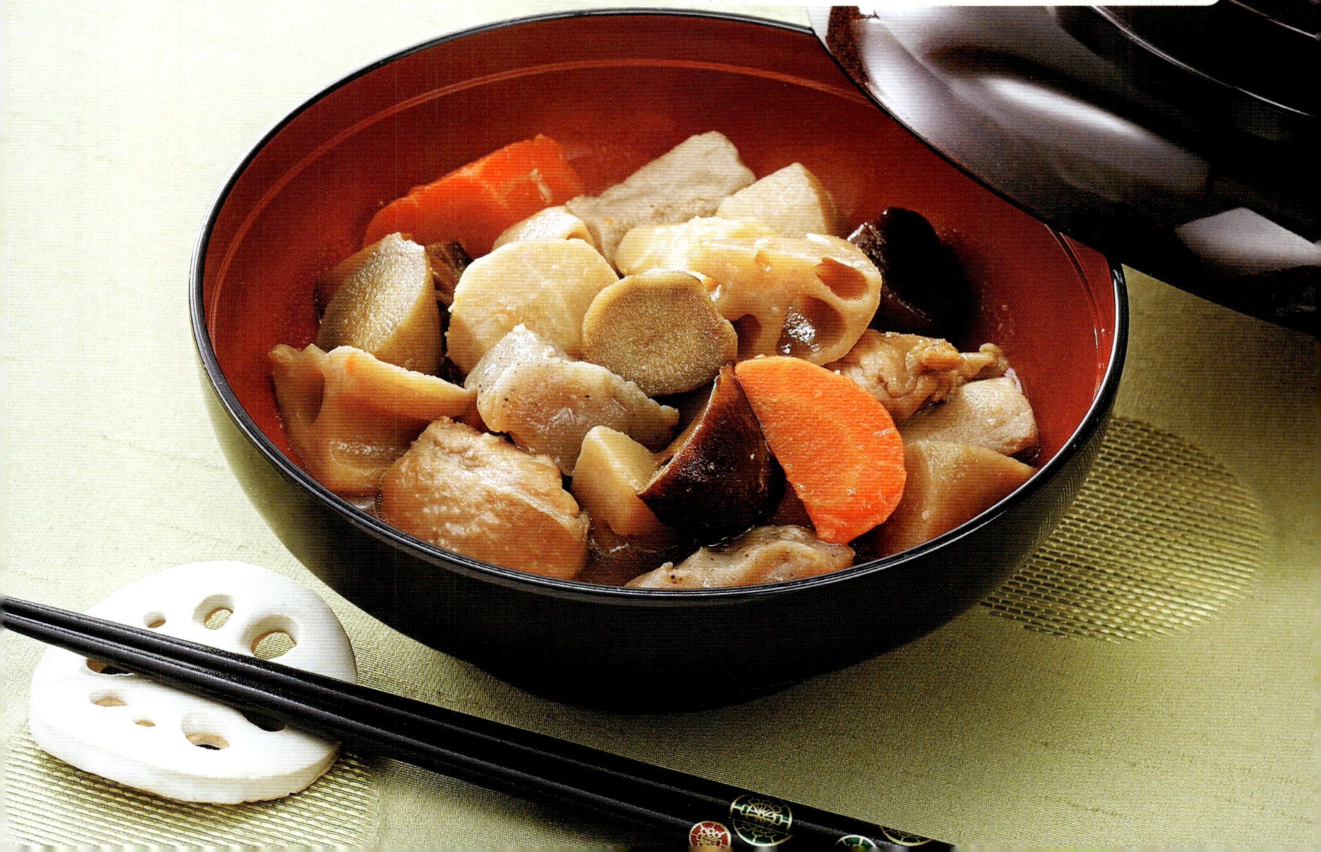

長芋と黒豆入りくんち煮

補《ほ》気《き》去《きょ》湿《しつ》—気を補い、消化機能を高め、余分な水分を取り除きます

佐賀県伊万里の家庭料理「くんち煮」は、秋祭りに収穫を感謝して神に供え、ふるまう料理です。里芋、にんじん、蓮根、こんにゃく、ちくわなどを小豆と一緒に時間をかけて煮るのが特徴です。長芋と黒豆を加えて健脾の働きを増加し、小豆と黒豆を合わせることにより水分代謝をよくします。こんにゃくも入り、便秘の改善にもおすすめしたい料理です。

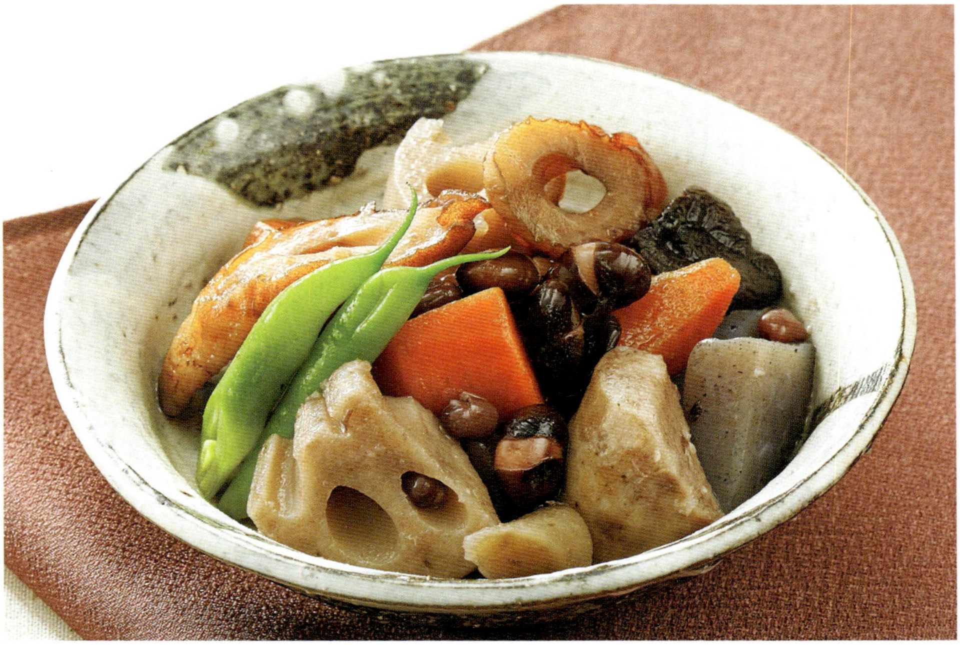

材料

	長芋＊	100 g
	里芋＊	2 個
	にんじん	50 g
	ごぼう	50 g
	蓮根	60 g
	こんにゃく	1/4 枚
	ちくわ	1 本
	干し椎茸	4 枚
	黒豆＊	30 g
	小豆	40 g
	さやいんげん	4 本
	昆布だし汁	4 カップ
A	干し椎茸の戻し汁	1 カップ
A	塩	小さじ 1
A	砂糖	大さじ 1
A	醤油	大さじ 2

作り方

1 長芋は皮をむいて半月切りにする。里芋、にんじん、蓮根は皮をむき、ごぼうは皮をこそぎ取り、それぞれ乱切りにして下ゆでする。こんにゃくは小さめの三角形に切って湯通しする。ちくわは斜め切り、干し椎茸は水で戻していちょう切りにする。

2 小豆と黒豆は洗い、黒豆は水けをとってフライパンで乾煎りする。

3 鍋に **2** とだし汁を入れて火にかける。沸騰したら中火にし、豆がある程度やわらかくなったら、**1** と A を加え、20 分ほど煮る。

4 さやいんげんは塩ゆでし、斜め切りにする。器に **3** を盛りつけ、さやいんげんを添える。

〈レシピ作成：茂木　万寿子〉

食薬の知識

＊**長芋（山薬）**：平・甘／脾・肺・腎／補気健脾・養陰益肺・補腎固精
＊**黒豆**：平・甘／脾・腎／利水解毒去風・滋陰補血
＊**里芋**：平・甘・辛／大腸・胃／化痰軟堅・消腫散結

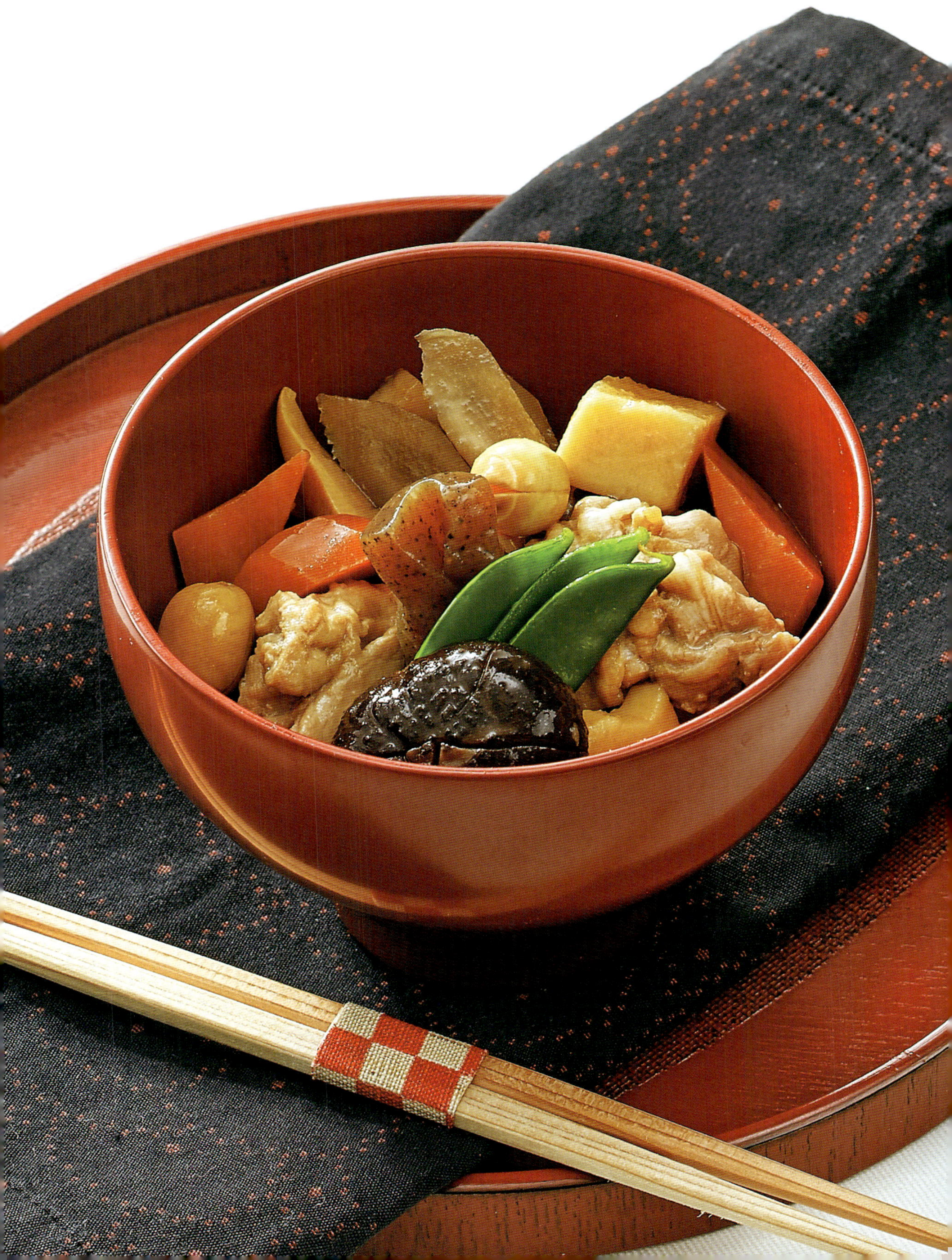

黄耆《おうぎ》と蓮《はす》の実入りがめ煮

補気健脾《ほきけんぴ》—気を補い、消化機能を高めます

「がめ煮」の別名は「筑前煮」。博多の方言「がめ繰り込む（いろいろな材料を混ぜる）」が短くなりました。福岡県一帯で慶事には欠かせない一品です。蓮の実をプラスして補脾・益腎・養心作用を強め、里芋を長芋に変え、黄耆を使用することで補気を高め、健康と長寿を願います。

材料

鶏もも肉＊ …… 60 g
［黄耆の煎じ汁＋だし汁］
　黄耆＊ …… 10 g
　水 …… 1 カップ
　昆布と鰹節のだし汁 … 2 カップ
蓮の実＊ …… 30 g
A
　長芋 …… 100 g
　にんじん …… 80 g
　ごぼう …… 50 g
　竹の子 …… 50 g
　蓮根 …… 40 g
　こんにゃく …… 1/4 枚
　椎茸 …… 4 枚
B
　砂糖 …… 大さじ 1 と 1/3
　酒・みりん …… 各大さじ 2
　醤油 …… 大さじ 2 と 2/3
生姜 …… 1 かけ
絹さや …… 8 枚
サラダ油 …… 大さじ 1

作り方

1 鍋に分量の水と黄耆を入れてふたをし、中火で煎じて 1/2 カップの煎じ汁を作り、だし汁 2 カップと合わせる。
2 蓮の実はやわらかくゆでておく。
3 A の材料をそれぞれ食べやすい大きさに切る。
4 鶏肉をひと口大に切って、包丁で叩いてつぶした生姜と一緒に油で炒め、**1**、**3**、B を入れて落としぶたをして煮る。
5 ごぼうがやわらかくなったら、**2** の蓮の実を加え、全体をよくなじませて火を止める。器に盛り、色よくゆでた絹さやを添える。

〈レシピ作成：石渡　千代〉

食薬の知識

＊**鶏肉**：平（温）・甘／脾・胃／補中益気・補精添髄
＊**黄耆**：微温・甘／脾・肺／補気昇陽・益衛固表

＊**蓮の実（蓮子）**：平・甘・渋／脾・腎・心／補脾止瀉・益腎堅精・養心安神

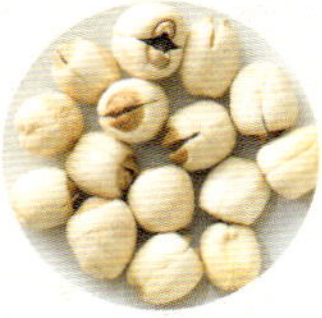

スイレン科ハスの種子。腎の気を益し、腎虚による遺精、滑精、不正出血、おりものなどの症状を和らげる。脾の気を補い、脾虚の慢性下痢、食欲不振の改善が期待できる。心気を養い、煩燥、動悸、不眠などを緩和する。

何首烏《かしゅう》入りソーキ風煮物

滋陰潤腸通便《じいんじゅんちょうつうべん》―体を滋養し、大腸を潤し排便能力を高めます

長寿で元気なお年寄りの多い沖縄の料理です。高齢になると胃腸の働きも弱り、便秘の症状がよく出ますので、大根、にんじんなど消化を促進するものを取り入れています。滋陰作用のある骨付き豚肉を使い、足腰を丈夫にし、関節痛や腰痛予防にと考えました。

材料

豚スペアリブ＊	8本(約600 g)
何首烏＊	10 g
大根＊	200 g
昆布(20 cm)＊	4枚
黒木耳(くろきくらげ)	4 g
にんじん	100 g
生姜	1切れ
長葱	5 cm
酒	1カップ
砂糖	大さじ1/2
醤油	大さじ1
塩	小さじ1
鰹節	10 g
陳皮(ちんぴ)	5 g

作り方

1 スペアリブは熱湯で2分ゆで、表面をさっと洗う。何首烏はだしパックに入れる。
2 昆布は8カップの水に浸けて戻し、結ぶ。昆布の戻し汁と**1**を鍋に入れ、生姜、長葱、酒を加えて1時間煮る。スペアリブを取り出し、砂糖、醤油をかけておく。
3 黒木耳は戻しておく。大根は太いところは厚めの半月切り、細いところは輪切りにする。にんじんは5 mm厚さの輪切りにする。
4 **2**の煮汁に大根、昆布、黒木耳を入れて中火で煮る。大根がやわらかくなったら、にんじん、スペアリブ、塩、鰹節をだしパックに入れて加え10分煮る。
5 器に盛りつけ、戻してせん切りにした陳皮を飾る。

〈レシピ作成：猪俣　朝子〉

食薬の知識

＊豚スペアリブ：平・甘・鹹／胃・肺／補脾益腎・滋陰潤燥・長筋生津
＊大根：涼・辛・甘／肺・胃／順気消食・下気寛中・清熱通便
＊昆布：寒・鹹／肝・胃・腎／消痰軟堅・行水消腫

＊何首烏：微温・苦・甘・渋／肝・腎／補益精血・潤腸通便

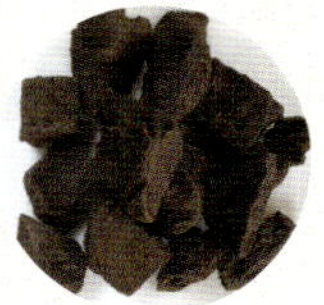

タデ科ツルドクダミの塊根。製首烏は、気血を補い、精血虚損のめまい、ふらつき、目のかすみ、白髪、抜け毛、遺精、足腰の痛みの改善が期待できる。腸を潤し腸燥便秘の症状を緩和する。生首烏は通便作用が強い。

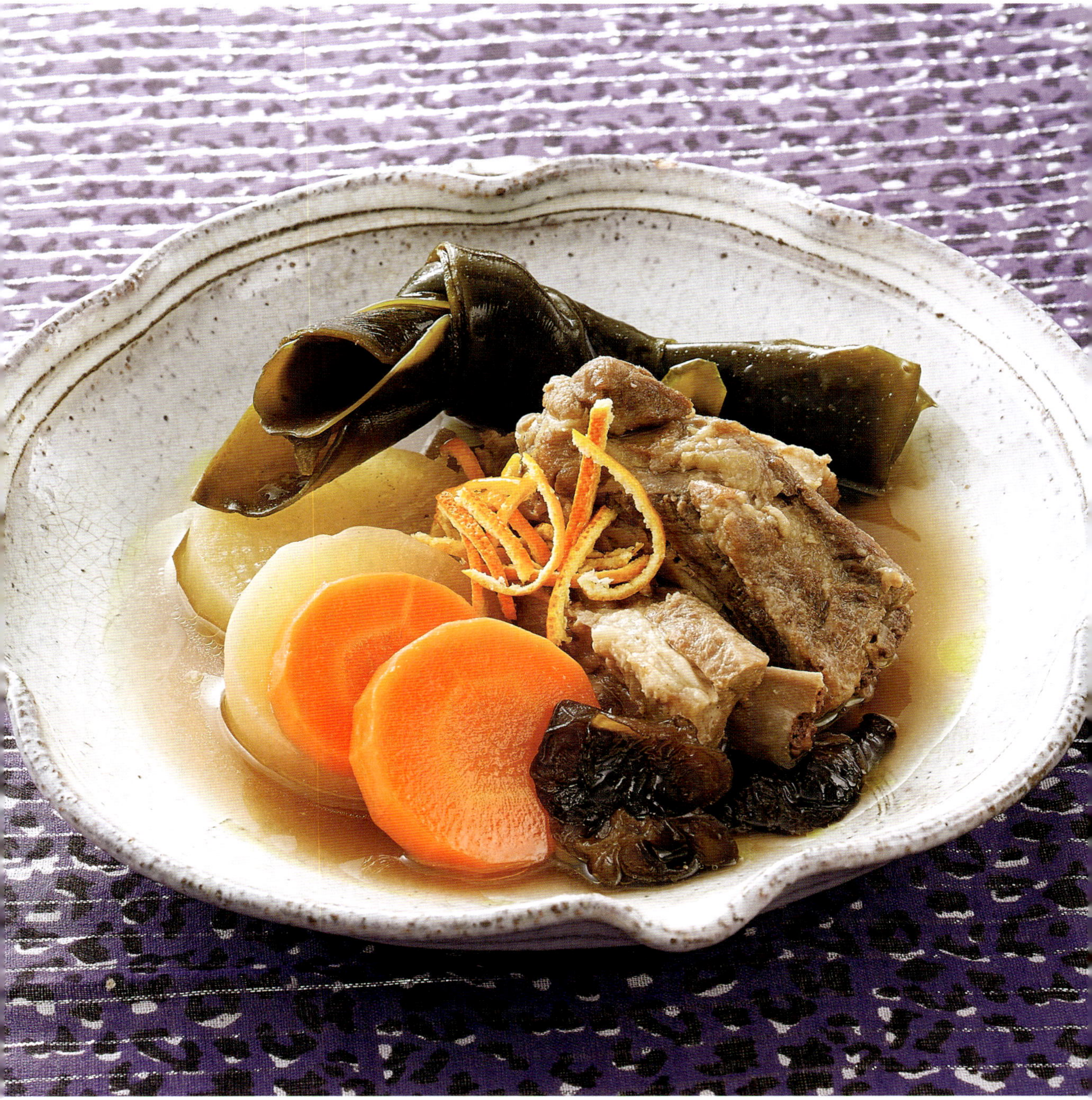

魚頭《ユゥトゥ》と豆腐の土鍋煮

健脾去湿《けんぴきょしつ》—消化機能を調節し、湿などの症状の改善が期待できます

夏の上海でよく食べる料理です。魚は頭部の大きな新鮮な鰱魚《れんぎょ》を使いますが、手に入らなければ鯉《こい》を使いましょう。白いスープが特徴のこの料理。焼いた魚を沸騰した湯に入れて強火で煮ることがポイントです。さっぱりとした味わいが食欲を誘います。鰱魚や鯉は排尿を促進するため、梅雨の季節やむくみにおすすめです。

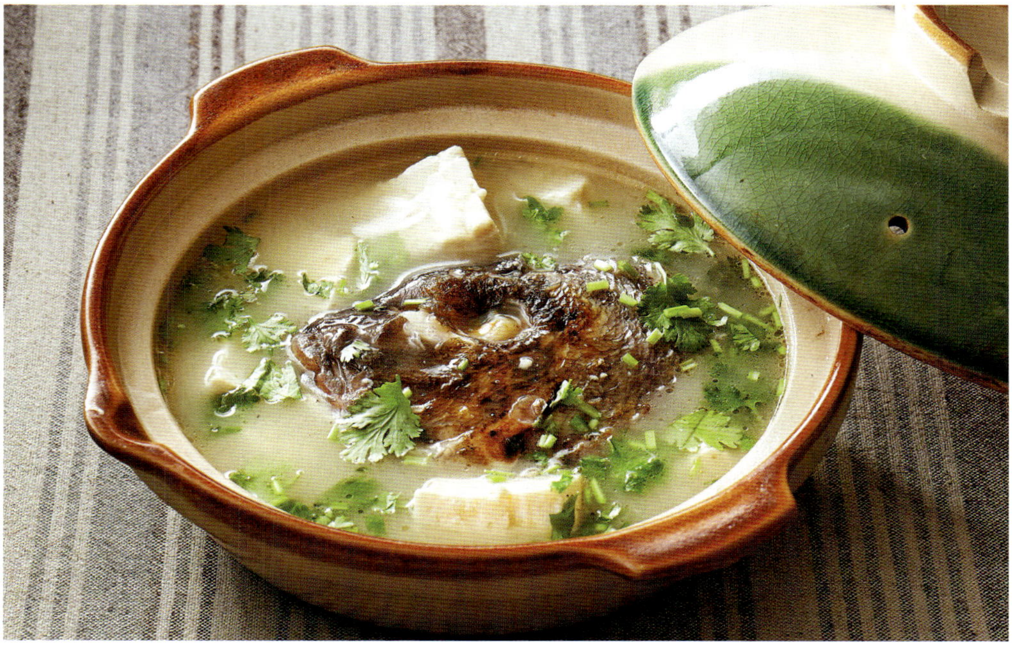

材料

魚の頭*	1個(約 1 kg)
木綿豆腐*	1丁(300 g)
生姜	15 g
長葱	20 g
香菜	2本
塩	小さじ 1
白胡椒	少々
サラダ油	大さじ 1 強

作り方

1 魚の頭のうろこ、えらを取って洗い、水けをふき取る。
2 豆腐を縦半分に切って 1.5 cm 厚さに切る。生姜を薄切り、長葱をぶつ切りにする。
3 深い土鍋に水 10 カップの水、生姜、長葱を入れて火をかける。
4 フライパンを熱し、サラダ油を入れて少し温めてから **1** を入れ、中火で両面に軽く焼き目がつくまで焼く。
5 **3** が沸騰したら **4** を入れ、強火で 15 分煮る。
6 土鍋のスープが乳白色になったら生姜、長葱を取り出す。豆腐を入れて再び沸騰したら弱火で 20 分煮る。塩、胡椒で調味し、刻んだ香菜を散らす。

※スープの量が少なくなったら水を足します。

〈レシピ作成：徐　建初〉

食薬の知識

*鯉・鰱魚：平・甘／脾・腎／利水消腫・健脾和胃
*豆腐：寒・甘／脾・胃・大腸／生津潤燥・益気和中・清熱解毒

鶏肉ときりたんぽの鍋

補《ほ》気《き》通陽《つうよう》—気を補い、体を温めます

きりたんぽはつぶした粳米のご飯を杉の棒に巻いて焼きつけたもので、秋田県の家庭料理です。平性の粳米と椎茸、温性の鶏肉は気力を補います。里芋は痰湿を取り除き、ごぼうは便秘を解消します。長葱、酒で体を芯から温めます。

材料

鶏もも肉*		350 g
きりたんぽ(市販品)*		8本
里芋		4個
ごぼう		1/2本
長葱*		2本
にんじん		5 cm
椎茸		8枚
春菊		1束
A	鶏ガラスープ	5〜6カップ
	酒	大さじ5
	醤油	大さじ4
	みりん	大さじ3

作り方

1 鶏肉はひと口大に切る。

2 きりたんぽは斜めに切る。

3 里芋は皮をむいて2〜3個に切る。ごぼうは皮をよく洗い、ささがきにして水にさらす。長葱は斜め切り、にんじんは花型切り、椎茸は飾り切りにする。

4 春菊はざく切りにする。

5 鍋にAを入れ、煮立ったら**1**、**3**を火の通りにくい順に加えて煮る。再び煮立ったら中火にしてアクを取り除き、5分ほど煮てきりたんぽを加える。

6 **5**が煮えたら、**4**の春菊を加えてさっと火を通し、器に取り分ける。

〈レシピ作成：村田　由希子〉

食薬の知識

*粳米：平・甘／脾・胃／補中益気・健脾和胃
*鶏肉：平（温）・甘／脾・胃／補中益気・補精添髄
*葱：温・辛／肺・胃／散寒通陽

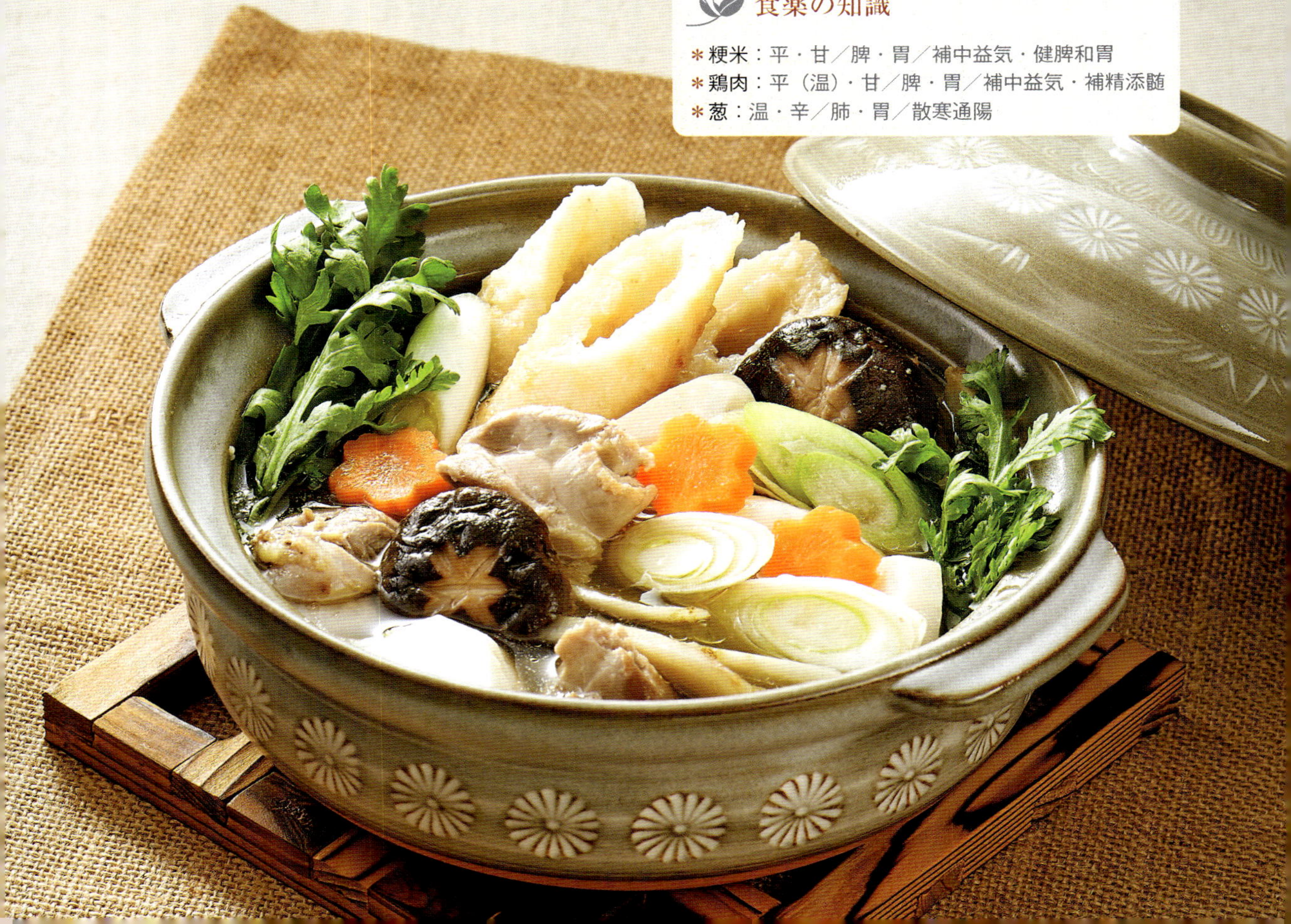

烏《う》骨鶏《こっけい》吉林《きつりん》人参《にんじん》鍋

補気健脾《ほきけんぴ》―気を強く補い、脾腎の働きを高めます

中国可南省の代表的な長芋料理のひとつです。烏骨鶏は体を滋補する力があるので気虚体質・血虚体質・陽虚体質の方におすすめです。また、慢性病や難病を持っている方、がんの化学療法によって体力の弱った方にも食べていただきたいスープです。

材料

烏骨鶏*	1羽(約500 g)
吉林人参*	15 g
山薬(乾燥長芋)*	200 g
大棗(たいそう)	20 g
枸杞子(くこし)	3 g
生姜(薄切り)	3枚
黄酒(紹興酒)	大さじ2
塩	小さじ1
醤油	小さじ1

作り方

1 烏骨鶏を湯通しする。大棗を洗う。

2 深い土鍋に**1**、人参、山薬、生姜、黄酒、10カップの水を入れて強火にかける。沸騰したら弱火にし、1時間煮る。できあがる直前に枸杞子を加え、塩、醤油で調味する。

〈レシピ作成：韋　大文〉

烏骨鶏
古くから体を滋養する食材として珍重され、中国明代に李時珍が著した本草書『本草綱目』にも紹介されているキジ科の鶏の一種。羽毛の色は白、黒、斑がありますが、皮膚や肉、骨は黒に近い暗紫色をしています。

食薬の知識

*烏骨鶏：平・甘／肝・腎／滋陰補腎・補中益気

*吉林人参：微温・甘・微苦／肺・脾／大補元気・補脾益肺・生津止渇・安神益智

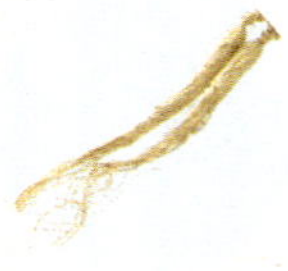

ウコギ科オタネニンジンの根。気を強く補い、脾肺の機能を高め、津液を生じさせ、精神の安定をはかり、食少、疲れ、咳、喘息、口渇、不眠、多夢、心悸、健忘の改善が期待できる。

*長芋（山薬）：平・甘／脾・肺・腎／補気健脾・養陰益肺・補腎固精

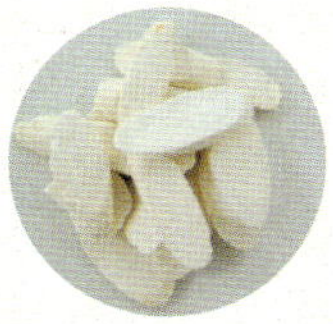

ヤマノイモ科ナガイモの外皮を除いた根茎。脾胃の虚弱を補益し、脾気虚の食少、疲れ、萎黄、下痢などの症状の改善が期待できる。肺を養い、肺陰虚の慢性咳、喘息の改善が期待できる。腎の気を補い、腎気虚の遺精、頻尿、おりものなどの症状の改善が期待できる。

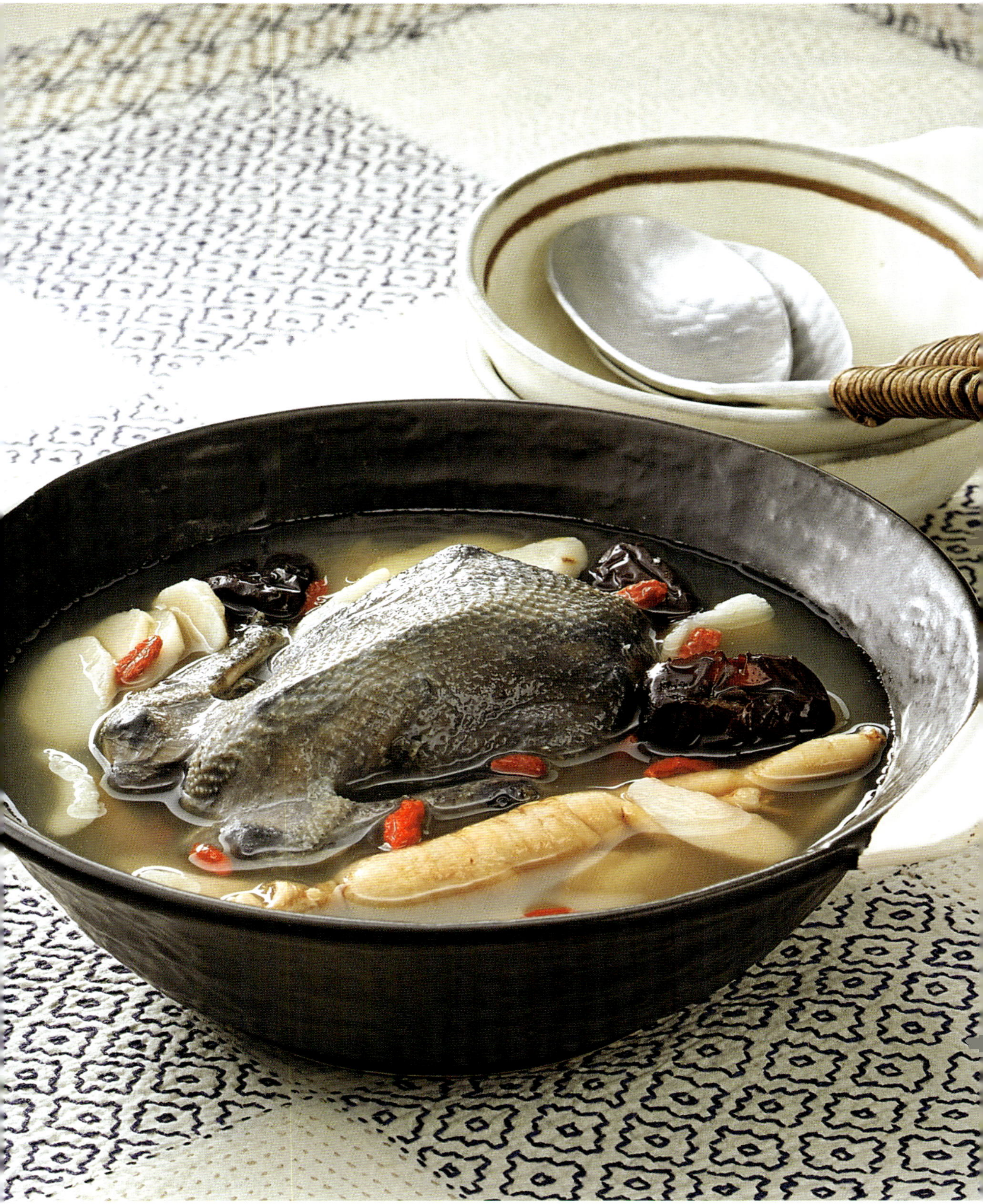

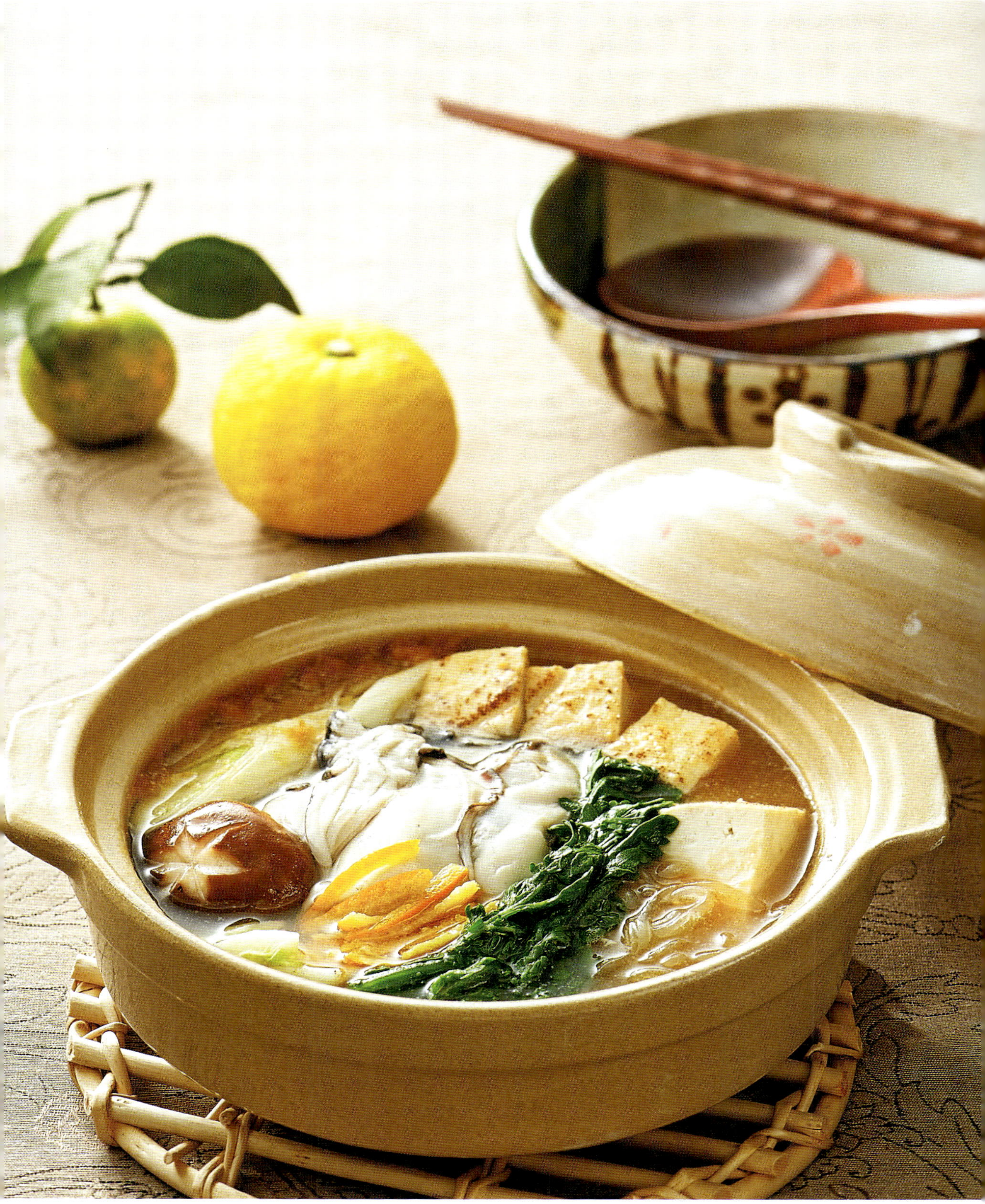

牡蠣の麦門冬《ばくもんどう》土手鍋

滋陰清熱《じいんせいねつ》—水分を補給し、体を潤し滋養します

陰液を養う牡蠣、肺を潤す麦門冬を組み合わせた、乾燥によって傷めた肺や喉に潤いを補う鍋料理です。豆腐を加えて生津作用がさらに増しています。空咳や熱のあるときに食べていただきたいです。

材料

牡蠣＊ ……… 400 g
［麦門冬の煎じ汁＋鰹節］
　麦門冬＊ ……… 20 g
　水 ……… 2 カップ
　鰹節 ……… 30 g
しらたき ……… 400 g
焼き豆腐 ……… 1 丁
椎茸 ……… 4 枚
春菊 ……… 1/2 束
白菜 ……… 200 g
長葱 ……… 1/2 本
［ねり味噌］
　甘口味噌 ……… 120 g
　砂糖 ……… 40 g
　酒 ……… 20 ml
　陳皮 ……… 5 g

作り方

1 牡蠣は冷水で 3〜4 回水を替えてやさしく洗う。陳皮は水で戻しておく。
2 水 2 カップに麦門冬を入れて中火で 30 分煎じ、そこへ鰹節を入れ、濾して 1 カップ分のだし汁を作る。
3 ねり味噌を作る。鍋に味噌、砂糖を合わせ中火にかけ、やわらかくなったら酒を加え、みじん切りにした陳皮を入れねりあげる。
4 土鍋のふちに沿って、**3** をぬりつける。
5 しらたきは熱湯でさっとゆで、食べよい長さに切る。焼き豆腐は縦半分に切ってから 6 等分に切る。椎茸は石づきを取り、春菊は 4〜5 cm 長さに切る。白菜は縦半分に切って 3 cm 長さに切り、長葱は斜め切りにする。
6 **4** の鍋に **5** の食材を盛り合わせ、中央に **2** のだし汁を注ぐ。
7 中火にかけ、煮立ってきたら牡蠣を入れ、味噌をくずしながら味をつける。火が通ったら、熱いうちにいただく。薬味にはおろし生姜、柑橘類のしぼり汁がよく合う。

〈レシピ作成：猪俣　朝子〉

食薬の知識

＊**牡蠣**：平・甘・鹹／肝・腎／滋陰養血・寧心安神

＊**麦門冬**：微寒・甘・微苦／肺・心・胃／清熱潤肺・養胃生津・清心除煩

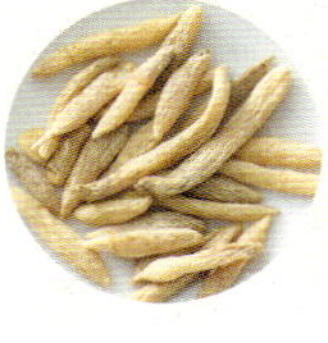

ユリ科ジャノヒゲの塊根。熱を取り、肺を潤し、肺陰虚の空咳、痰を和らげる。胃を養い、津液を生じさせ、胃陰不足の口渇、舌の乾燥を緩和する。心の熱を取り、煩燥、不眠の改善が期待できる。腸を潤し、便通をよくする。

大棗《たいそう》入り雑煮

補《ほ》気《き》養血《ようけつ》—臓腑の働きを高め、気血を補います

お雑煮は日本全国各地でお正月に食べられている餅を主として具材を加えた料理ですが、地域や各家庭によって作り方はさまざまです。ここでは東京風のお雑煮を薬膳料理にアレンジしてみました。鶏肉、餅、椎茸、大棗は臓腑の働きを高め、ほうれん草、にんじんは血を補い、陳皮、三つ葉はその香りによって気の巡りをよくします。

材料

鶏もも肉(皮つき)*	160 g
餅*	4 個
［大棗の煎じ汁］	
大棗*	8 個
水	5 カップ
干し椎茸	4 枚
ほうれん草*	1/3 束
にんじん	40 g
生姜(薄切り)	2 枚
酒	大さじ 2
薄口醤油	大さじ 2
塩	少々
陳皮*	4 g
三つ葉	8 本

※陳皮の代わりに柚子の皮も使えます。

作り方

1 大棗、干し椎茸はそれぞれ水に浸けて戻しておく。
2 大棗と水 5 カップを鍋に入れて火にかけ、水が 3 カップになるまで煎じ、煎じ汁を別にしておく。
3 ほうれん草は色よくゆでて 3 cm 長さに切る。にんじんはゆでて花型に切る。三つ葉はさっとゆで、2 本をひと組として結ぶ。鶏肉は鶏皮と身を別にし、身はひと口大に切っておく。
4 **1** の干し椎茸の戻し汁と **2** の煎じ汁を合わせて火にかけ、沸騰したら **3** の鶏皮、酒、生姜を入れて火を通す。アクと鶏皮と生姜を取り除く。
5 **4** に干し椎茸と鶏肉を入れて火を通し、薄口醤油と塩を加えて味を調え、火を止めて陳皮を入れる。
6 餅を焼いて器に入れ、**5** を注ぎ、ほうれん草、にんじん、大棗をのせ、三つ葉を飾る。

〈レシピ作成：平尾　安基子〉

食薬の知識

*鶏肉：平（温）・甘／脾・胃／補中益気・補精添髄
*餅（糯米）：温・甘／脾・胃・肺／
補中益気・健脾止瀉
*ほうれん草：涼・甘・渋／胃・大腸・膀胱／
養血・滋陰潤燥・止渇
*陳皮：温・辛・苦／脾・肺／理気健脾・燥湿化痰

*大棗：温・甘／脾・胃／補中益気・養血安神

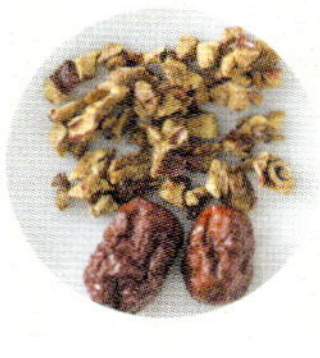

クロウメモドキ科ナツメの成熟果。脾胃の機能を高め、気を益し、中気不足のめまい、疲れ、食欲不振などの症状を緩和する。血を養い、精神の安定をはかり、顔色萎黄、躁鬱、貧血、心悸、不眠、多夢、煩燥の症状の改善が期待できる。緩和薬性作用がある。

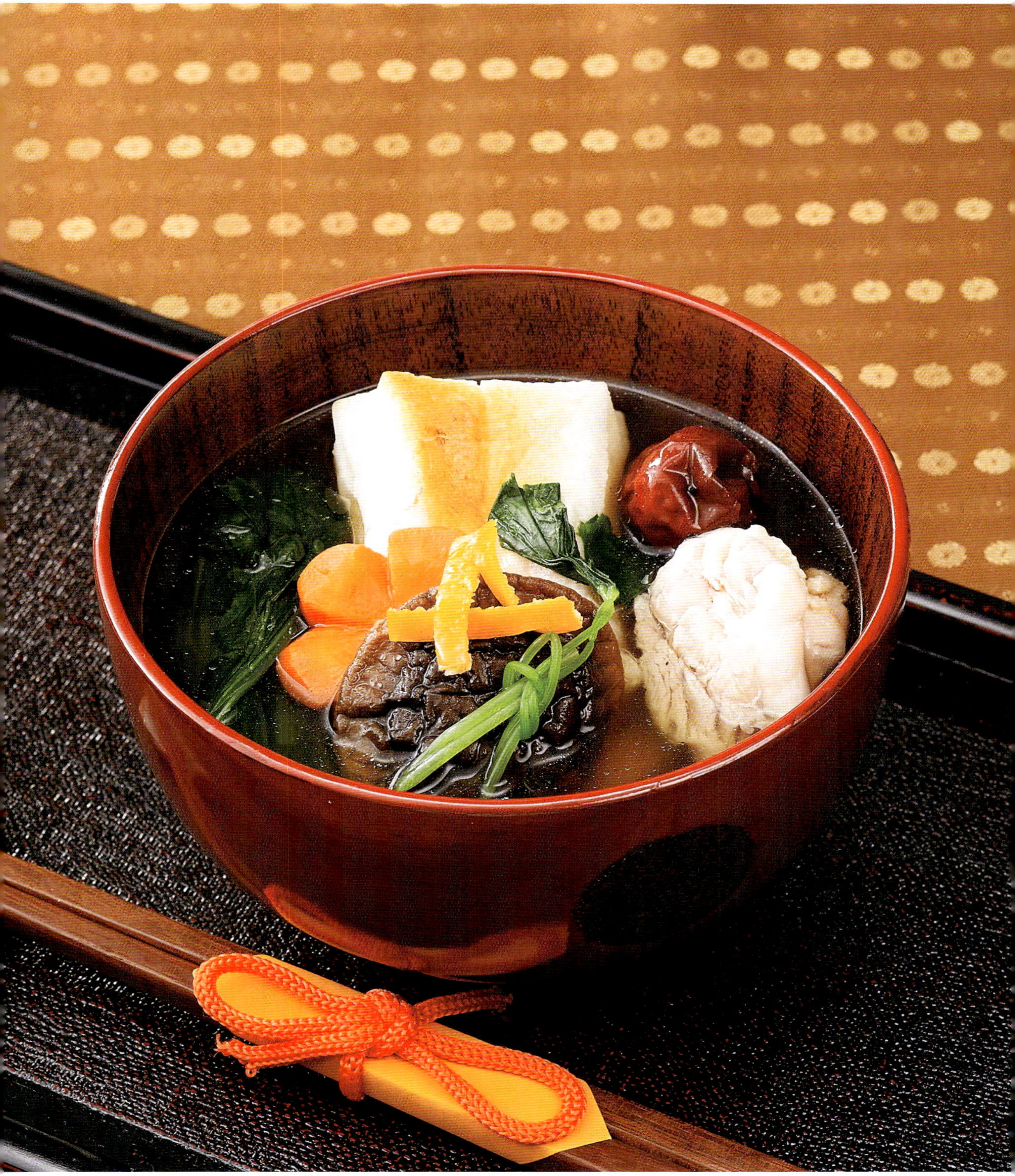

玉竹《ぎょくちく》入りくるみ雑煮

温陽滋陰潤腸《おんようじいんじゅんちょう》—体を温め補い、血を養い、胃腸の働きを円滑にします

岩手県北部の山野には鬼ぐるみが自生し、秋になると山から採ってきたり、庭先で実ったものを使って料理をします。特にくるみ雑煮は具もたっぷり入って贅沢なお正月のごちそうです。くるみは陽気を増強させ、腸を潤して、血を養い、胃腸の働きを円滑にします。肺を潤す玉竹を汁に取り入れて、カゼの予防にもなります。

材料

胡桃(くるみ)*	100 g
切り餅*	8 切れ
［玉竹の煎じ汁＋煮干し］	
玉竹*	20 g
水	10 カップ
煮干し	20 g
蓮根	80 g
にんじん	40 g
ごぼう	30 g
油揚げ	1 枚
干し椎茸	2 枚
凍み豆腐*	2 枚※
あわび	1～2 個
A 醤油	小さじ 1
A 塩	小さじ 1
A 酒	大さじ 2
砂糖	20 g

※凍み豆腐の代わりに市販の凍り豆腐や高野豆腐を使う場合は 1 枚。

凍み豆腐
寒い地方で豆腐を外に干して夜凍らせ、日中溶けて水分が落ち、また夜凍って…を繰り返し、完全に水分を抜き、乾燥させて作ります。凍り豆腐、高野豆腐とも呼ばれます。

作り方

1. 蓮根、にんじん、ごぼう、油揚げ、戻した干し椎茸、凍み豆腐はすべてせん切りにする。
2. 鍋に 10 カップの水と玉竹を入れ、30 分煎じて煮干しを加え、さらに 10 分煮て漉す。軽く沸騰するくらいの火加減で煮ると約半量くらいの量になる。胡桃だれに使う分を少し取りおく。
3. **2** のだし汁に **1** を入れ、やわらかく煮えたらあわびの薄切りを加え、A で調味する。
4. 胡桃をゆでてすり鉢でなめらかにすり、砂糖と **2** のだし汁を少量加えて調味し、とろりとする濃度になるよう加減する。
5. 切り餅を焼いて椀に入れ、**3** をたっぷりかけ、**4** の胡桃だれを別の器に入れて添える。
6. 雑煮の具を食べ、やわらかくなった餅は胡桃だれをからめて食べて二度楽しむ。

〈レシピ作成：大村　和子〉

食薬の知識

*餅（糯米）：温・甘／脾・胃・肺／
補中益気・健脾止瀉

*胡桃：温・甘／腎・肺・大腸／
補腎助陽・潤腸通便・斂肺定喘

*玉竹：微寒・甘／肺・胃／
養陰潤燥・生津止渇・清心除煩

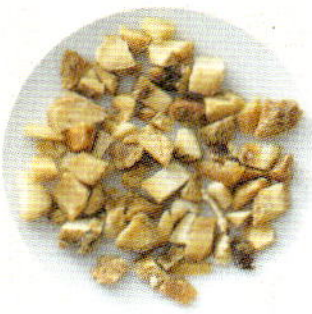

ユリ科アマドコロの根茎。体に必要な水分を滋養し、肺と胃の陰不足の空咳、口渇、食欲不振の改善が期待できる。

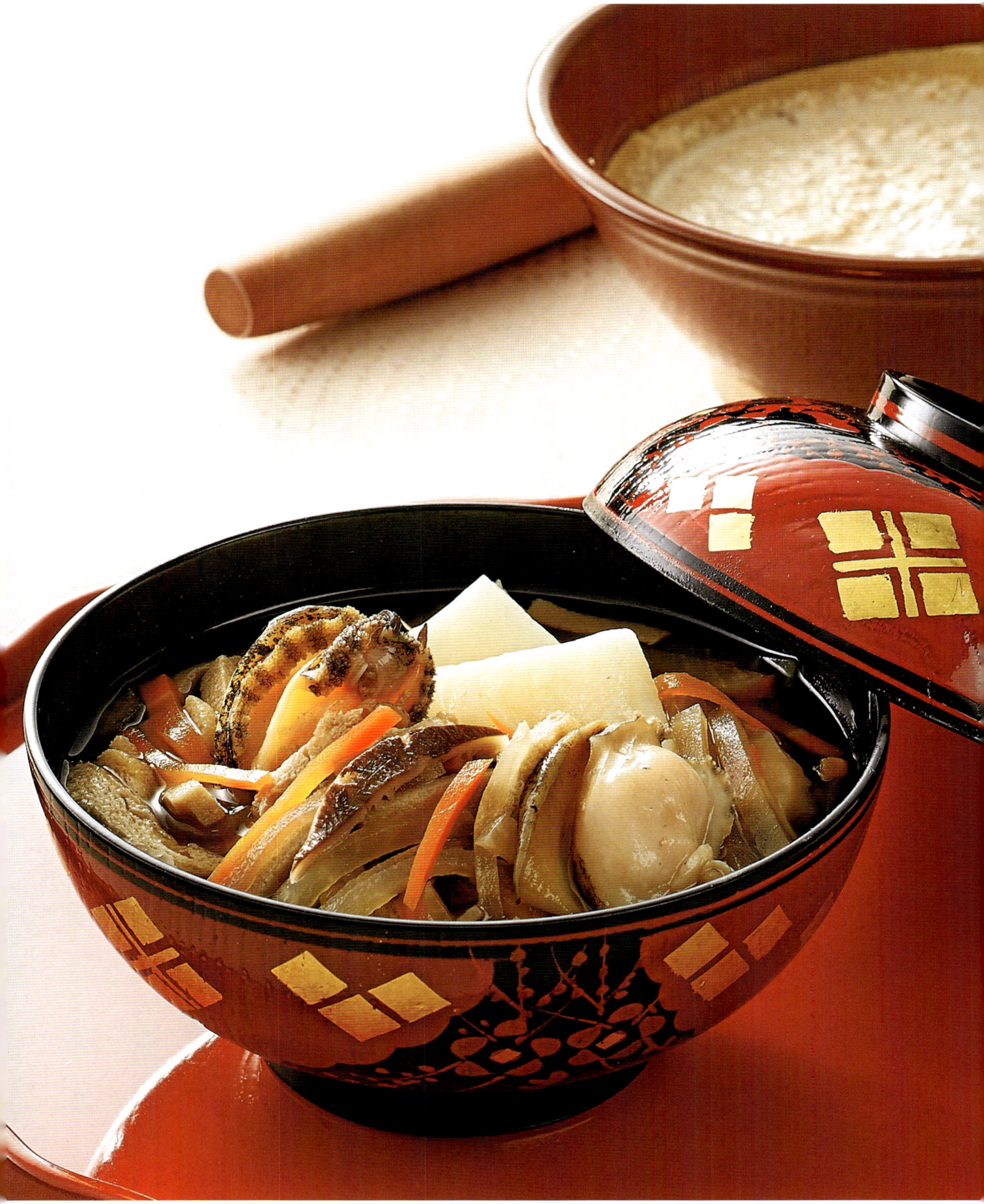

大棗《たいそう》ぜんざい雑煮

補《ほ》気《き》利《り》水《すい》―気を補い、体を温め、水分の排泄を促進します

鳥取県一部地域のぜんざい風小豆雑煮は、砂糖が貴重品で普段は食べられなかった時代、お正月だけは贅沢にたっぷりと砂糖を使い、新年を祝ったのが始まりといわれています。体の余分な湿を排泄する小豆汁に現代風に砂糖をひかえ、補気の大棗と栗で甘味を補い、温性の食材で体を温めます。気血の巡りをよくする韮白に枸杞子を合わせ、新年を祝う紅白の付け合わせとしました。

材料

小豆*	100 g
大棗*	30 g
栗(甘露煮)*	30 g
栗甘露煮の汁	70 ml
丸餅*	4 個
砂糖	50 g
らっきょう(酢漬け)*	50 g
枸杞子	10 g

作り方

1 小豆は洗って水 8 カップ、大棗と一緒に鍋に入れ 30 分浸してから火にかける。沸騰後、弱火にしてやわらかくなるまで煮たら大棗を取り出して刻み、鍋に戻す。砂糖を 2 回に分けて加えさらに 10 分煮る。

2 栗は刻み、栗甘露煮の汁とともに **1** に加え小豆汁を作る。

3 ゆでた餅を **2** に加え、ひと煮立ちさせて椀に盛りつける。

4 らっきょう酢漬けは刻んで枸杞子と和え、雑煮に添える。

〈レシピ作成：茂木　万寿子〉

食薬の知識

*餅（糯米）：温・甘／脾・胃・肺／補中益気・健脾止瀉
*小豆：平・甘・酸／心・小腸／利尿除湿・解毒排膿
*大棗：温・甘／脾・胃／補中益気・養血安神
*栗：温・甘／脾・胃・腎／健脾止瀉・補腎強筋
*らっきょう(薤白)：温・辛・苦／肺・胃・大腸／温中通陽・行気導滞

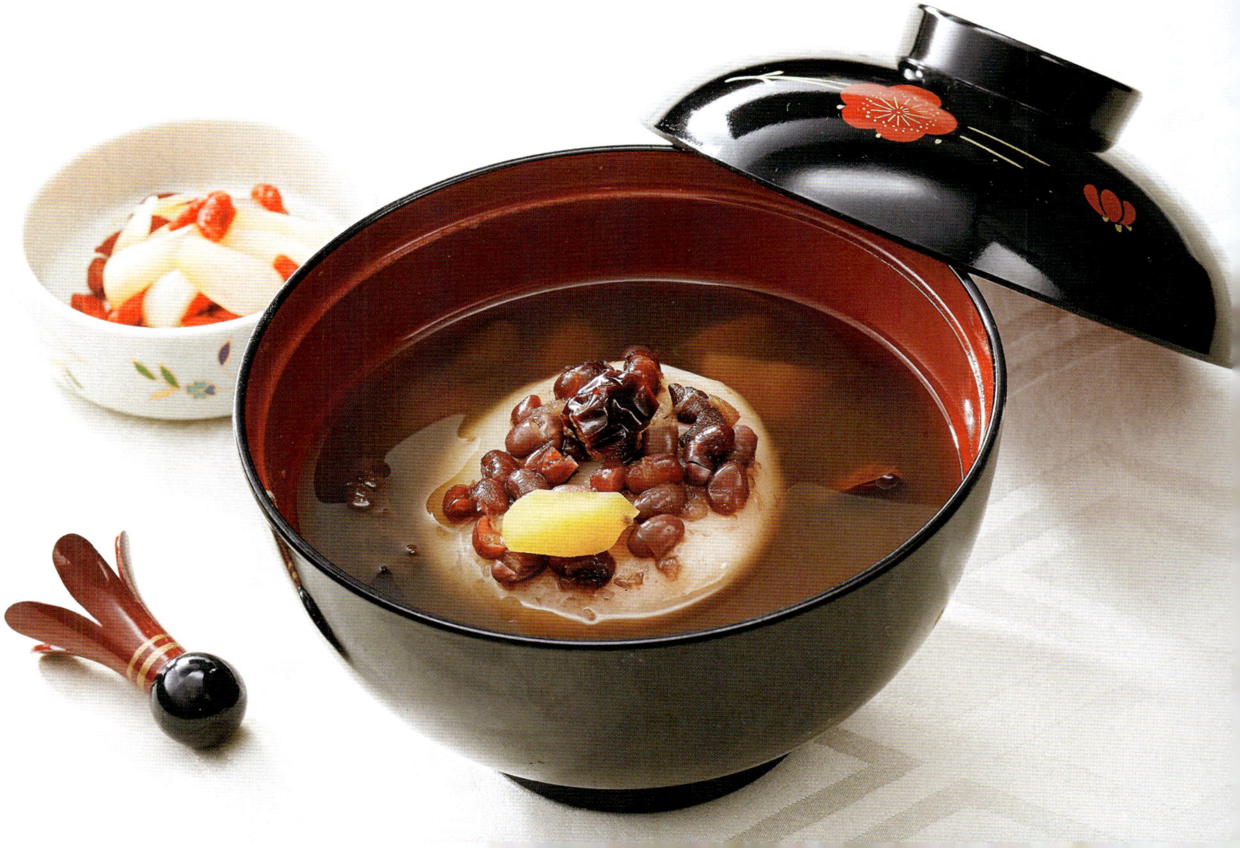

第4章

お米の料理

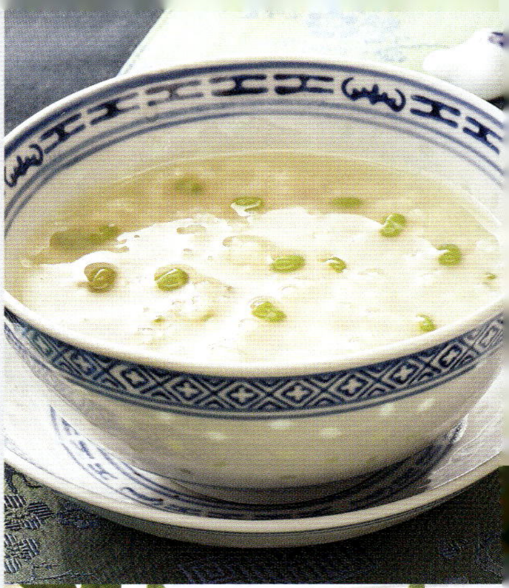
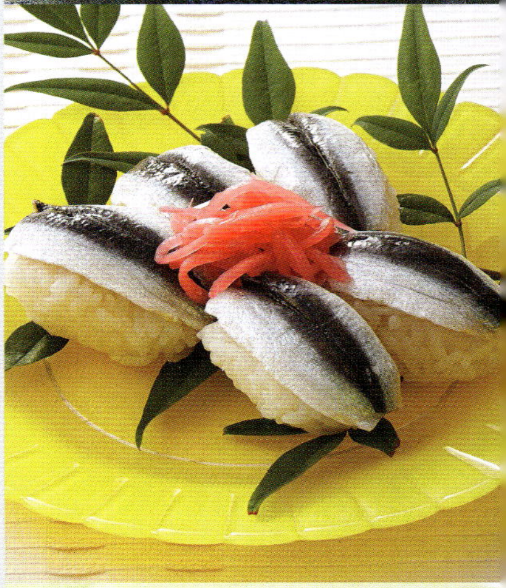
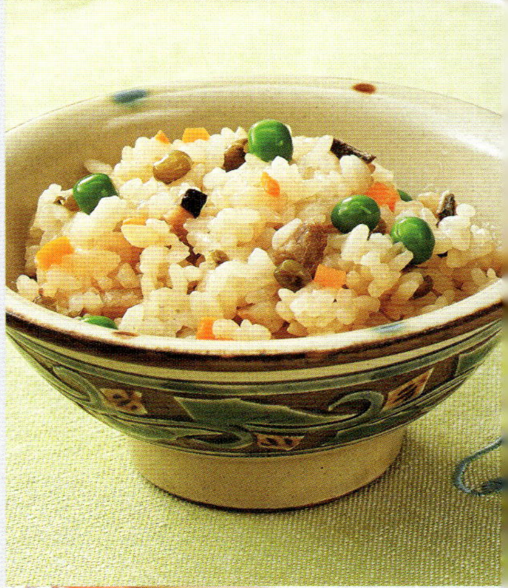
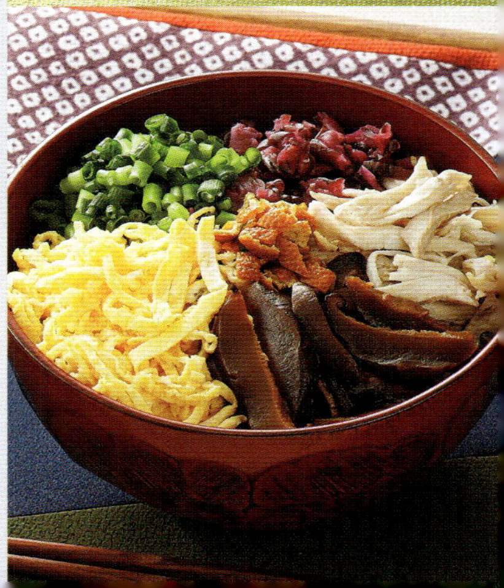

ナマコと長芋の粥

補《ほ》気《き》助《じょ》陽《よう》—体を温め、臓腑の働きを高めます

陽を補って心・腎を補益し、強壮によいナマコ。上海でポピュラーな料理ですが、ナマコは遼寧省産のものが質がよいとされています。脾胃を補う鶏肉や脾腎を滋養する豚肉のスープで作ると美味しさが一層ひきたちます。ここでは、脾・肺・腎を養う長芋を加え、シンプルに仕上げました。あっさりとした味ですので一日のスタート、朝食にもおすすめです。

材料

粳米	1カップ(1合)
戻したナマコ＊	160 g
長芋＊	200 g
細葱	2本
塩・白胡椒	各少々

作り方

1 ナマコを戻すには時間がかかるため、前もって戻しておく。戻したナマコの内臓を取り、きれいに洗ってから小さめのひと口大に切る。長芋は皮をむき、1.5 cm角に切る。細葱は小口切りにする。
2 米をといで鍋に入れ、**1**のナマコ、長芋、7カップ(1.4L)の水を入れ、最初は強火、煮立ったら弱火にして30〜40分炊く。
3 粥が炊き上がったら塩、白胡椒で調味し、細葱を散らす。

乾燥ナマコの戻し方

1 乾燥したナマコは容器に入れ、ナマコがかぶる程度の水を加えて24〜48時間かけて戻す。夏なら冷蔵庫に入れて12時間ごとに水を取り替える。
2 ナマコがやわらかくなったら、はさみで腹部を切って腸線を取り出しきれいに洗う。ナマコの腹部の白い筋は捨てないようにする。
3 鍋に**2**とたっぷりの水を入れて火にかけ、沸騰してから弱火で30分煮る。火を止めて自然に冷ます。
4 再び水に入れて一日戻す。途中で何回も水を取り替える。
5 ナマコがやわらかくなるまで**3**、**4**を繰り返す。

※戻す水はできるだけ浄水や蒸留水を、容器は油気のない容器を使う。
※3の状態のナマコを魔法瓶に入れて8〜12時間かけてゆっくり冷まして、水に浸ける方法もある。
※ナマコによって戻る時間に差があるため、戻す途中でチェックする。
※戻したナマコは冷凍して保存できる。

〈レシピ作成：徐　建初〉

食薬の知識

＊**ナマコ**：温（平）・鹹／心・腎・肺／補腎壮陽益精・養血潤燥・温陽通便
＊**長芋（山薬）**：平・甘／脾・肺・腎／補気健脾・養陰益肺・補腎固精

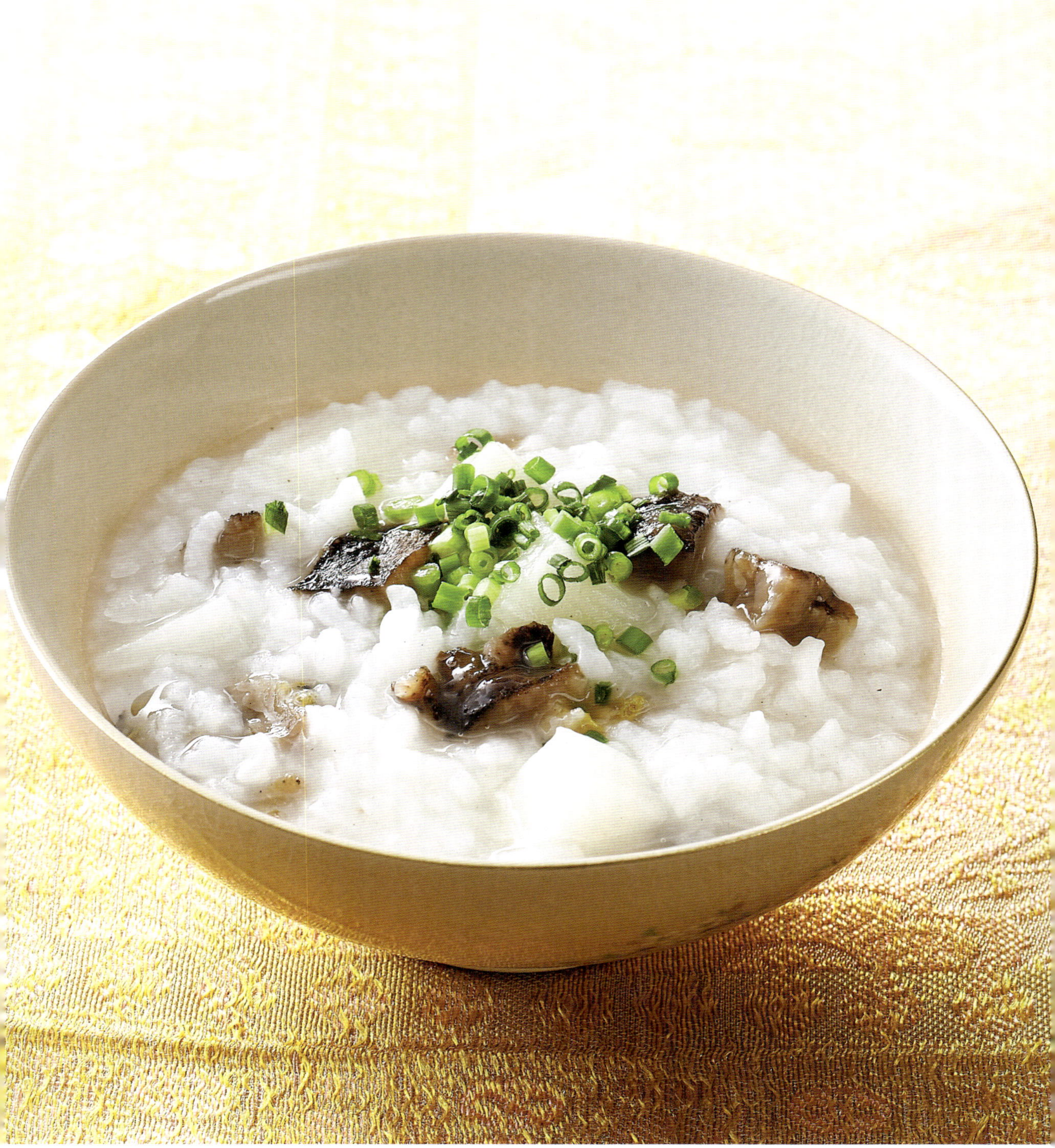

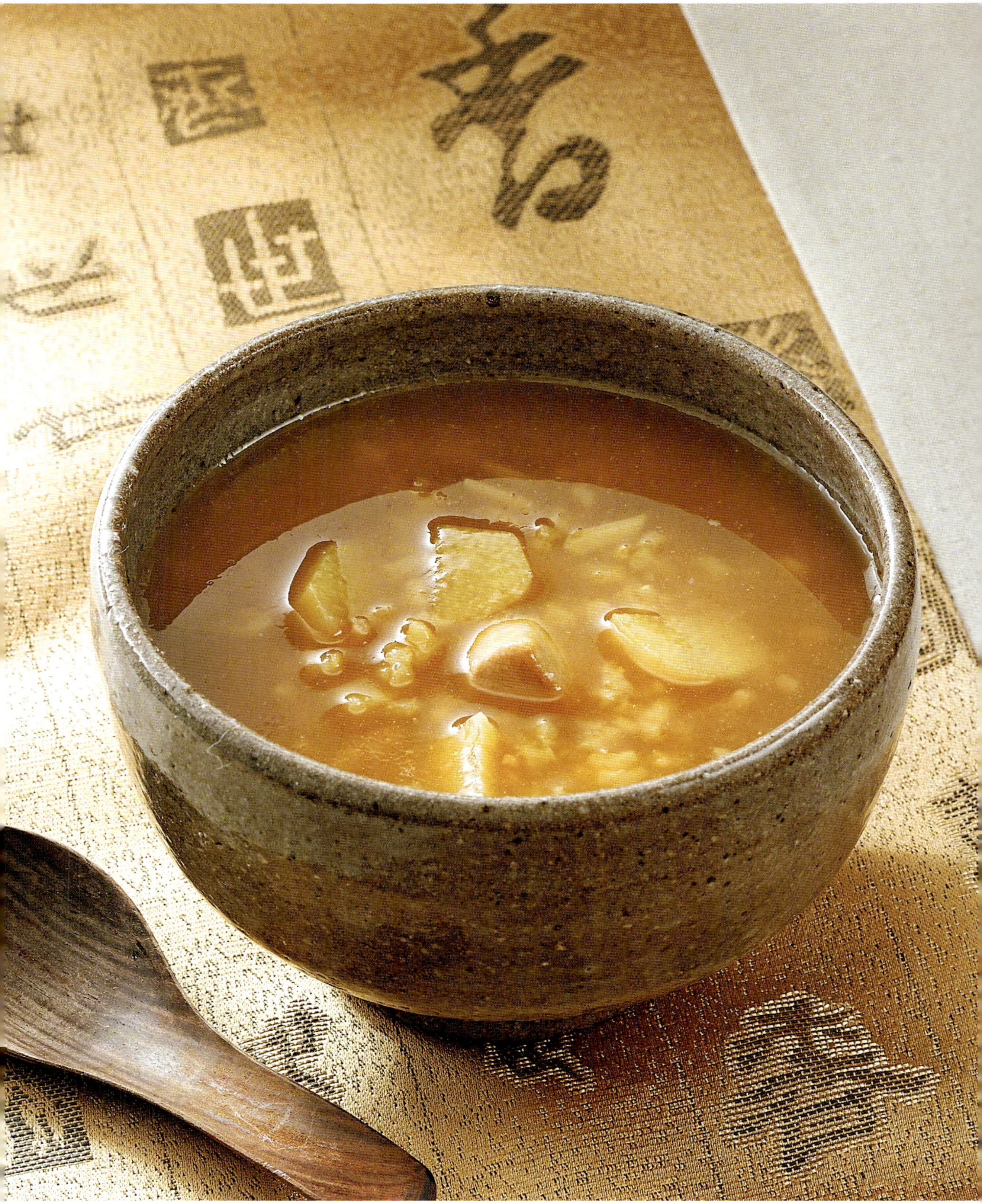

参苓白朮粥《じんりょうびゃくじゅつがゆ》

補気健脾去湿《ほきけんぴきょしつ》—虚弱な体を補い、食欲不振を解消し、消化機能を高めます

ストレスの多い現代人や体力の落ちた高齢者などに見られがちな、日頃から元気がない、疲れやすい、息切れがするといった症状を和らげる養生粥です。

材料

糠米 …………………… 1カップ(1合)
鶏もも肉 ………………………… 100 g
長芋 ……………………………… 100 g
生姜 ……………………………… 20 g
［煎じ汁］
A
　党参(とうじん)＊ ………… 36 g
　茯苓(ぶくりょう)＊ ……… 36 g
　白朮(びゃくじゅつ)＊ …… 36 g
　炙甘草(しゃかんぞう)＊ … 36 g
B
　大棗(たいそう) …………… 10 個
　白扁豆(びゃくへんず)＊ … 24 g
　蓮の実 …………………… 18 g
　はと麦 …………………… 18 g
水 …………………… 10 カップ(2 L)
塩 ……………………………… 少々

作り方

1 長芋は 2 cm の角切りに、生姜はみじん切りにする。鶏肉は小さめのひと口大に切り、熱湯にくぐらせ、冷水にとって臭みを抜き、醤油少々(分量外)で下味をつける。
2 A、B の材料をそれぞれだしパックに入れ、水 10 カップ(2 L)と一緒に鍋に入れて火にかける。沸騰したら弱火で 1 時間ほど煮出し、8 カップ(1.6 L)の煎じ汁をとる。水が不足したら追加する。だしパックは取り出しておく。
3 鍋にといだ米と **1** の具、**2** の煎じ汁を加えて中火にかけ、最初は中火、煮立ったら弱火にして 30 分ほど煮る。米粒が残っている程度で火を止め、塩で味を調える。

炊飯器で炊く場合
作り方 **1**、**2** までは同じ。
3 米をといで炊飯器の内釜に入れ、**1** の具をのせ、**2** の煎じ汁を五分粥の目盛りまで加えて粥コースで炊く(煎じ汁が目盛りまで達しない場合は水を足す)。
4 できあがったら塩で味を調える。

※水分量の多い粥を作るため、必ず五分粥目盛りのある炊飯器で炊いてください。

〈レシピ作成：稲垣　雄史〉

食薬の知識

＊**党参**：平・甘／脾・肺／補中益気・生津養血

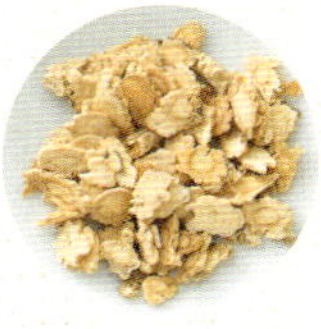

キキョウ科ヒカゲノツルニンジンの根。気を補い、食欲を増進し、下痢や便秘を抑える。血虚による目の乾燥やかすみを改善する効果が期待できる。

＊**白朮**：微温・甘・苦／脾・胃／益気健脾燥湿

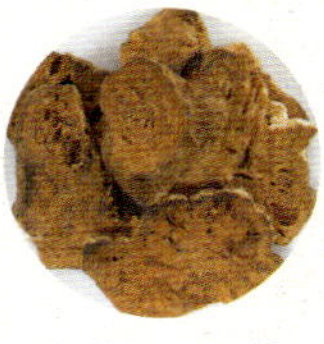

キク科オケラの根茎。脾の機能を高め、湿を取り除き、脾気虚による食欲低下、胃もたれ、むくみや下痢を抑える効果が期待できる。

＊**茯苓**：平・甘・淡／心・肺・脾・胃・腎／利水滲湿・健脾安神

＊**炙甘草**：平・甘／心・脾・肺・胃／補脾益気・潤肺止咳・緩急止痛

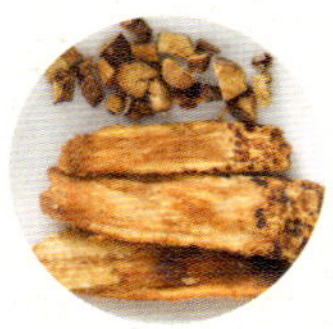

マメ科ウラルカンゾウの根・根茎。脾胃を補い、気を益し、脾胃虚弱の疲れ、息切れ、食欲不振などの改善が期待できる。肺を潤し、脾気虚の咳を緩和する。四肢の筋肉・関節の疼痛などを和らげる。緩和薬性作用がある。生甘草には熱を冷まし解毒する作用がある。

＊**白扁豆**：微温・甘／脾・胃／健脾化湿・消暑和中

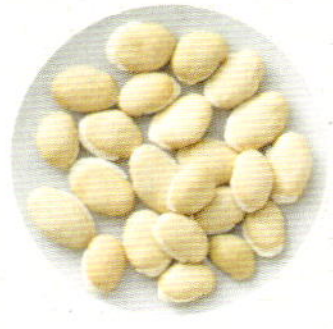

マメ科フジマメの成熟種子。脾の機能を高め、湿を取り除き、暑さと湿気による疲れ、重だるさを和らげ、食欲不振を解消する。

緑《りょく》豆《ず》粥《がゆ》

清《せい》熱《ねつ》解《げ》毒《どく》補《ほ》気《き》—熱を取りながら気力を高め、解毒作用があります

夏バテ予防や体の疲れなどに有効で、熱を取りながら気力を高める養生粥です。

材料

粳米＊	1カップ(1合)
緑豆＊	40 g
鶏もも肉＊	40 g
干し貝柱	4個
塩	少々

作り方

1 鶏肉は熱湯にくぐらせ、冷水にとって臭みを抜く。干し貝柱は1/2カップ(100 ml)の水に30分ほど浸して戻す。

2 鍋に水10カップ(2 L)を煮立て、鶏肉と貝柱をだしパックに入れて加え、再び沸騰したら強火で5分ほど煮てだし汁を作る。途中出てきたアクは取る。だしパックは取り出す(中身はお粥に添えて食べてもよい)。

3 別の鍋に**2**のだし汁2カップ(400 ml)と洗った緑豆を入れ、形が崩れない程度に弱めの中火で10〜20分ほどゆでる。

4 鍋にといだ米と**3**の緑豆(ゆで汁ごと)、残りのだし汁を合わせて火にかけ、最初は中火、煮立ったら弱火にして30分ほど煮る。米粒が残っている程度で火を止め、塩で味を調える。緑豆の五分粥ができあがる。

炊飯器で炊く場合

作り方**1**、**2**までは同じ。

3 米をといで炊飯器の内釜に入れ、洗った緑豆をのせる。**2**のだし汁を五分粥の目盛りまで加えて粥コースで炊く(だし汁が目盛りまで達しない場合は水を足す)。五分粥の目盛りがない場合は、全粥目盛りまでだし汁を加えて粥コースで炊き、塩で味を調える。緑豆の全粥ができあがる。

〈レシピ作成：稲垣　雄史〉

食薬の知識

＊緑豆：寒（涼）・甘／心・胃／清熱解毒・清暑利水

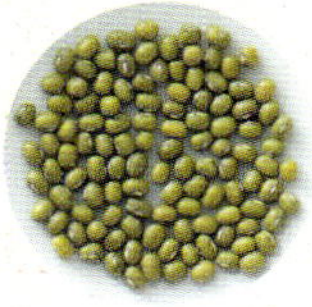

マメ科リョクズの成熟種子。熱を取り除き、体に与える毒の作用を排除し、体内の余分な水湿を排泄させる。

＊鶏肉：平（温）・甘／脾・胃／補中益気・補精添髄

＊粳米：平・甘／脾・胃／補中益気・健脾和胃・除煩止渇

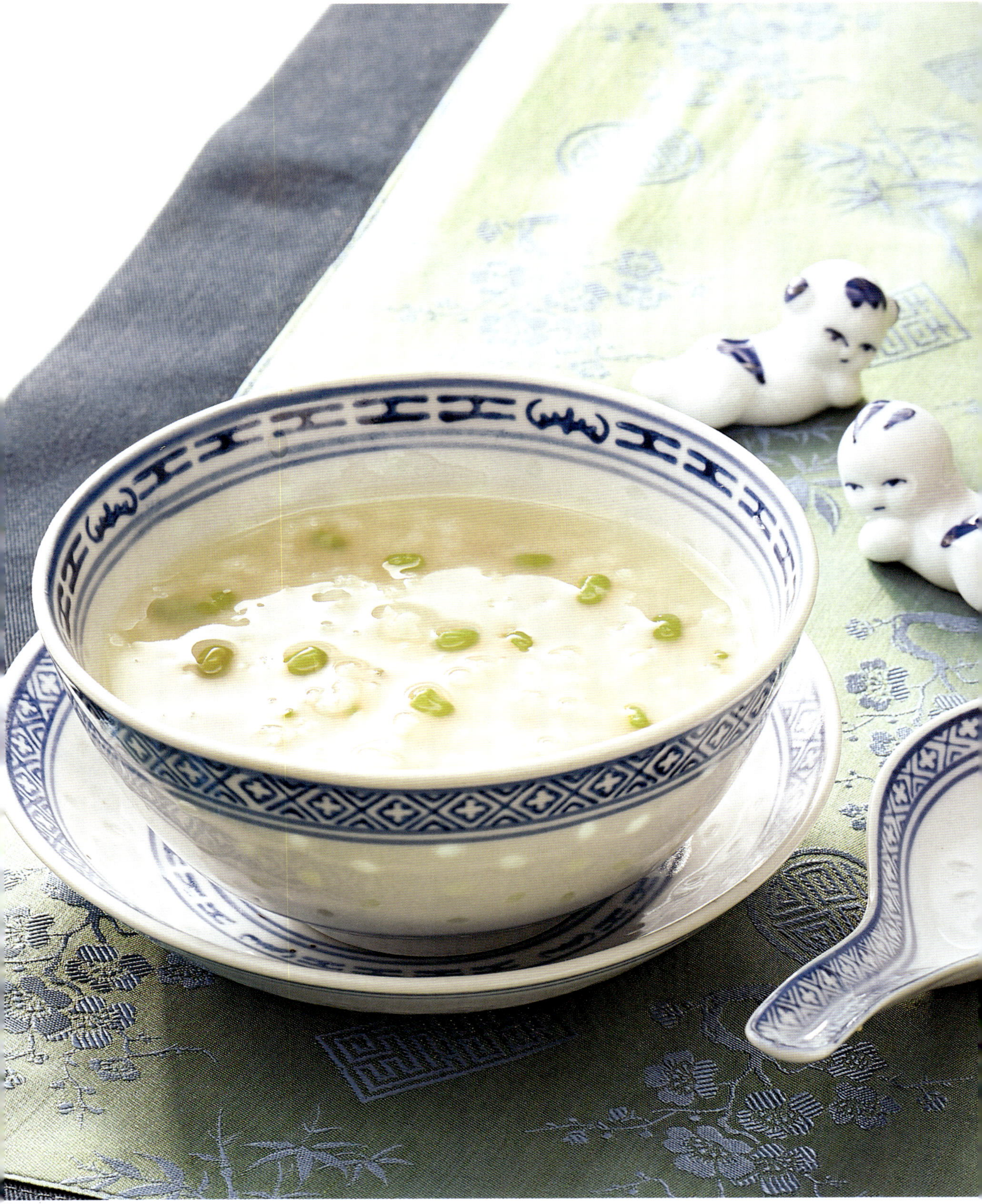

陳皮《ちんぴ》入り奄美《あまみ》鶏飯《けいはん》

補脾益気《ほきえっき》—消化機能を高め、気を補います

奄美の鶏飯は、江戸時代、薩摩藩の役人をもてなすために作られた料理です。補気の鶏肉、鶏ガラ、滋陰の卵と使い、まさに薬膳の「一物全体」の効用が活かされています。パパイヤの漬物の代わりにしば漬を、島みかんの代わりに陳皮を使い、理気効果を高めます。

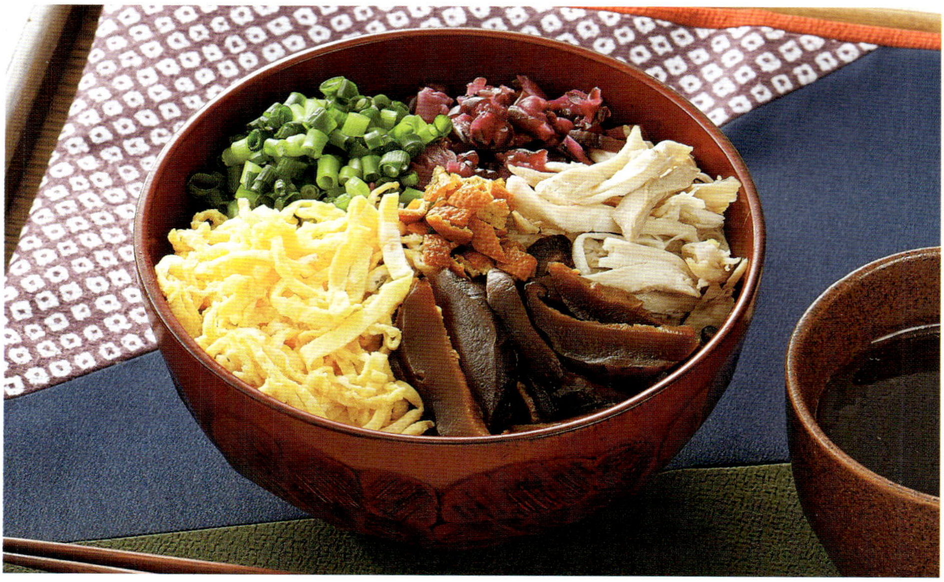

材料

ご飯 …… ご飯茶わん4杯分(600 g)
鶏ガラスープ …… 6カップ
鶏むね肉＊ …… 200 g
干し椎茸＊ …… 6枚
A 醤油 …… 大さじ1/2
A 砂糖 …… 小さじ2/3
B 醤油 …… 大さじ2
B 酒 …… 小さじ2
B みりん・塩 …… 各小さじ1
卵 …… 2個
細葱＊ …… 4本
しば漬 …… 30 g
陳皮＊ …… 5 g

作り方

1 鶏ガラスープで鶏むね肉と干し椎茸を20分ほど煮る。
2 干し椎茸と鶏むね肉を取り出し、干し椎茸はAで煮てせん切りにする。鶏むね肉は細かくさいておく。スープはBで味つけする。
3 卵は溶き、薄く焼いて錦糸卵にする。細葱は小口切りにし、しば漬は刻み、陳皮は水で戻して刻む。
4 熱いご飯に**2**、**3**の具材を彩りよく盛り合わせ、熱々のスープをたっぷりとかける。

〈レシピ作成：織田　静子〉

食薬の知識

＊**鶏肉**：平（温）・甘／脾・胃／補中益気・補精添髄
＊**椎茸**：平・甘／胃／補気益胃
＊**葱**：温・辛／肺・胃／散寒通陽
＊**陳皮**：温・辛・苦／脾・肺／理気健脾・燥湿化痰

栗おこわ

補《ほ》気《き》益《えき》腎《じん》—弱っている脾胃を温めて補い、元気を出します

岐阜には海はありませんが、飛山濃水と呼ばれるほど山や川の幸が豊富です。中でもおこわに栗を入れた素朴なおもてなし料理、栗おこわを忘れることはできません。脾胃が虚弱な人は、食が細くなったり、めまいや下痢などを抱えやすいですが、おこわはそういった症状を抑え、体を強くし、カゼを引きにくくしてくれます。栗を入れることにより足腰のだるさや咳、喘息なども軽くしてくれます。

材料

栗＊ …… 15 個
糯米＊ …… 3 カップ(3 合)
［合わせ調味料］
塩 …… 小さじ 1
砂糖 …… 大さじ 1
酒 …… 1/2 カップ(100 ml)
黒胡麻塩 …… 少々

食薬の知識

＊栗：温・甘／脾・胃・腎／
健脾止瀉・補腎強筋
＊糯米：温・甘／脾・胃・肺／
補中益気・健脾止瀉・固表止汗

作り方

1 栗をひと晩水に浸け、皮がやわらかくなったところで栗の頭に包丁を入れて鬼皮をむく。
2 鬼皮をむいた栗を水に浸け、渋皮を包丁で丁寧にむき、軽く煮て自然な黄色を引き出す。栗が大きければ 2〜3 つに切り、大きさを整える。
3 小鍋に、合わせ調味料の材料を入れて混ぜ、中火で一度煮立たせ、アルコールを飛ばして火を止める。
4 糯米をといで炊飯器の内釜に入れ、**3** の合わせ調味料を加え、おこわの目盛りまで水を足してさっと混ぜ、**2** の栗をのせ、おこわ炊きコースで炊く。おこわの目盛りが無い場合は、糯米をといで水けをよくきってから内釜に入れ、水 350 ml を加えて 30 分〜1 時間ほど浸水させる。**3** の合わせ調味料を加えてさっと混ぜ、**2** の栗をのせ普通に炊く。
5 おこわが蒸し上がったら、さっくりと混ぜて黒胡麻塩をふる。

〈レシピ作成：稲垣　雄史〉

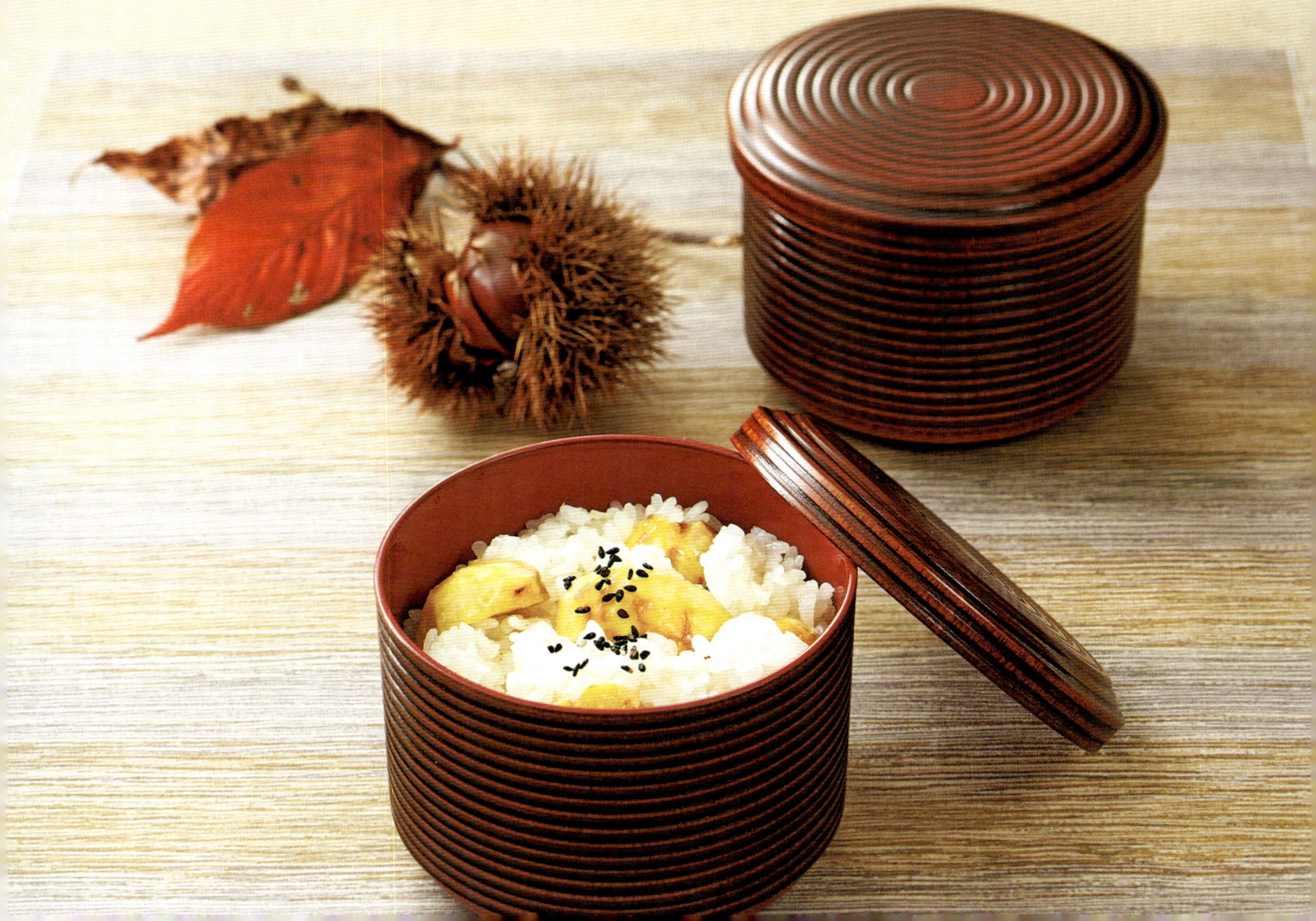

梅じゃこご飯

補《ほ》気《き》建《けん》脾《ぴ》—気を補い、消化機能を高め、食欲を誘います

和歌山特産の梅干しを入れて炊くご飯です。夏、暑くて食欲のないとき、さっぱりとした味により食欲がでます。夏バテ解消におすすめです。梅の殺菌力で食中毒の予防にもなります。

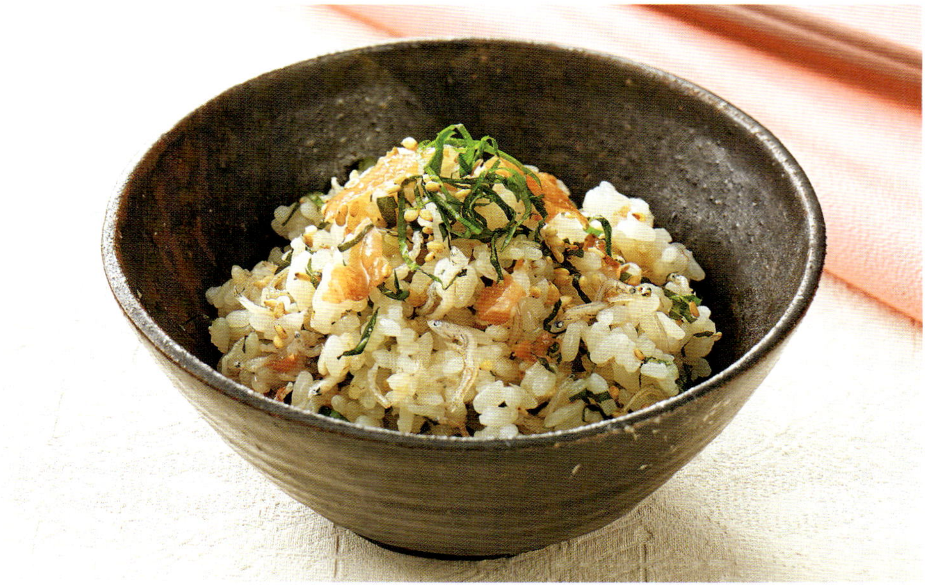

材料

粳米＊ …………………… 2カップ(2合)
ちりめんじゃこ＊ ………………… 40 g
梅干し(大)＊ ……………………… 2個
醤油 …………………………… 小さじ1
酒 ……………………………… 大さじ1
大葉＊ ……………………………… 20枚
白胡麻＊ ……………………… 大さじ2

作り方

1 米は洗って炊飯器の内釜に入れて普通に水加減し、30分ほど浸しておく。
2 **1**にちりめんじゃこ、梅干し、醤油、酒を加えて炊く。
3 炊き上がったら、せん切りにした大葉、胡麻を混ぜて器に盛る。

〈レシピ作成：猪俣　朝子〉

食薬の知識

＊**粳米**：平・甘／脾・胃／補中益気・健脾和胃・除煩止渇
＊**ちりめんじゃこ（いわし）**：温・甘／脾／補益気血
＊**梅**：平・酸／肝・脾・肺・大腸／斂肺止咳・渋腸止瀉・生津止渇
＊**白胡麻**：寒・甘／肺・脾・大腸／潤燥滑腸
＊**大葉（紫蘇）**：温・辛／肺・脾／行気寛中

緑豆《りょくず》入りジューシー

補気滋陰清熱《ほきじいんせいねつ》—消化機能を補いながら促進し、臓腑を滋養し、熱を取ります

ジューシーは沖縄風の炊き込みご飯で、旧盆のときにご先祖様をお迎えする時にお供えする一品でもあります。生姜の葉を刻んで一緒に炊き込んでも美味しくできます。補気の粳米と滋養する豚肉、消化を促進する山楂子、体の余分な熱を取る緑豆などと合わせてアレンジしました。

材料

粳米＊	2カップ(2合)
緑豆＊	30 g
豚バラ肉(塊)＊	150 g
山楂子(さんざし)＊	3 g
にんじん	50 g
かまぼこ	50 g
干し椎茸	2枚
グリーンピース(冷凍)	大さじ3
A 醤油	小さじ1
A みりん	大さじ1
B 酒・醤油	各大さじ1
B 塩	小さじ1/3

作り方

1 米は洗ってざるにあげておく。干し椎茸は水で戻しておく。緑豆は2～3時間くらい水に浸してからかためにゆで、ゆで汁は漉してとっておく。
2 たっぷりの水に豚肉と山楂子を加えてゆでる。豚肉を取り出して7～8 mmの角切りにし、Aで煮ふくめる。
3 にんじん、かまぼこ、戻した干し椎茸は7～8 mm角に切る。
4 炊飯器の内釜に米、豚肉と緑豆のゆで汁を加えて普通に水加減し、Bを加えて混ぜ合わせ、**1**の緑豆、**2**の豚肉、**3**の具材を加えて炊く。
5 炊き上がったら戻したグリーンピースを加えて混ぜる。

※山楂子は肉をゆでるときに加えるとやわらかく仕上がります。使用した後は、表面の脂を湯で洗い流し、種を取り除いて食べます。

〈レシピ作成：安里　清子〉

食薬の知識

＊**粳米**：平・甘／脾・胃／補中益気・健脾和胃・除煩止渇
＊**豚肉**：平・甘・鹹／脾・胃・腎／滋陰潤燥
＊**山楂子**：温・酸・甘／脾・胃・肝／消食化積・活血化瘀
＊**緑豆**：寒（涼）・甘／心・胃／清熱解毒・清暑利水

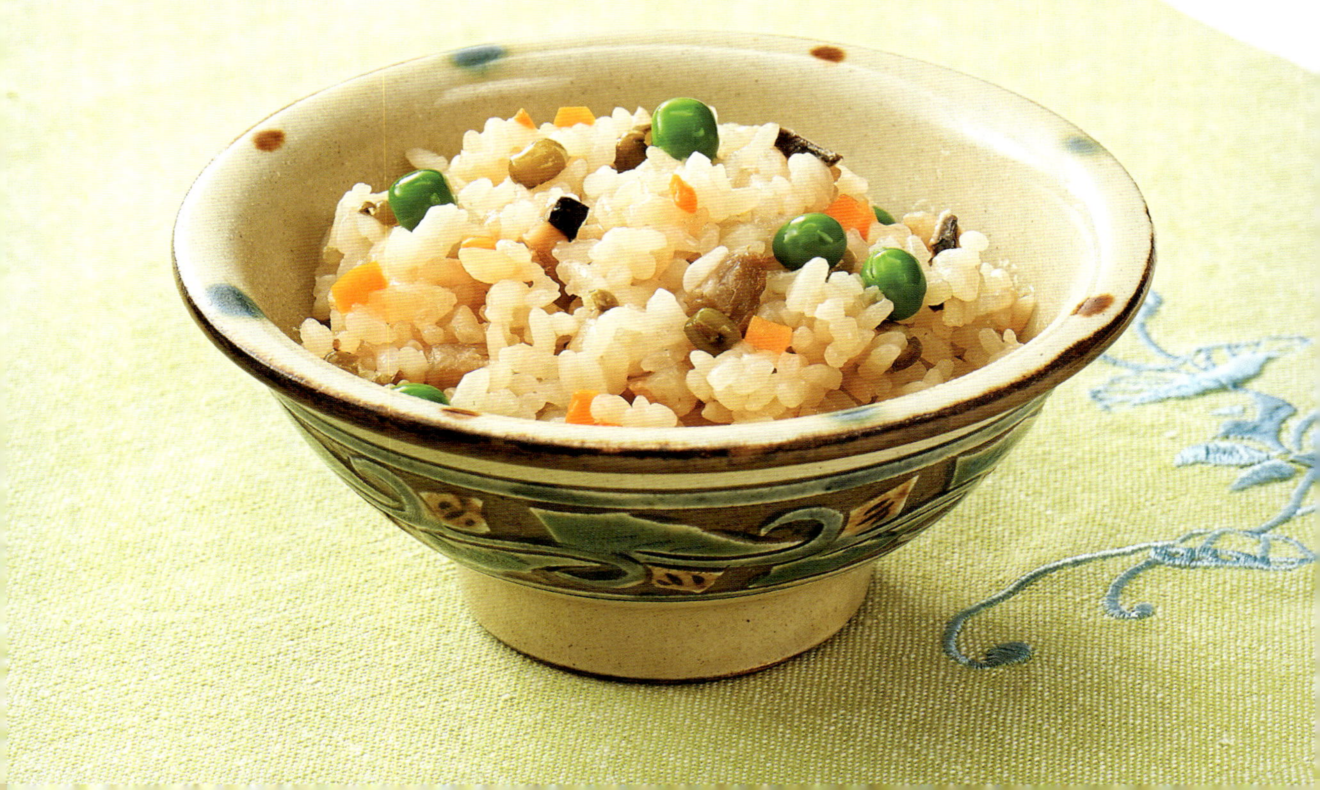

大根入り深川めし

清熱去湿化痰《せいねつきょしつかたん》—水分代謝をよくし、痰湿の改善をはかって化熱を防ぎます

江戸時代には漁師の町として栄えた東京の深川。採れたてのあさりを煮込んでご飯にぶっかけた、海の男の「深川めし」を少し気取って現代風にアレンジしました。清熱・化痰・軟堅・理気作用のある食材が体内に溜まった熱痰の改善をはかります。

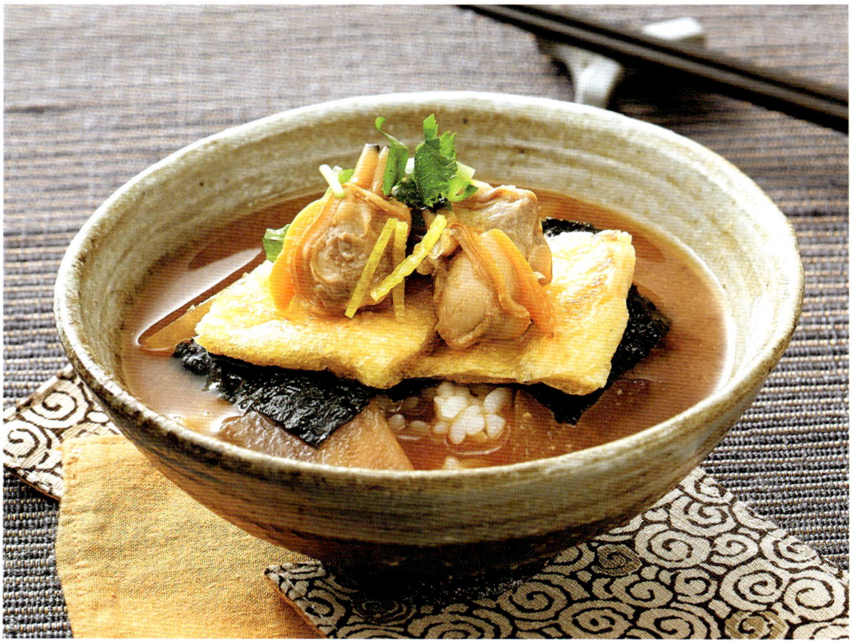

材料

ご飯 … ご飯茶わん軽めに4杯分(400 g)
あさり(むき身)＊ …………………… 100 g
大根＊ ………………………………… 150 g
昆布と鰹節のだし汁＊ ……… 3.5カップ
味噌(江戸甘味噌) ………… 大さじ2〜3
油揚げ ……………………………………1枚
焼き海苔 ……………………………… 1/2枚
三つ葉・柚子の皮 ……………… 各適宜
A 酒・みりん ………………… 各大さじ1
A 砂糖・醤油 ……………… 各小さじ1/2
A 生姜(皮ごとすりおろしたもの) …………………………… 小さじ1/2

江戸甘味噌
米麹を多く使用した濃赤褐色の味噌。独特の甘みとコクが特徴です。手に入らない場合は、お好みの味噌でどうぞ。味噌の味によって量を加減してください。

作り方

1 鍋にAの材料を入れて火にかけ、煮立ってきたらあさりを加えて中火で2〜3分煮る。煮えたら取り出しておく。
2 大根は薄いいちょう切りにして、だし汁とともに鍋に入れ、ふたをして弱火で煮る。大根に火が通ったら、味噌を溶かし入れる。
3 油揚げはキッチンペーパーで表面の油をおさえ、オーブントースターでこんがり2〜3分焼いて、四角く8つに切る。海苔は軽くあぶって4等分に切る。
4 ご飯を器に盛りつけ、**2**の大根と汁をご飯の半分くらいまで注ぐ。
5 **4**の上に、**3**の海苔、油揚げを順におき、**1**のあさりをのせ、刻んだ三つ葉、柚子の皮を飾る。さらに**2**の汁をあさりの上から注ぐ。

〈レシピ作成：吉開　有紀〉

食薬の知識

＊**あさり**：寒・甘・鹹／肝・腎・脾・胃／清熱化痰・潤燥止渇
＊**大根**：涼・辛・甘／肺・胃／順気消食・下気寛中・清化熱痰
＊**昆布**：寒・鹹／肝・胃・腎／消痰軟堅・行水消腫

しじみご飯

清熱《せいねつ》解毒《げどく》補《ほ》気《き》—たまっている熱を冷まし、毒と余分な水分を取り除きます

琵琶湖で採れるしじみを味噌味で炊き込んだ家庭料理です。しじみは、熱を取り、解毒作用があるとされ、昔から黄疸を予防するといわれています。暑さや乾燥から体を守り心身ともに元気で過ごせます。

材料

しじみ(殻つき)＊	300 g
A 酒	大さじ 2
A 生姜汁	少々
粳米＊	2 カップ(2 合)
ごぼう＊	50 g
油揚げ	1 と 1/2 枚
水菜	1/3 束
味噌	大さじ 4
昆布	10～15 g
針生姜	1 かけ
松の実	10 g
刻み海苔	少々

作り方

1. しじみは砂抜きし、水けをきって A をふりかける。
2. ごぼうは、ささがきにして水にさらしアクを抜く。油揚げは、縦三等分にして細切りにする。水菜の茎は細かく刻み、葉先は 2 cm 長さに切る。
3. 炊飯器の内釜に、洗った粳米、水 1 と 3/4 カップ(350 ml)、味噌を水 1/4 カップ(50 ml)で溶いたもの、昆布、しじみ、ごぼう、油揚げを加えて炊く。
4. 炊き上がったら昆布を取り出し、刻んだ水菜の茎を混ぜて蒸らす。
5. 4 を器に盛り、針生姜、煎った松の実、水菜の葉先、刻み海苔を散らす。

〈レシピ作成：大角　淑枝〉

食薬の知識

＊しじみ：寒・甘・鹹／肝／清熱解毒・利湿退黄
＊粳米：平・甘／脾・胃／補中益気・健脾和胃・除煩止渇
＊ごぼう：寒（平）・苦・甘／肺・胃／清熱逐水・久服軽身耐老

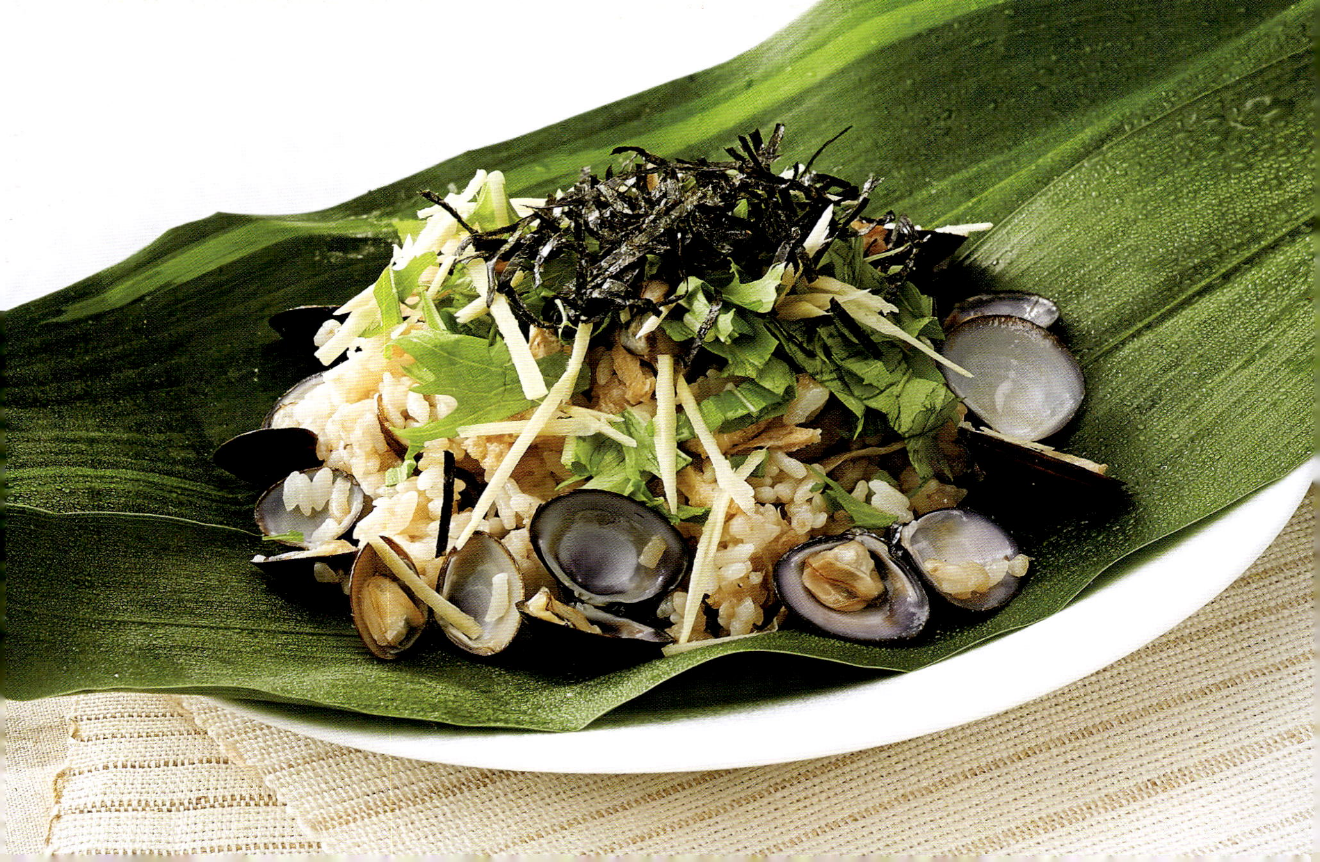

蕎麦米《そばまい》入り菜の花寿司

補気理気《ほきりき》、活血安神《かっけつあんしん》―気の巡り、血の流れを促進し、気分をリラックスさせます

徳島県祖谷地方の特産物蕎麦米を使った春のおもてなし寿司です。気の巡りをよくする蕎麦米入りご飯に、熱を取り、血流を促進する鬱金と黒木耳、安定作用のある五味子酢、潤す作用のある松の実などを加えました。

材料

粳米	1.5 カップ(1.5 合)
蕎麦米＊	0.5 カップ(0.5 合)
干し椎茸	2 枚
黒木耳(くろきくらげ)	2 g
にんじん	80 g
A ほたてパウダー・塩	各小さじ 2/3
A 昆布のだし汁	350 ml
［合わせ酢］	
五味子酢＊	大さじ 4
鬱金(粉末)＊	小さじ 2
塩	小さじ 1 と 1/2
砂糖	大さじ 2
蟹の身＊	70 g
松の実	10 g
菜の花＊	150 g
［錦糸卵］	
卵	2 個
砂糖	小さじ 1
酒	小さじ 2
陳皮	10 g

※蕎麦米については P.64、五味子酢については P.30 へ。

作り方

1 米は炊く 30 分前に洗ってざるにあげておく。蕎麦米はさっと洗ってかためにゆでる。
2 干し椎茸、黒木耳は水で戻してせん切りにし、にんじんは花型で抜いて薄切りにして A で一緒にゆでる。にんじんは取り出しておく。
3 炊飯器の内釜に **1**、にんじん以外の **2**(ゆで汁ごと)、合わせ酢を加えて酢飯を炊く。
4 蟹はさっとほぐし、松の実は乾煎りする。
5 菜の花は色よくゆで、葉先を残して茎の部分を 5 mm 幅に切り、塩、酒少々(ともに分量外)で下味をつけておく。
6 卵は砂糖、酒を加えて錦糸卵を作る。陳皮は戻してせん切りにする。
7 **3** の酢飯を飯台にあけ、**5** の菜の花の茎を一緒に混ぜる。
8 **7** を器に盛り、にんじん、菜の花の葉先、蟹、松の実、錦糸卵、陳皮を彩りよく飾る。

〈レシピ作成：西村　登志子〉

昆布のだし汁のとり方

材料：昆布 10～15 g　水 5 カップ

1 昆布はかたくしぼったぬれ布巾で表面を軽くふき、分量の水とともに鍋に入れ、1～2時間浸ける。
2 中火にかけ、煮立ちはじめたら昆布を取り除いて火を止める。

※昆布にはさまざまな種類があり、種類によってだしの出方が変わります。必要なだしの濃さ・量によって分量を加減してください。

食薬の知識

＊蕎麦米（蕎麦）：涼・甘／脾・胃・大腸／開胃寛腸・下気消積
＊菜の花（青梗菜）：涼・辛・甘／肝・肺・脾／散血消腫・清熱解毒
＊蟹：寒・鹹／肝・腎／清熱散血
＊五味子：温・酸／肺・腎・心／生津斂汗・寧心安神

＊鬱金：寒・辛・苦／肝・心・胆／涼血清心・活血止痛・行気解鬱

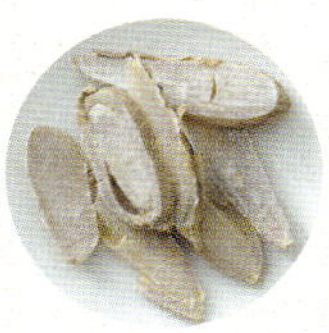

ショウガ科ウコンの塊根。血熱を冷まし、心の熱を取り除き、意識不明と各種出血、肝熱による赤目、口苦などの改善が期待できます。血流を促し、瘀血による胸腹疼痛、生理痛などの痛みを緩和する。気の巡りを促進し、鬱状態の解消が期待できる。胆の働きを順調にする。

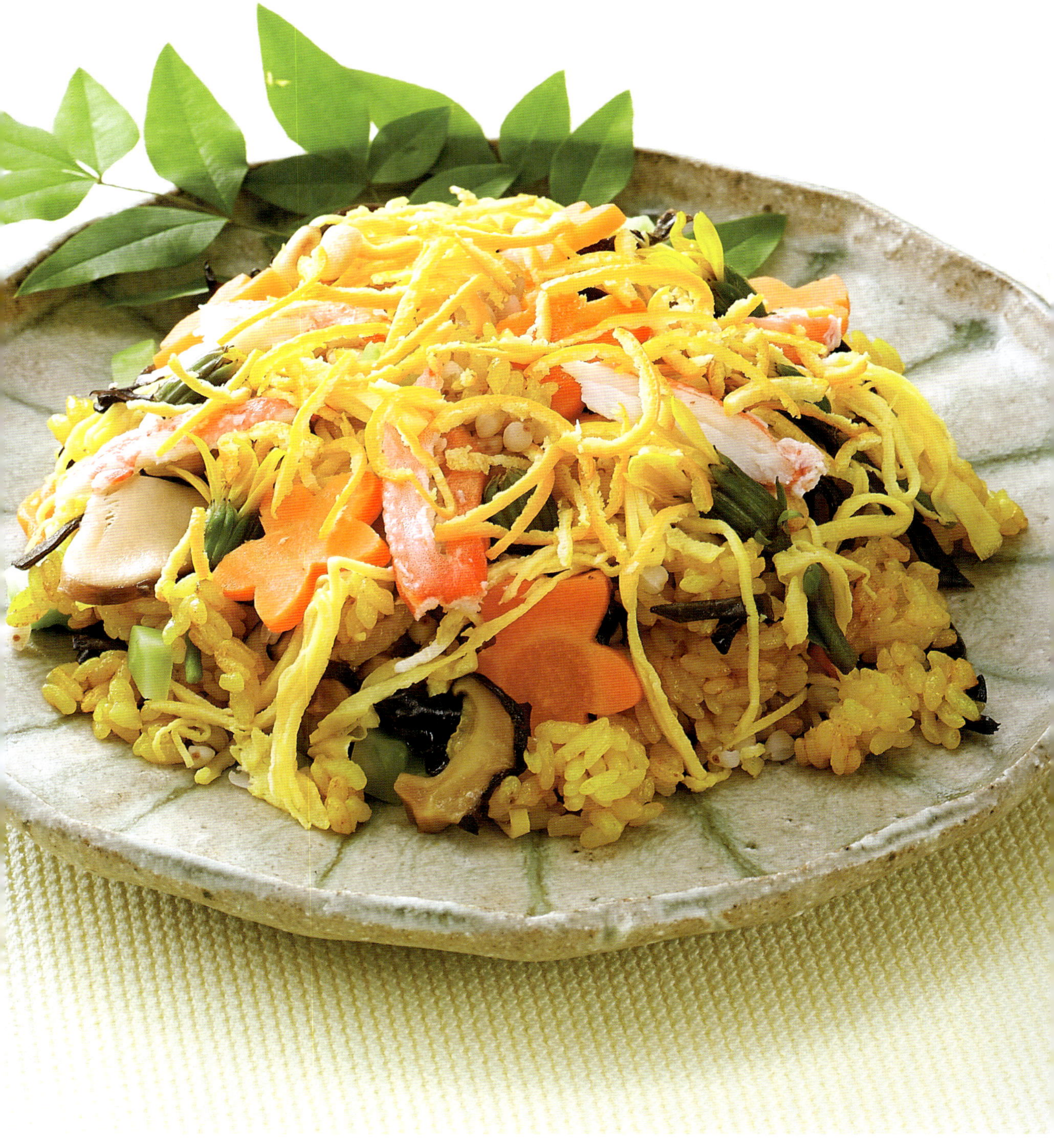

松の実入り押し寿司

補《ほ》気《き》滋《じ》陰《いん》、潤腸通便《じゅんちょうつうべん》―体を補いながら滋養し、排便を促進し、老化防止が期待できます

米どころ新潟には美味しい米料理や餅、だんご、水あめなど米を原料とするお菓子がたくさんあります。笹の葉を使ったこの押し寿司は家庭の常備菜を利用しながら、彩りも栄養価も大変すぐれています。松の実は体を潤し、脾胃の機能を高めて、腸の働きをなめらかにします。補気養血作用のある大棗を粳米と一緒に炊き込んで、体を滋養する力を増しています。

材料

［すし飯］
- 粳米 …………… 3カップ(3合)
- 大棗＊ …………… 5個
- 松の実＊ …………… 30 g
- A
  - 酢 …………… 70 ml
  - 塩 …………… 小さじ1

［ひじき五目煮］
- ひじき …………… 20 g
- 干し椎茸 …………… 2枚
- 打ち豆 …………… 30 g
- にんじん …………… 50 g
- ちくわ …………… 1本
- 鰹節のだし汁 … 1カップ(200 ml)
- B
  - 砂糖・醤油・みりん・酢 …………… 各小さじ1
- サラダ油 …………… 小さじ1

梅干し …………… 4個

大葉 …………… 5枚

塩鮭＊ …………… 2切れ
- 酢 …………… 大さじ2

黒煎り胡麻 …………… 大さじ1

［薄焼き卵］
- 卵＊ …………… 2個
- 砂糖 …………… 小さじ2
- 塩 …………… 少々

笹の葉 …………… 10枚

作り方

1 ひじき、干し椎茸、打ち豆はそれぞれぬるま湯で戻す。干し椎茸、にんじん、ちくわはせん切りにする。

2 **1**の材料を油で炒め、だしとBを加えて煮上げ、ひじき五目煮を作る。

3 米に大棗を入れ普通に水加減して炊く。大棗を取り出し、種をはずしてちぎる。Aを合わせ、ご飯にかけて混ぜ、大棗、刻んだ松の実を混ぜてすし飯を作る。

4 梅干しの種を取り除いて包丁でたたき、大葉のせん切りを混ぜ、梅紫蘇を作る。

5 塩鮭は焼いて、身をほぐし、大さじ2の酢をふりかけておく。

6 卵に砂糖と塩を入れて混ぜ、薄焼き卵を焼く。

7 押しずしの型に笹の葉を敷いて、**3**のすし飯を平らにおき、**2**の五目煮をのせる。その上にすし飯、**4**の梅紫蘇、すし飯、黒胡麻、**5**の塩鮭、すし飯、**6**の卵焼き、すし飯、五目煮、笹の葉というように重ね、重しをして1時間おいて切り分ける。

〈レシピ作成：大村　和子〉

打ち豆
大豆を水に浸し、ふやかしてからつぶして乾燥させたもの。味噌汁のだし、煮物に用います。手に入らない場合は、大豆の水煮を使用してください。

食薬の知識

＊**大棗**：温・甘／脾・胃／補中益気・養血安神

＊**鮭**：温・甘／脾・胃／益気補血・健脾温胃和中

＊**卵**：平・甘／肺・心・脾・肝・腎／滋陰潤燥・養血安神

＊**松の実**：温・甘／肺・肝・大腸／益肺潤燥・健脾滑腸

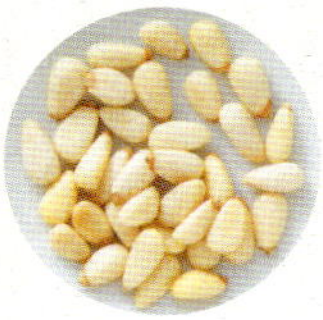

マツ科アカマツの種子の殻を除いた仁。肺の気を補いながら潤し、肺燥の咳、皮膚乾燥の改善が期待できる。脾胃の機能を高め、腸燥便秘の改善が期待できる。

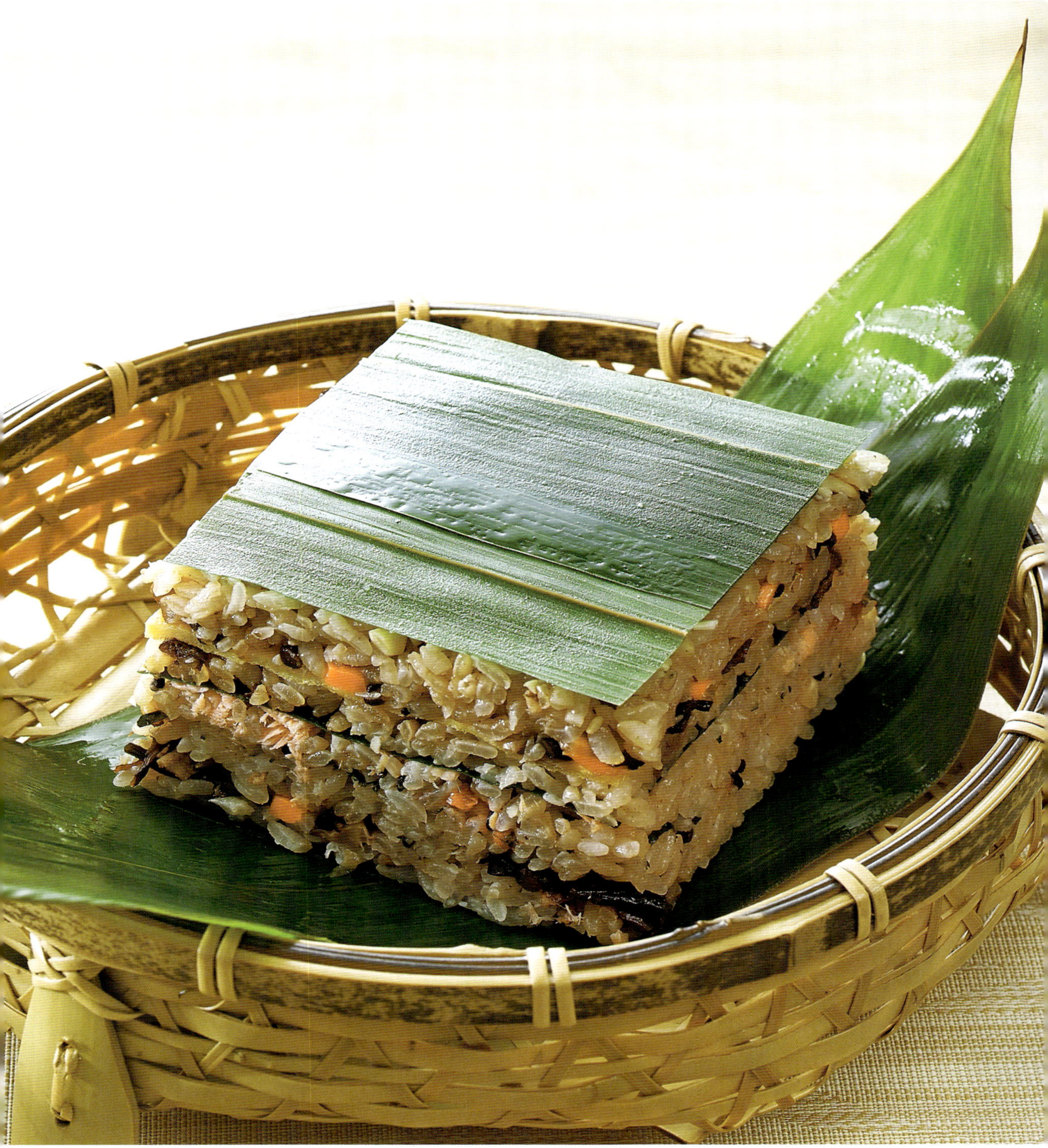

長芋の三色寿司

補《ほ》気《き》健《けん》脾《ぴ》―気を補い、体の疲労を回復し、若さと活力を増強します

十返舎一九の『東海道中膝栗毛』には、静岡の丸子宿にある「丁子屋」で、自然薯をすりおろした「とろろ汁」を麦飯にかけて食べるシーンがあります。自然薯は、江戸の時代から滋養強壮にいい食材として知られていたようです。今回は自然薯の代わりに長芋を使い、静岡の海産物をのせて寿司仕立てにアレンジしました。

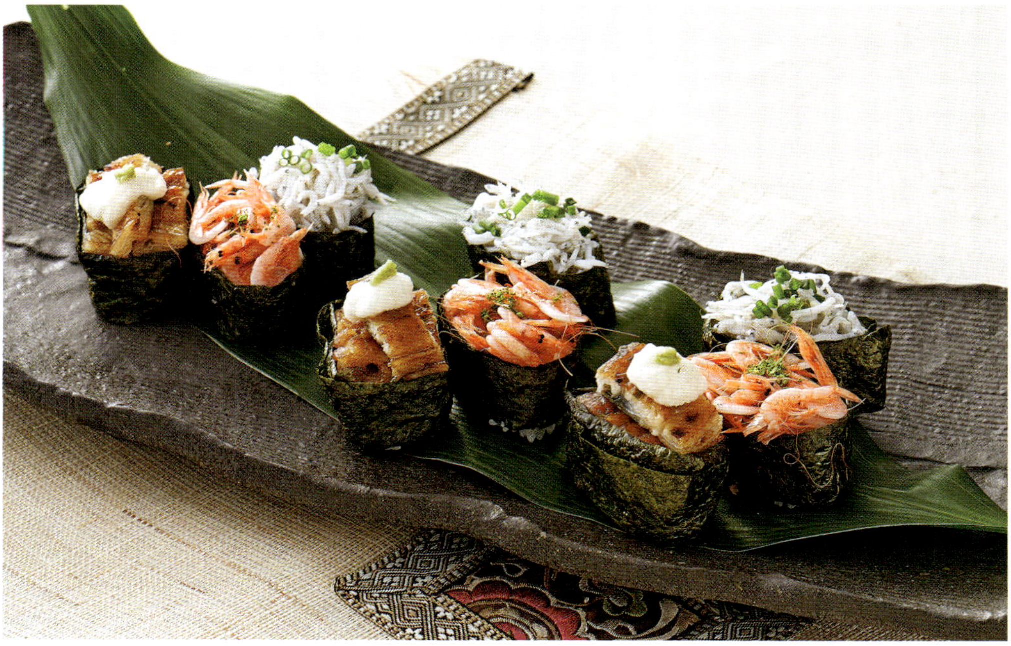

材料

粳米	2カップ(2合)
寿司酢(市販品)	小さじ2
長芋＊	300 g
①釜揚げ桜海老＊	40 g
抹茶	少々
②釜揚げしらす＊	40 g
細葱	少々
③うなぎのかば焼き	100 g
わさび	適量
焼き海苔	3枚

作り方

1 米をとぎ、かためで炊く。炊き上がったら寿司酢をふりかけ、うちわであおぎながら切るように混ぜる。

2 長芋は皮をむき、すりおろす。細葱は小口切りに、うなぎのかば焼きは5 mm厚さに切る。焼き海苔は軍艦巻き用のサイズに1枚を8等分に切っておく。

3 25 gのすし飯を握って海苔を巻く。①はわさび、長芋、桜海老、抹茶を、②はわさび、長芋、しらす、葱を順にのせ、③はうなぎ、長芋、わさびを順にのせる。

〈レシピ作成：岡央　知子〉

食薬の知識

＊長芋(山薬)：平・甘／脾・肺・腎／補気健脾・養陰益肺・補腎固精
＊海老：温・甘／肝・腎・脾・肺／補腎壮陽・温陽開胃
＊しらす（いわし)：温・甘／脾／補益気血

蓮根寿司

補《ほ》気《き》清熱《せいねつ》—胃の気を補い高め、熱を取り除きます

山口県の瀬戸内側の東端に位置する城下町、岩国市は江戸時代から蓮根、蓮の産地として名が知られ、その蓮根を使って寿司が作られてきました。補気の粳米、椎茸、でんぶ（鱈）と清熱涼血の蓮根などを合わせて、脾胃の働きを強化し、こもっている熱の症状の改善も期待できます。

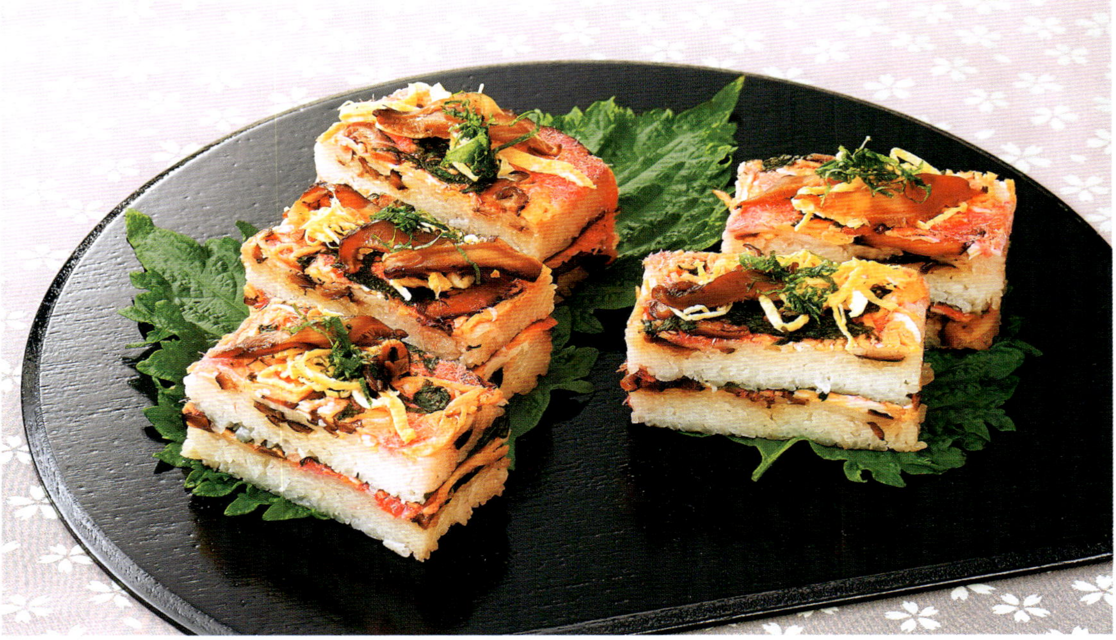

材料

［すし飯］
- 粳米 …… 3カップ(3合)
- 昆布 …… 5g
- 酒 …… 大さじ1

［合わせ酢］
- 蓮根酢 …… 大さじ4
- 砂糖 …… 50g
- 塩 …… 10g

蓮根＊ …… 100g

A
- 酢 …… 大さじ2
- 砂糖 …… 大さじ1
- 塩 …… 少々

干し椎茸＊ …… 4枚

B｛醤油・砂糖 …… 各大さじ1

卵 …… 2個

でんぶ(市販品)＊ …… 20g

大葉 …… 8枚

※蓮根酢についてはP.185へ。手に入らない場合は普通の酢で代用します。

作り方

1. 米をとぎ、昆布と酒を入れ普通に水加減して炊き、合わせ酢を混ぜてすし飯を作る。
2. 蓮根は薄切りにしてさっとゆで、Aに浸ける。干し椎茸は水で戻し、薄く切ってBで煮る。
3. 卵は錦糸卵にし、大葉は刻んでおく。
4. 酢水で湿らせた押し寿司の木枠に蓮の葉を敷いて、1のすし飯をおき、具を彩りよく重ねる。これをもう一度繰り返す。
5. ふたをして30分くらい重しをのせた後、木枠をはずし、食べやすい大きさに切り分ける。

※蓮の葉がない場合は、ちしゃや葉蘭を使います。

〈レシピ作成：飯田　和子〉

食薬の知識

＊蓮根：寒・甘／脾・心・胃／涼血散瘀・清熱生津
＊干し椎茸：平・甘／胃／補気益胃
＊でんぶ（鱈）：平（温）・鹹／肝・腎・脾／補益気血

五味子《ごみし》酢入りままかり寿司

補《ほ》気《き》固《こ》精《せい》安《あん》神《しん》—気を補い、消化機能を高め、精神の安定をはかります

ままかりは、ニシン科の小魚のこと。おいしくて、まま（ご飯）がすすんで隣へご飯を借りに行かねばならないほどだったことが名前の由来といわれています。ままかり寿司は、酢漬けにしたままかりで作るにぎり寿司です。精神を安定させ体を引き締める作用のある五味子と、食欲を誘う生姜汁を酢に加え、養心・健脾作用を高めます。

材料

ままかり＊ …… 12〜16尾
塩・酢 …… 各適量
［生姜入り五味子酢］
　酢 …… 1カップ(200 ml)
　五味子＊ …… 10 g
　砂糖 …… 20 g
　生姜汁 …… 小さじ2
　水 …… 1カップ(200 ml)
粳米 …… 2カップ(2合)
［合わせ酢］
　砂糖・五味子酢 …… 各大さじ3
　塩 …… 小さじ1
刻み紅生姜 …… 10 g

※ままかりが手に入らない場合は、小あじ、小いわし、市販のままかりの酢漬けでも代用できます。
※五味子酢についてはP.30へ。

作り方

1 ままかりのうろこ、頭、内臓を取り、3枚に開き骨を取る。
2 1に塩をふり、30分くらいおいて身を〆て水洗いしたあと、酢洗いする。よく混ぜ合わせた生姜入り五味子酢に漬け、ひと晩冷蔵庫で寝かせる。
3 米を同量の水で炊き、合わせ酢を混ぜてすし飯を作る。
4 3のすし飯をにぎり、2のままかりをのせ、紅生姜を飾る。

〈レシピ作成：織田　静子〉

食薬の知識

＊ままかり：温・甘／脾／補益気血
＊五味子：温・酸／肺・腎・心／生津斂汗・寧心安神・斂肺滋腎・渋精止瀉

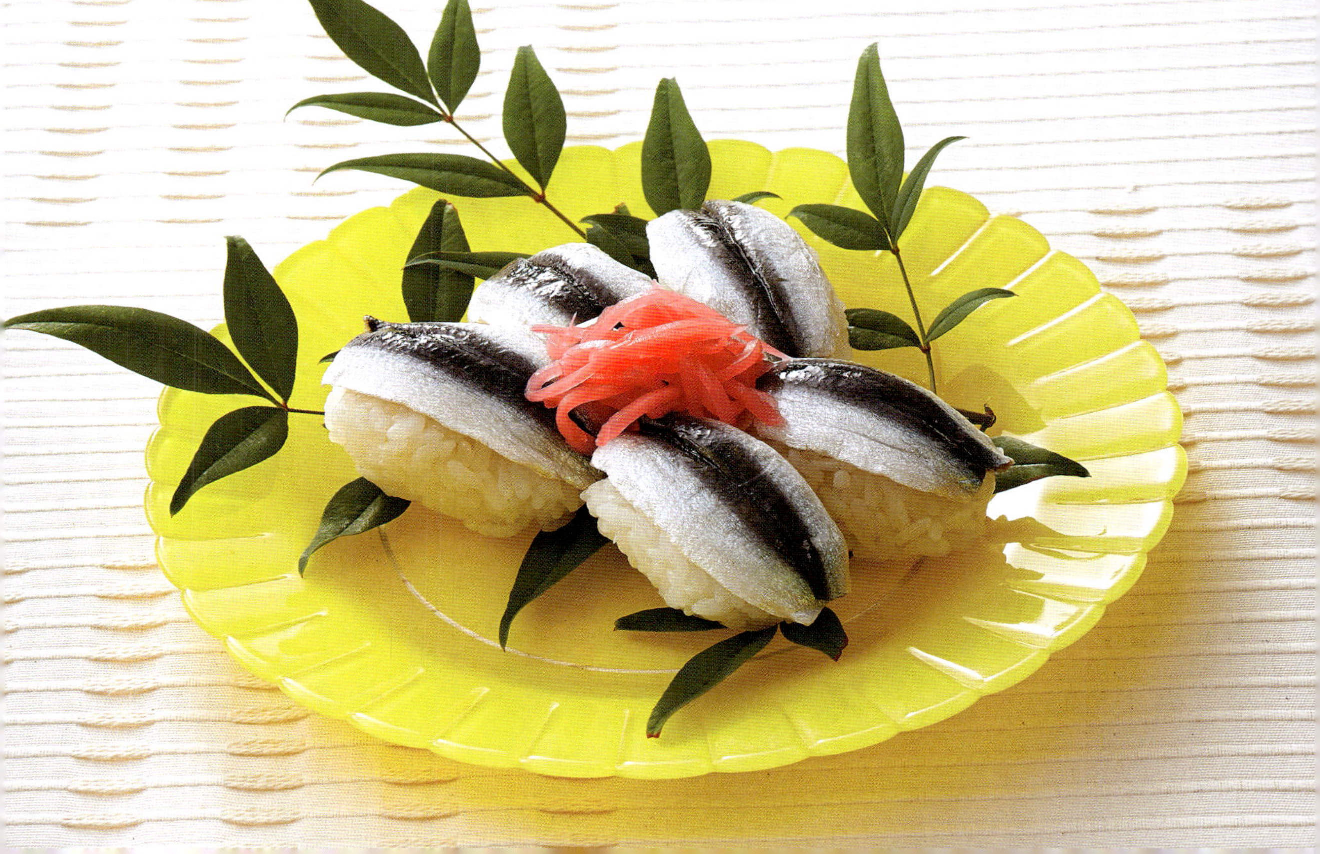

第5章

魚貝・肉の料理

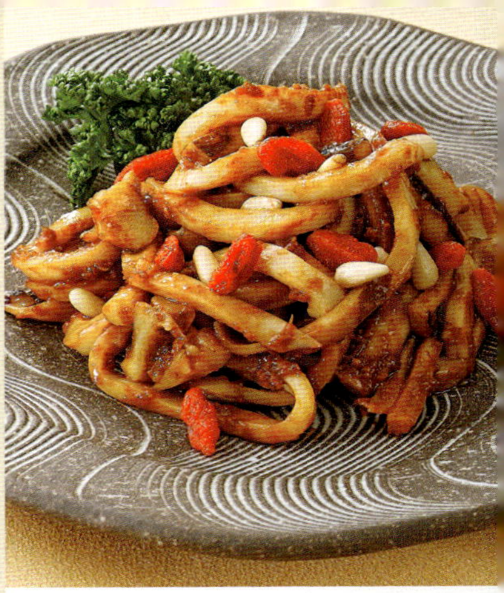
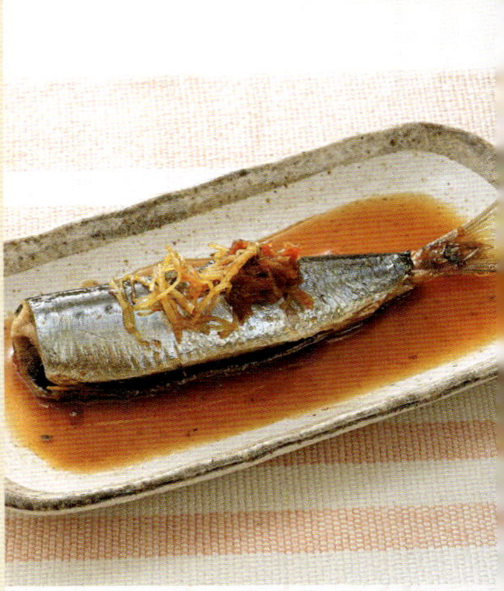
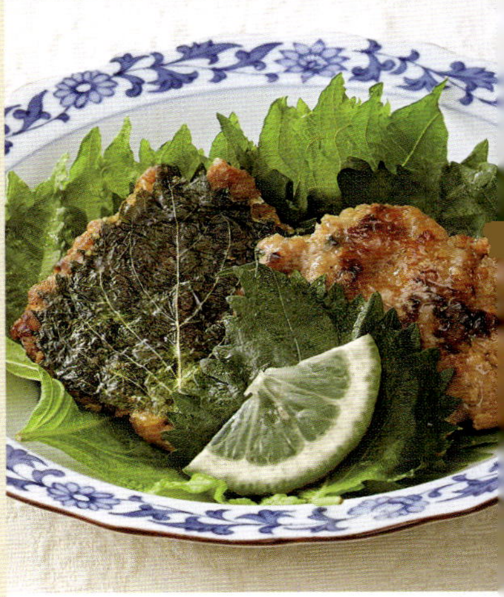
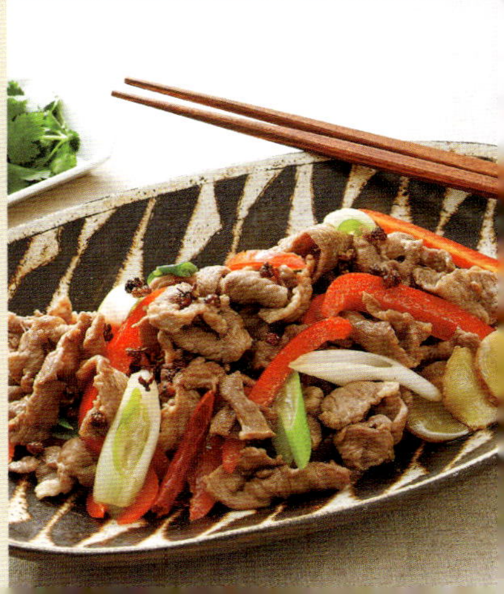

はまちのみかんソース

補《ほ》気《き》理《り》気《き》清《せい》熱《ねつ》―体を潤養し、気の巡りを促進し、熱を取ります

愛媛県で養殖がさかんなはまちの刺身を、特産のみかんジュースで作った洋風ソースでいただきます。はまちは気血を滋潤し、みかんの香りが気の巡りをよくし、セロリときゅうりは熱を取ります。美容にも効果が期待できる一品です。

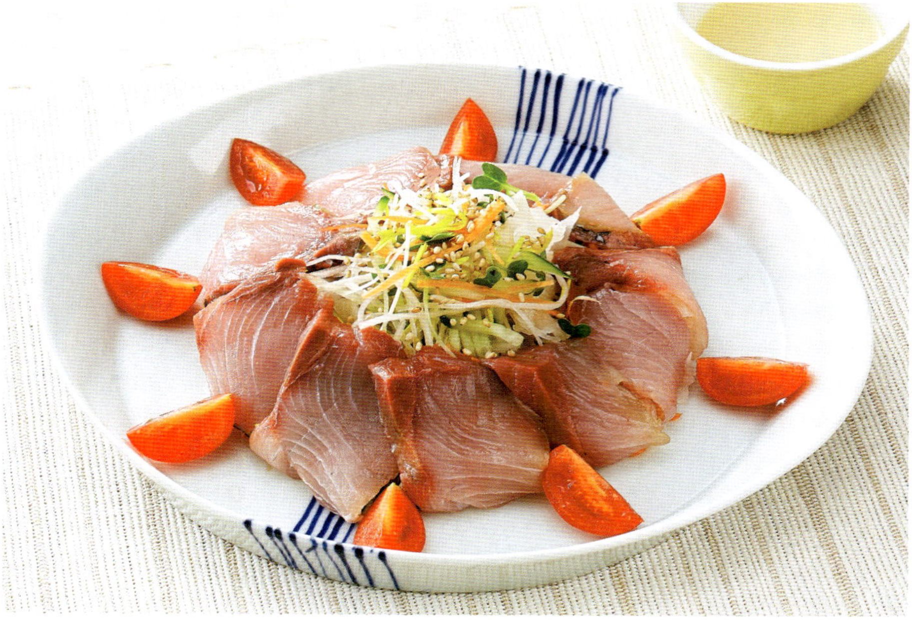

材料

はまち（刺身用）＊	200 g
食用菊＊	50 g
銀耳（ぎんじ）	10 g
セロリ＊	1/2 本
きゅうり＊	1 本
大根	60 g
にんじん	30 g
貝割れ菜	少々
ミニトマト	4 個
白胡麻	少々
［みかんソース］	
マヨネーズ・ヨーグルト	各大さじ 1
薄口醤油	小さじ 2
みかんジュース＊	大さじ 2
胡椒	少々

作り方

1 食用菊は花びらをむしって洗い、酢少々（分量外）を入れた湯でさっとゆで、ざるに広げて冷ます。
2 銀耳は水で戻し、ひと口大に切ってさっとゆでる。
3 セロリ、きゅうり、大根、にんじんはせん切りにして水にさらし、水けをきる。貝割れ菜は根を切り落とし半分の長さに切る。ミニトマトは 4 つに切る。
4 1、2、3 を混ぜ、皿の真ん中に彩りよくこんもりと盛る。
5 はまちはできるだけ薄く切り、4 の野菜の周囲に張りつけるように並べ、上から煎った白胡麻をふりかける。
6 小さめのボウルを冷水にあて、みかんソースの材料を順によく混ぜ合わせながら加え、食べる直前に 5 にかける。

〈レシピ作成：西村　登志子〉

食薬の知識

＊はまち（鰤）：平（温）・甘・酸／脾・胃・肝・腎／補気養血
＊みかん：温・甘・酸／肺・脾／理気健脾・燥湿化痰
＊セロリ：涼・甘・辛／肺・胃／清熱利尿・涼血止血
＊きゅうり：涼・甘／脾・胃・大腸／清熱解毒・利水消腫・潤膚美容
＊菊花：微寒・辛・甘・微苦／肝・肺／疎風清熱・清肝明目

鰹《かつお》とそら豆と香味野菜のサラダ

補《ほ》気《き》理《り》気《き》利《り》水《すい》—消化機能を高めながら、野菜の香りにより食欲を誘います

気血を補いながら排尿を促進する鰹に、夏の香味野菜をたっぷり添えました。胃腸機能を高めるそら豆、温性の茗荷や生姜が食欲を促進して代謝を高め、夏バテの改善が期待できます。

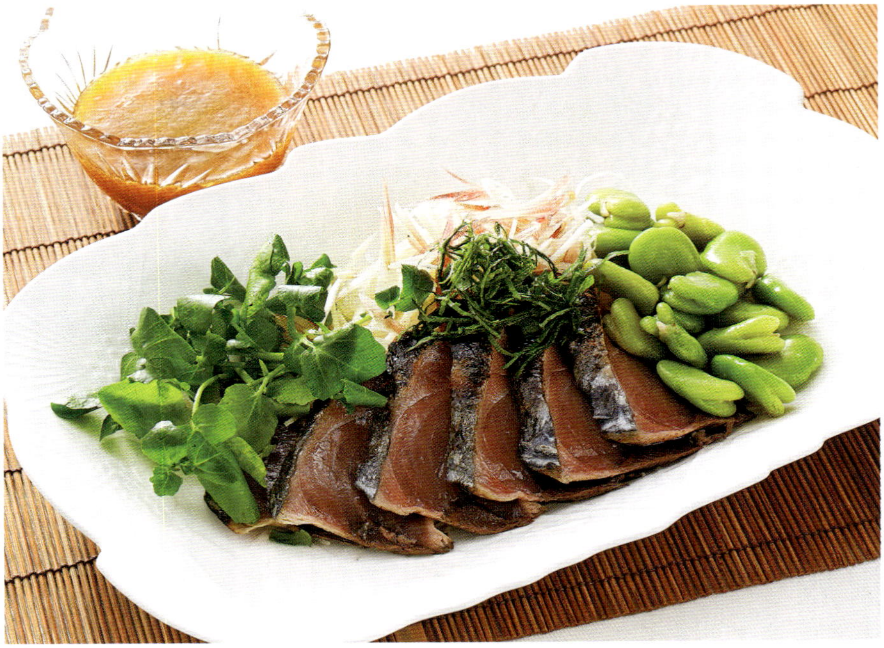

材料

鰹(刺身用)＊ …………………… 300 g
そら豆＊ ………………………… 32 粒
茗荷＊ ……………………………… 3 個
大葉＊ ……………………………… 10 枚
生姜 ……………………………… 1 かけ
長葱 ……………………………… 5 cm
クレソン ………………………… 1 束
A ┌醤油 …………………… 大さじ 2
A │酒 ……………………… 大さじ 1
A └生姜のしぼり汁 ……… 小さじ 1
［梅肉ソース］
梅肉 ………………… 大さじ 1/2
柚子のしぼり汁 ……… 大さじ 2
昆布と鰹節のだし汁 … 大さじ 1
みりん・酒 ………… 各小さじ 1
醤油・オリーブ油 … 各大さじ 2

作り方

1 鰹は A に漬け、表面だけを軽く焼いてから 7〜8 mm 厚さに切る。
2 鍋に水と塩少々(分量外)を入れて沸騰させ、そら豆を入れて 3 分ほどゆでる。ざるにあげ、薄皮をむく。
3 茗荷、大葉、生姜、長葱はせん切りにし、水にさらしてパリッとさせ、ざるにあげて水けをきる。クレソンは 3 cm 長さに切る。
4 梅肉を刻んでボウルに入れ、梅肉ソースのほかの材料を順に加えてよく混ぜる。
5 **1** の鰹、**2** のそら豆、**3** の野菜を器に盛り、食べる直前に **4** をかける。

〈レシピ作成：西村　登志子〉

食薬の知識

＊**鰹**：平・甘／腎・脾／補腎益精・健脾利尿
＊**そら豆**：平・甘／脾・胃／健脾利湿・補中益気
＊**茗荷**：温・辛／肺・大腸・膀胱／散寒通陽
＊**大葉（紫蘇）**：温・辛／肺・脾／行気寛中

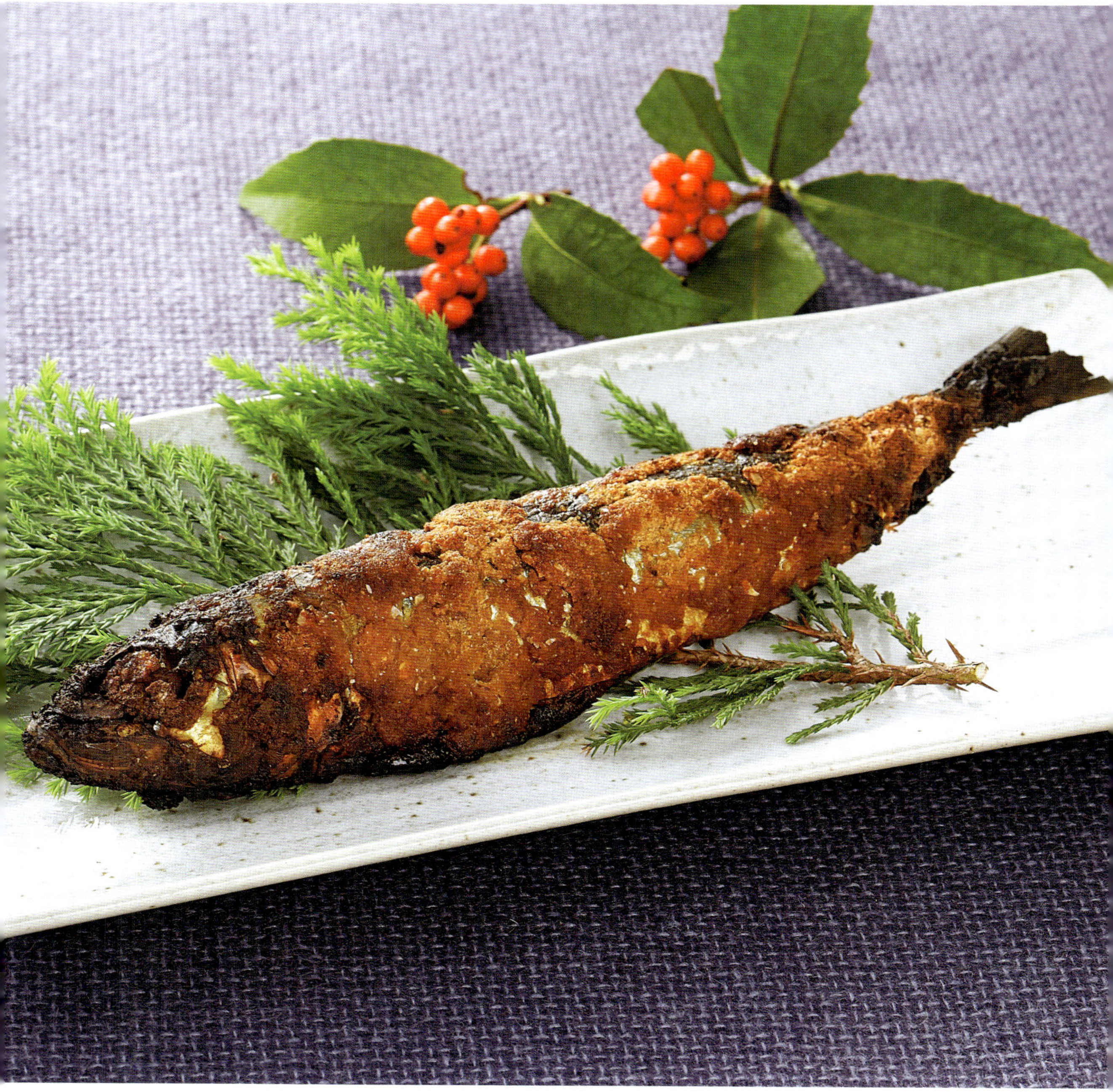

陳皮《ちんぴ》入りいわしのへしこ

補《ほ》気《き》理《り》気《き》養血《ようけつ》—気を補い巡らせ、血を養います

塩漬けのいわしをぬかに漬け込んだ料理です。漬け込むことを方言で「へし込む」といい、これがなまって「へしこ」になったといわれ、雪にとざされた福井では、貴重なたんぱく源となる冬の保存食として各家庭で作られ、援かい春を待ちました。薬膳風に陳皮を加えた味わい深い一品です。

材料

いわし＊		4尾(約400 g)
A	塩	100g
	米ぬか＊	200 g
	麹	100 g
赤唐辛子		1本
陳皮＊		10 g

※いわしは、さば、さんまなど脂の多い魚で代用できます。

※魚の大きさによってAの分量は変わります。夏はカビが生えやすいので、長く置く場合は密封容器に移し、上にラップをして保冷剤などの重しをして冷蔵庫に入れます。

作り方

1 いわしの頭と内臓を取り除き、水でよく洗って水けをとり、50 gほどの塩(分量外)といわしを交互に容器に漬ける。押しぶたをし、重しをのせる。

2 1週間ほど漬けたら、漬け汁を約1/4カップとり、熱湯1/2カップと塩小さじ1を加えて冷まし、弱塩水を作る。

3 **2**の容器からいわしを取り出し、キッチンペーパーでよくふく。容器をきれいに洗って、Aの材料をそれぞれ半量ずつ敷き、その上にいわしをかぶせるように押し込み、上から残りのAをふりかけ、**2**の弱塩水を呼び水として加える。赤唐辛子、陳皮も入れ、押しぶたと重しをして6カ月ほど漬ける。

4 食べるときは、ぬかを少し残すくらいにふき取り、弱火でゆっくり、じっくりと焼く。ぬかは焦げやすいのでアルミ箔をかぶせて焼くとよい。

〈レシピ作成：織田　静子〉

食薬の知識

＊いわし：温・甘／脾／補益気血

＊米ぬか(粳米)：平・甘／脾・胃／補中益気・健脾和胃

＊陳皮：温・辛・苦／脾・肺／理気健脾・燥湿化痰

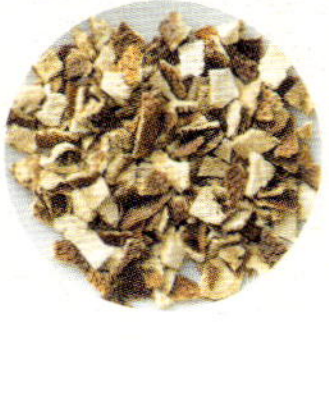

ミカン科ミカンの成熟果皮。気の巡りをよくし、脾の機能を高め、食滞による胃腹の脹満、食欲不振、嘔吐、下痢の改善が期待できる。臓腑を温め、痰飲を乾燥させて取り除き、胸苦しさ、咳嗽などの改善が期待できる。

鯖《さば》のさんが焼き

補《は》気《き》理《り》気《き》—臓腑の働きを補いながら消化機能を高めます

新鮮な魚の身を叩いて、香ばしく焼いた料理です。漁師が釣ったばかりの新鮮な魚を自分たちの食事にするために船の上で作り始めたといわれています。温性で辛味の生姜、大葉を使うことで、魚の毒を緩和し、体を温め、冷え対策にもなります。

材料

鯖＊	片身(正味 200 g)
A 味噌	大さじ 2
A 塩・胡椒	各少々
玉葱＊	1/2 個
生姜	ひとかけ
大葉	8 枚
片栗粉	適量
サラダ油	適量
かぼす＊	適宜

作り方

1 鯖は中骨と皮を取り除き、身を細かく叩いて A を加える。
2 玉葱、生姜をみじん切りにし、**1** に加えよく混ぜる。
3 大葉に片栗粉をふり、**2** の 1/8 量をのせて平らに形を整え、肉の表面にも片栗粉をふり、少し落ち着かせる。
4 フライパンを温め、油をなじませたら、**3** を肉の面を下にして入れてじっくりと焼き、裏返して大葉の面もさっと焼いて仕上げる。
5 器に盛り、かぼすをしぼる。

〈レシピ作成：大角　淑枝〉

食薬の知識

＊鯖：平・甘／胃・肺／補肺健脾
＊玉葱：温・辛・甘／脾・胃・肺・心／健脾理気・和胃消食
＊かぼす：温・辛・微苦・酸／肝・脾・肺／疏肝理気・和中化痰

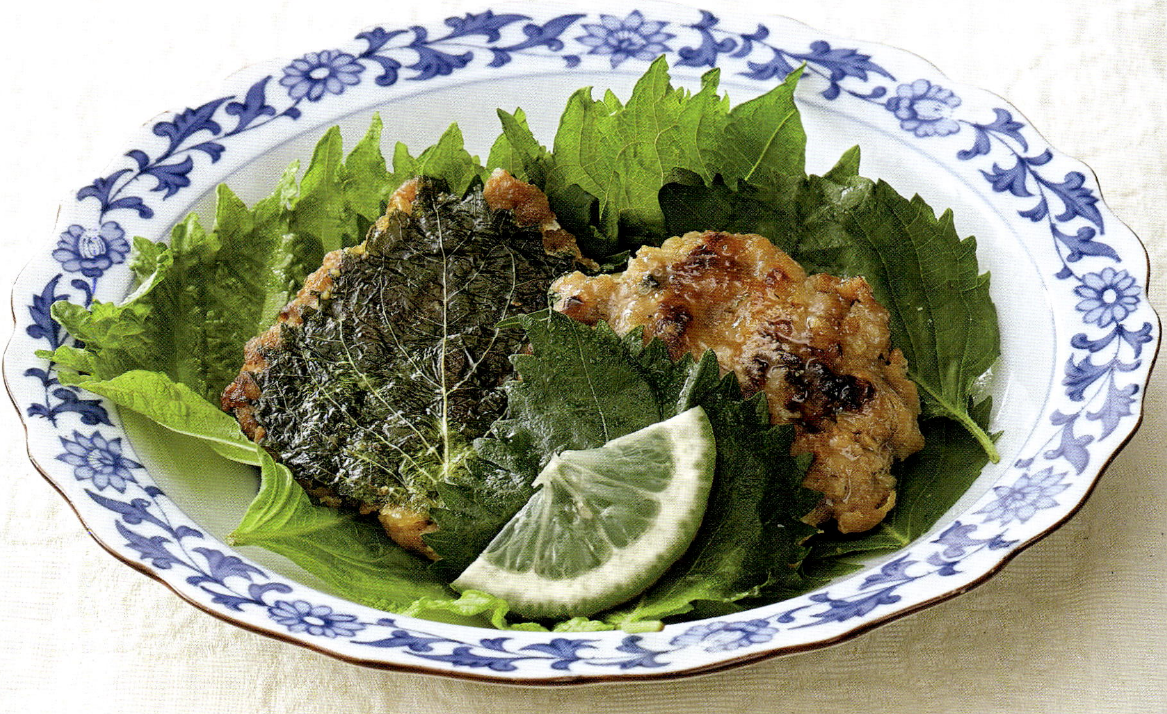

冬瓜と干し海老の煮物

清《せい》熱《ねつ》利《り》水《すい》—熱を取り、水分を排泄します

福建省をはじめ中国では古くから家庭の味として親しまれています。冬瓜は清熱解毒と利尿作用があり、蒸し暑い夏によく使う食材です。

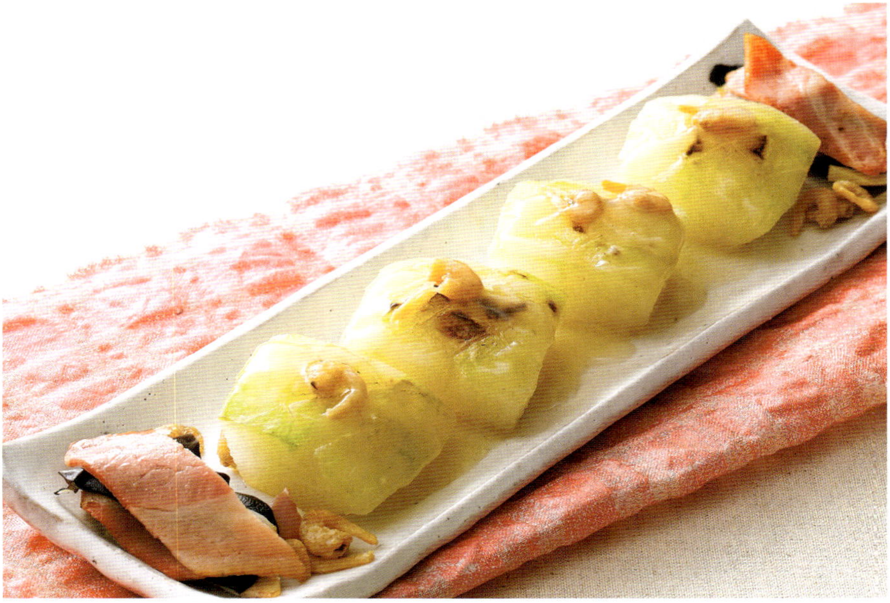

材料

	冬瓜	500 g
	黒木耳(くろきくらげ)	2 g
	干し海老	15 g
	ベーコン	50 g
	生姜(薄切り)	3 枚
	サラダ油	大さじ 1
	片栗粉	大さじ 1/2
A	醤油	大さじ 1/2
A	砂糖・塩	各小さじ 1
A	昆布のだし汁	2 カップ

作り方

1 冬瓜は縦 5 cm 幅に切って皮をむき、種とわたを取り除いて四角く切り、表面に 1 cm くらいの深さで網状に包丁を入れる。
2 黒木耳は水で戻し 2 cm 角くらいにちぎる。干し海老を水で戻す。ベーコンは 2.5 cm 幅に斜めに切る。
3 鍋にサラダ油を少々入れて生姜、ベーコンを炒め、香りが立ったら取り出す。
4 同じ鍋に残りのサラダ油を入れて、冬瓜の包丁目を入れたほうを下にして焼く。ほどよい焼き目がついたら裏返し、干し海老、黒木耳、**3**、A を加え、中火で冬瓜の形をくずさないように煮る。
5 冬瓜がやわらかくなったら取り出して容器に並べる。
6 鍋に残った汁に同量の水で溶いた片栗粉を入れて、とろみがついたら **5** にかける。

〈レシピ作成：劉　爾美〉

食薬の知識

＊**冬瓜**：涼（微寒）・甘・淡／肺・大腸・小腸・膀胱／清熱解毒・利尿・生津止渇
＊**黒木耳**：平・甘／胃・大腸／涼血止血

鰹《かつお》の香り蒸し焼き

補《は》気《き》理《り》気《き》—気を補いながら巡りを促進します

高知特産の鰹に気の巡りをよくする玉葱を加え、香りよく、一段と美味しく蒸し焼きにした家庭料理です。平性で補気の椎茸、温性で滋養する松の実、温性で辛味の大葉を加えることで体の虚弱によるだるさ、寒さによる足腰の冷えを緩和してくれます。

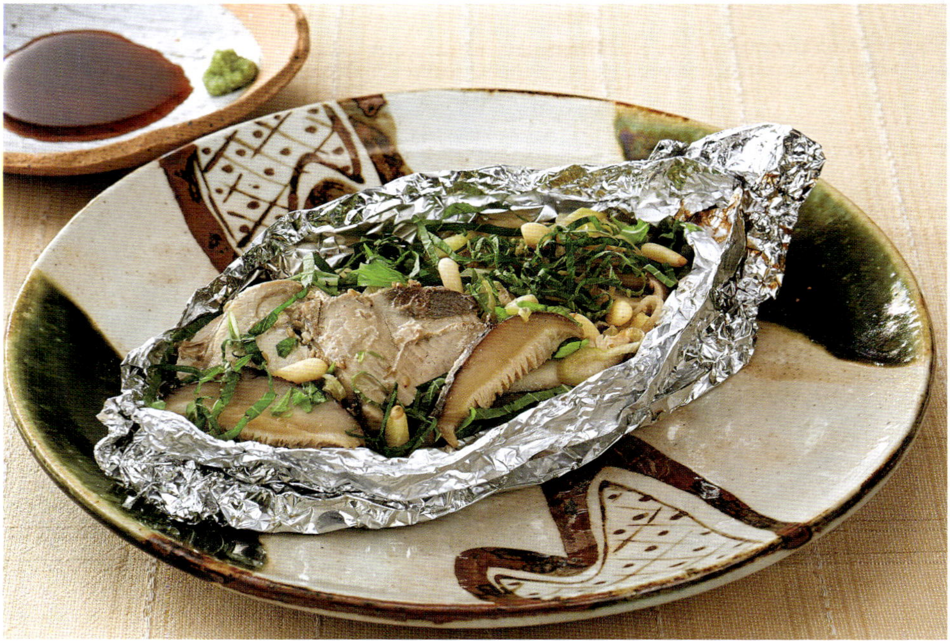

材料

鰹(刺身用)＊ …… 400 g
A{すり胡麻・醤油・みりん …… 各大さじ5
椎茸＊ …… 3枚
玉葱(小)＊ …… 1個
長葱 …… 20 g
大葉＊・松の実 …… 各適量
わさび・醤油 …… 各適量
サラダ油 …… 各少々

作り方

1 鰹を8 mm厚さのそぎ切りにして、Aに15分ほど漬ける。
2 椎茸、玉葱は薄切り、長葱は小口切り、大葉はせん切りにする。松の実は煎っておく。
3 アルミ箔に薄く油をぬって玉葱を敷き、その上に1の鰹を並べ、椎茸、長葱を散らす。ふわりと包んで両端をたたみ、オーブンで12〜15分蒸し焼きにする。
4 焼けたら皿にのせ、アルミ箔の口を開き、松の実、刻んだ大葉を散らして、わさび醤油をかける。

〈レシピ作成：大角　淑枝〉

食薬の知識

＊鰹：平・甘／腎・脾／補腎益精・健脾利尿
＊椎茸：平・甘／胃／補気益胃
＊玉葱：温・辛・甘／脾・胃・肺・心／健脾理気・和胃消食
＊大葉（紫蘇）：温・辛／肺・脾／行気寛中

いわしの梅煮

補《ほ》気《き》養《よう》血《けつ》固《こ》精《せい》—臓腑の働きを高め、体を温め、血の巡りをよくします

室町時代からいわし漁が盛んな千葉県九十九里浜では、水産加工が盛んに行われています。いわしは臓腑の働きを高めながら温めます。生姜は体を温め、梅干しは収斂させる働きがあります。酢を加えることで、酸味の引き締める働きを高めながら、血の巡りの改善が期待できます。

材料

- いわし＊ …………………… 4尾(約400g)
- 梅干し(塩分控えめのもの)＊ … 大2個
- 生姜＊ …………………………………… 15g
- A
  - 酒＊・みりん ………… 各1/4カップ
  - 醤油 …………………………… 大さじ2
  - 砂糖 …………………………… 大さじ3
  - 水 ……………………………… 1/4カップ
- 酢 ……………………………………… 大さじ1

作り方

1. いわしをざるにのせ、熱湯をまわしかけてから、うろこを取り、頭を切り落とし、内臓を取り除いてきれいに洗う。
2. 生姜はせん切りにする。
3. 鍋にAを合わせていわしを並べ入れ、生姜とほぐした梅干しを加え、火にかける。
4. 沸騰したら落としぶたをし、煮汁をかけながら弱火で15分ほど煮て、最後に酢を加え、火を止める。
5. 器にいわしと梅干し、生姜を盛り、残った煮汁を少し煮詰めてかける。

〈レシピ作成：平尾　安基子〉

食薬の知識

＊いわし：温・甘／脾／補益気血
＊梅：平・酸／肝・脾・肺・大腸／斂肺止咳・渋腸止瀉・生津止渇
＊生姜：微温・辛／肺・脾／温胃止嘔・温肺止咳
＊酒：温熱・甘・辛・苦／心・肝・肺・胃／行気活血・散寒止痛

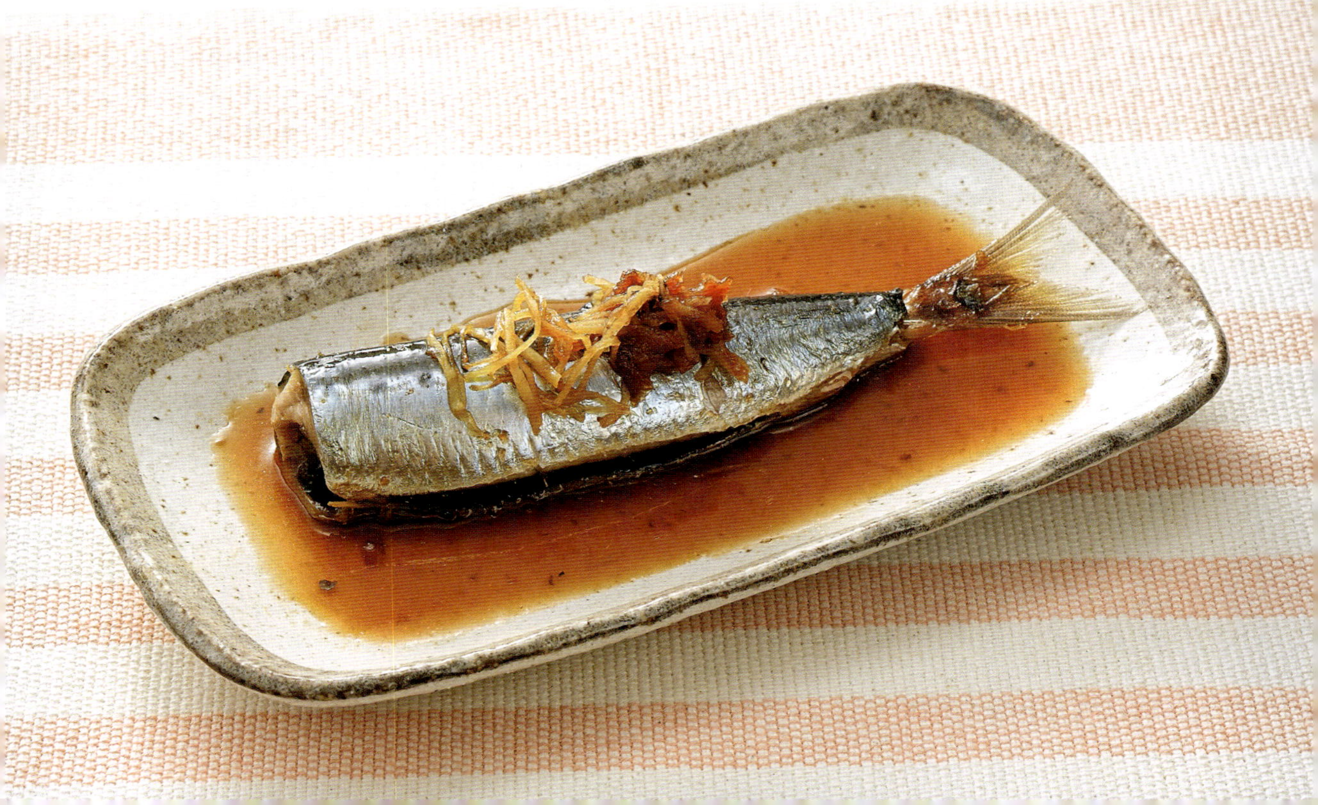

ぶり大根グリーンピース添え

理《り》気《き》健《けん》脾《ぴ》―消化機能を促進し、気を巡らせます

鰤《ぶり》は成長によって何度も名を変える出世魚のひとつです。富山県では、「つばいそ→こずくら→ふくらぎ→はまち→がんど→ぶり」と呼び名が変わります。ここでは富山県の家庭料理、ぶり大根にグリンピースを加えました。大根とグリンピースは気の巡りを順調にし、脾の働きを促進します。

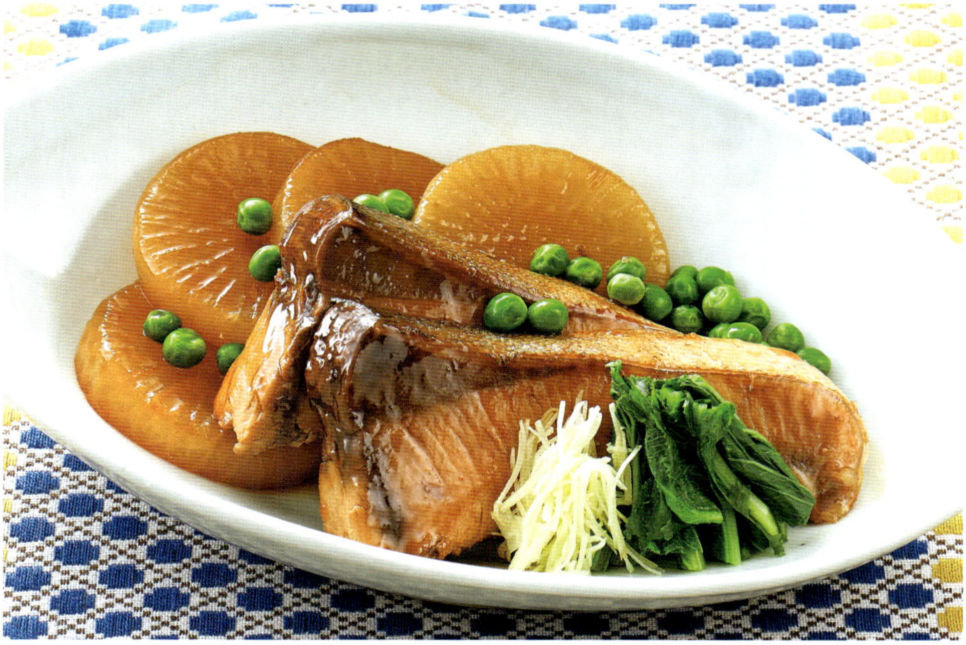

材料

鰤の切り身＊	4切れ
葉つき大根＊	1/2本
グリーンピース（さやつき）＊	75g（正味30g）
生姜	20g
昆布のだし汁	2.5カップ
砂糖・酒	各大さじ3
醤油	大さじ4
水	適量

食薬の知識

＊鰤：平（温）・甘・酸／脾・胃・肝・腎／補気養血

＊大根：涼・辛・甘／肺・胃／順気消食・下気寛中

＊グリーンピース（えんどう豆）：平・甘／脾・胃／理気健脾・益気利湿

作り方

1 大根の皮をむき、1cm厚さの半月切りにし、面取りをする。米のとぎ汁とともに鍋に入れ、強火でやわらかくなるまで煮たら取り出す。

2 大根の葉を5cm長さに切って、さっと塩ゆでする。グリーンピースもさやから出して塩ゆでする。

3 生姜は薄切りを3枚とり、残りを針生姜にして水にさらしておく。

4 沸騰した湯に鰤を入れ、30秒ほど湯がき、冷水にとって軽く洗う。

5 鍋にだし汁2.5カップ、**1**の大根、**4**の鰤を一緒に入れて火にかけ、煮立ったらアクを取り、砂糖、酒を加え中火で煮る。

6 5分ほど煮たら醤油と生姜の薄切りを加え、落としぶたをして煮汁が1cmくらいになるまで煮る。

7 鰤と大根を器に盛り、大根の葉、グリーンピース、針生姜をのせる。

〈レシピ作成：多田　真由美〉

しじみと紅糟《ホンツァオ》の炒め物

清熱活血《せいねつかっけつ》—熱を取り、血流を改善します

中国福建省福州を流れる閩江では黄金しじみがよく採れます。古くから黄疸予防や治療に使われています。福建老酒の紅糟も有名で、しじみと一緒に炒める料理は昔から家庭料理として作られています。清熱解毒作用のある寒性のしじみと気血の巡りをよくする温性・辛味の紅糟を組み合わせ、寒の性質を緩和しています。

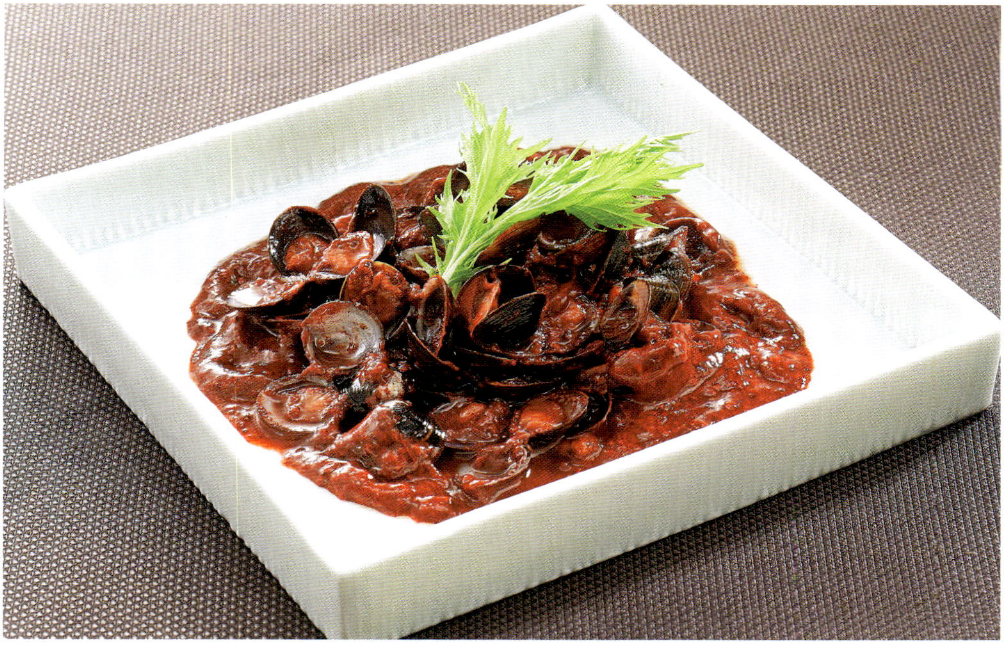

材料

しじみ(殻つき)＊	400 g
紅糟(酒粕)＊	35 g
生姜	1 g
にんにく	1 かけ
醤油	大さじ 1
砂糖	小さじ 1
サラダ油	小さじ 1

作り方

1 しじみは砂抜きをして水けをきっておく。
2 生姜、にんにくをせん切りにする。
3 フライパンにサラダ油を入れて熱し、生姜、にんにく、紅糟を炒める。香りが立ったら醤油、砂糖を加えて炒め、紅糟が焦げない程度の量の水を入れ、しじみを加えてふたはせずに中火で炒める。しじみの口が開いたら火を止め、器に盛る。

〈レシピ作成：劉　爾美〉

紅糟（べにかす）
糯米に紅米の麹を加えて酒を醸造するときにできる酒糟。紅糟を使った福建省を代表する料理に「酔糟鶏（鶏の紅糟漬け）」や「糟魚（魚の紅糟漬け）」などがあります。

食薬の知識

＊しじみ：寒・甘・鹹／肝／清熱解毒・利湿退黄
＊紅糟（酒）：温熱・甘・辛・苦／心・肝・肺・胃／行気活血・散寒止痛

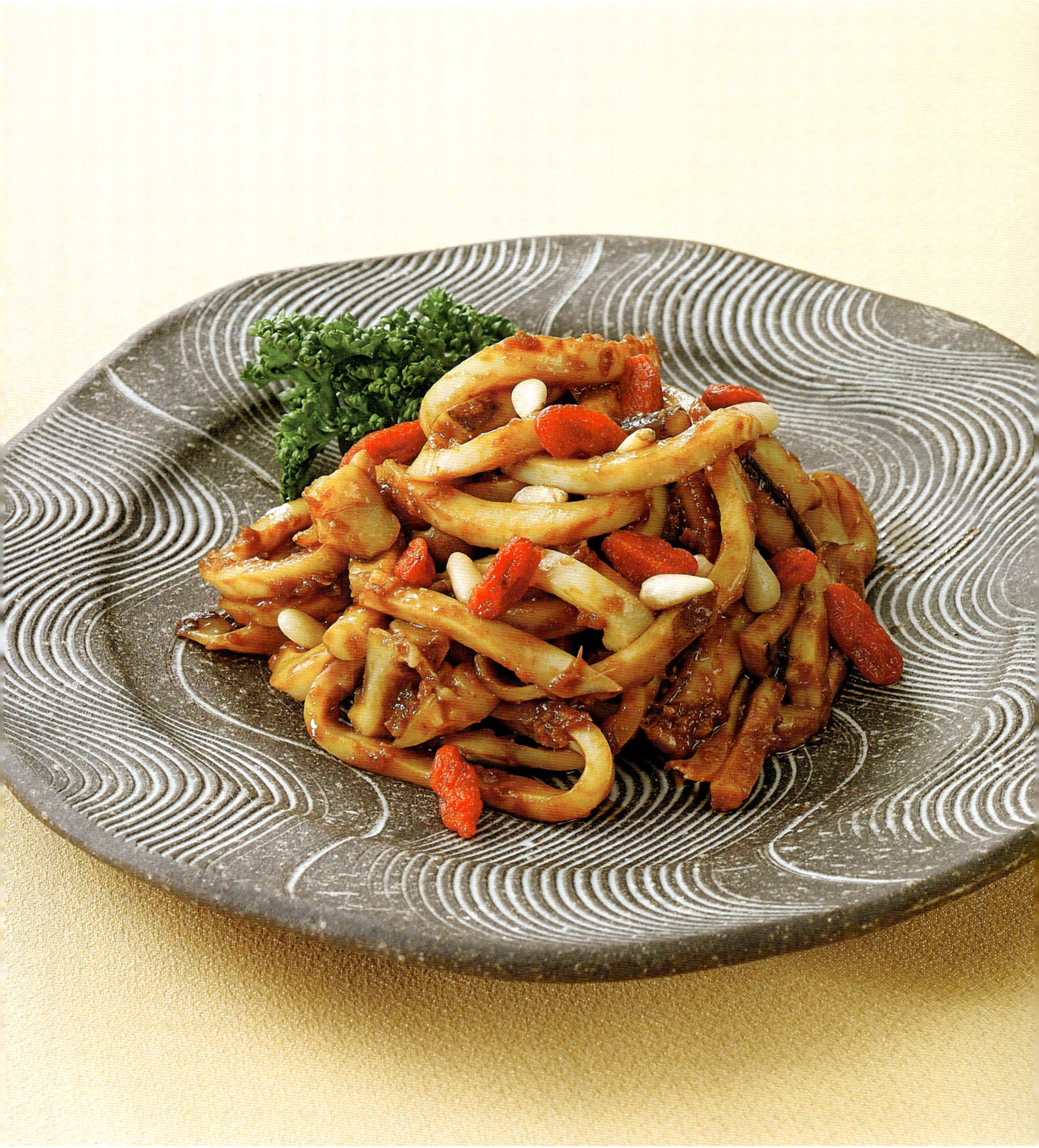

いかと枸杞子《くこし》の生姜味噌和え

養血益陰《ようけつえきいん》—血を養い、体を潤します

いかが店頭にたくさん出回る頃におすすめの料理です。身がやわらかく、プリプリした食感の新鮮ないかに相性のよい味噌、さらに生姜の香りが加わり食欲をそそります。血を養ういかに、体を滋養する松の実と枸杞子を合わせました。

材料

いか＊ …… 400 g
［生姜味噌］
　生姜（すりおろし） …… 30 g
　赤味噌 …… 大さじ 4
　砂糖・みりん …… 各大さじ 2
枸杞子＊ …… 10 g
松の実＊ …… 10 g
パセリ …… 少々

作り方

1 いかはワタを抜いて洗い、皮をむいてさっと塩ゆでする。
2 胴は薄い輪切りにし、足は 4 cm ほどの長さに切る。
3 生姜味噌の材料を混ぜ合わせ、**2** のいかを和える。
4 器に盛りつけ、枸杞子、松の実、パセリを飾る。

〈レシピ作成：小野　礼子〉

食薬の知識

＊いか：平・鹹／肝・腎／養血滋陰
＊松の実：温・甘／肺・肝・大腸／益肺潤燥・健脾滑腸

＊枸杞子：平・甘／肝・腎・肺／
補腎益精・養肝明目・潤肺止咳

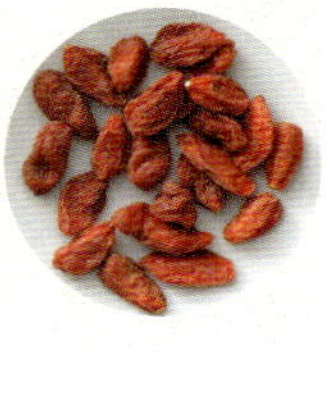

ナス科クコの成熟果実。精気を益し、腎の気を補い、足腰の痛みや無力、遺精、めまい、頭のふらつきなどの症状の改善が期待できる。肝の気を養い、白髪、視力減退、眼精疲労などの目の症状を緩和する。肺を潤し、肺陰虚の空咳や痰、喘息症状を和らげる。

海老とそら豆の炒め物

助陽利水《じょようりすい》—体を温め、元気にし、気の巡りをよくします

赤と緑の彩りの美しさが食欲を誘い、思わず元気になる上海の料理です。そら豆を炒めるときは少量の油に少し砂糖を加えることで美味しさを引き出します。海老は陽気を補益し、体を温めて元気にし、そら豆は、体の余分な水湿を排泄します。

材料

海老＊ ………………………… 300 g
そら豆（さやつき）＊
　……………… 800 g（正味 200 g）
長葱 …………………………… 50 g
片栗粉 ………………… 小さじ 2/3
卵白 ………………………… 1 個分
塩 ……………………… 小さじ 2/3
砂糖 …………………… 小さじ 2
サラダ油 ……… 大さじ 1 と 1/2

作り方

1 海老の背ワタを取って洗い、塩小さじ 1/3、片栗粉、卵白を加えて混ぜる。
2 そら豆の薄皮をむく。長葱をみじん切りにする。
3 鍋を熱し、サラダ油大さじ 1 を入れ、海老を加えて色が変わるまで炒めたら取り出す。
4 同じ鍋に残りのサラダ油を入れてそら豆を炒め、残りの塩、砂糖、少量の水を加える。
5 **3** の海老を **4** に加えて混ぜ合わせ、長葱を入れる。

〈レシピ作成：徐　建初〉

食薬の知識

＊**海老**：温・甘／肝・腎・脾・肺／補腎壮陽
＊**そら豆**：平・甘／脾・胃／健脾利湿・補中益気

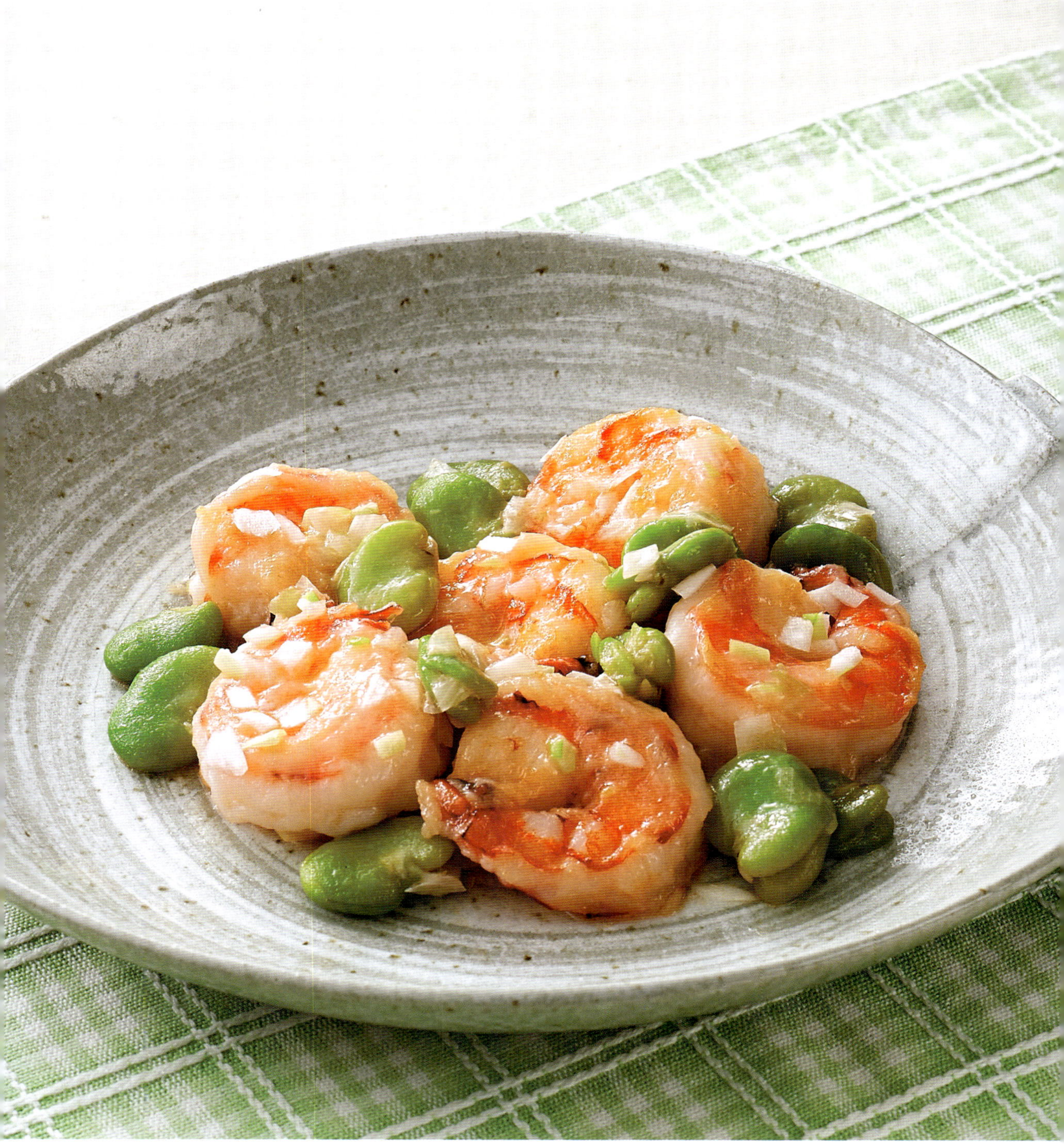

ラム肉の花椒《ホアジャオ》炒め

温陽散寒《おんようさんかん》──体の臓腑を芯から温め、体内の寒気を散らします

陽気を温め補い、各臓腑の機能を高める羊肉の料理です。花椒を上手に使うと、ちょっとクセのあるラムの匂いが香味豊かな料理に仕上がります。北京っ子の大好物、庶民の味をヒントにしました。体を温める作用が強いので、寒い季節におすすめです。

材料

ラム薄切り肉*	300 g
長葱	1本
赤パプリカ*	1個
赤唐辛子*	1本
生姜(薄切り)	4枚
花椒粒*	小さじ1
酒・醤油	各大さじ1
サラダ油	大さじ1
香菜	適宜

作り方

1. 長葱は1cm幅の斜め切りにする。パプリカは種を取って細切りにする。ラム肉は食べやすい大きさに切る。
2. フライパンか中華鍋にサラダ油、赤唐辛子、生姜、花椒を入れて中火にかける。
3. いい香りがしてきたら、スパイス食材をいったん取り出し、**1**のラム肉と長葱を炒める。肉に火が通ったら、酒と醤油を加えてざっと炒める。
4. 最後にパプリカを加えて手早く炒め、**2**の赤唐辛子、生姜、花椒を戻し入れて火を止める。すぐに器に盛りつけ、好みで刻んだ香菜を散らす。

〈レシピ作成：吉開　有紀〉

食薬の知識

*ラム肉（羊肉）：大熱（温）・甘／腎・脾・肝・胃／温陽暖下・益気補虚

*パプリカ（ピーマン）：温・甘・微辛／心・腎・胃／温中散寒

*唐辛子：熱・辛／心・脾／温中散寒・健脾消食

*花椒：温熱・辛／肺・腎・脾・胃／温中散寒・温経止痛・燥湿除痺

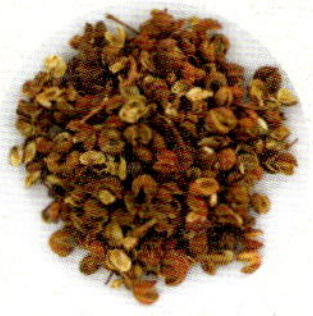

ミカン科サンショウの成熟果実の果皮。脾胃を温め、寒邪を発散する。寒邪による胃腹の冷え、下痢、脾胃の寒湿による関節・筋肉の痛みの改善が期待できる。経絡を温め、四肢の疼痛、生理痛を緩和する。

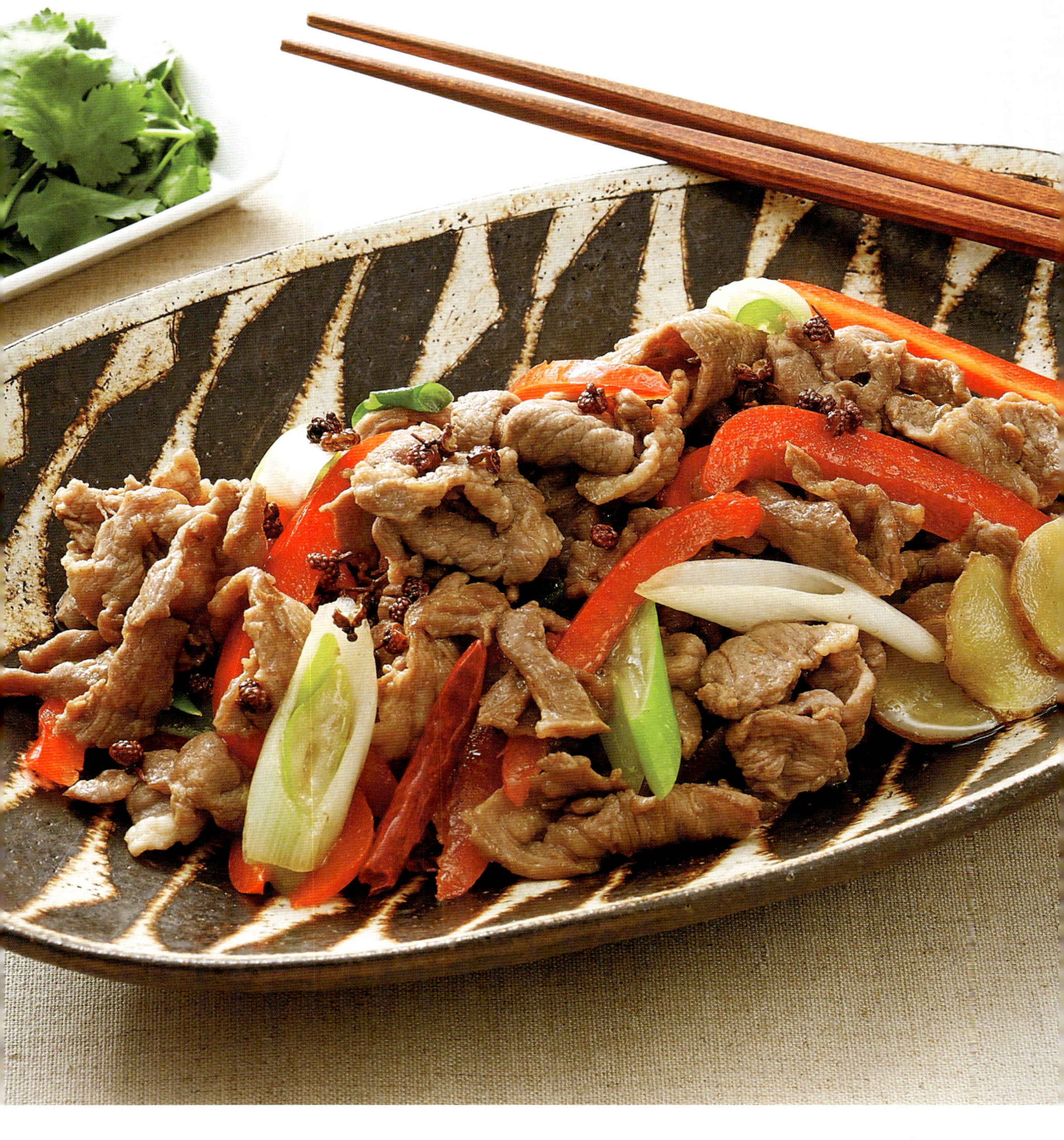

マコモ茸と豚肉の炒め物

滋陰清熱《じいんせいねつ》―体の乾燥を潤し、元気にし、熱を取り除きます

寒性で甘味のマコモ茸は体内の余分な湿熱を取り除き、体を滋養する豚肉との相性がとてもよいです。夏の上海ではよく食卓にのぼります。豚肉を炒めるときには鍋をしっかり熱し、油を入れてからすぐに炒めると、やわらかく美味しく仕上がります。

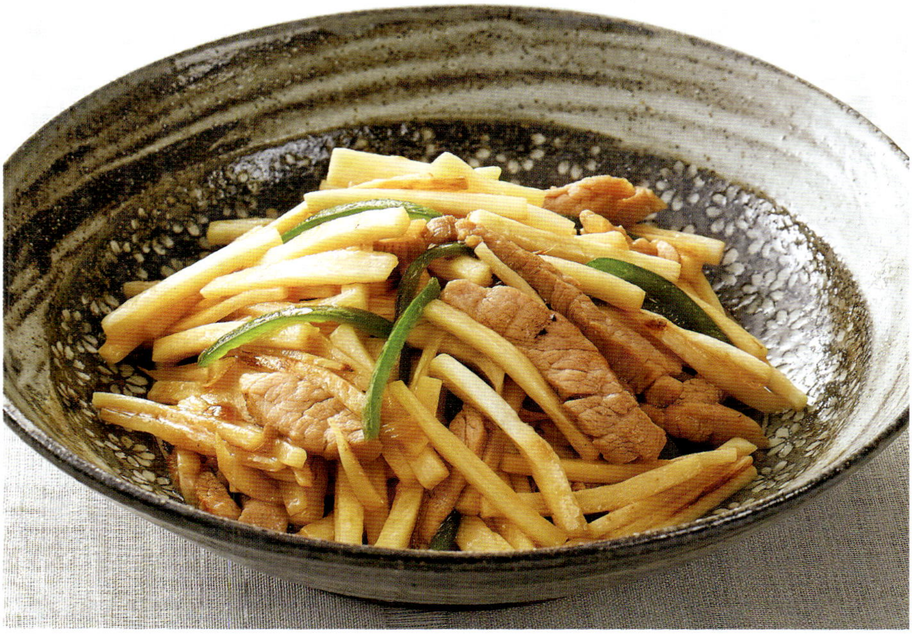

材料

	豚ヒレ肉＊	150 g
A	塩	小さじ 1/2
A	黄酒(紹興酒)	小さじ 1
A	片栗粉	小さじ 1
	マコモ茸＊	250 g
	ピーマン	1 個
	砂糖	小さじ 1
	醤油	小さじ 2
	サラダ油	大さじ 1 と 1/2

作り方

1 豚のヒレ肉を細切りにし、ボウルに入れ、A を加えてよくもみこむ。

2 マコモ茸の皮をむき、洗って細切りにする。ピーマンも細切りにする。

3 鍋を熱して大さじ 1/2 のサラダ油を入れ、**1** の豚肉を加え、手早く炒めて取り出す。

4 同じ鍋に残りのサラダ油を入れて **2** のマコモ茸とピーマンを炒める。塩少々(分量外)と水を少量加え、マコモ茸がやわらかくなったら **3** を戻し入れ、砂糖、醤油を入れて混ぜ合わせる。

〈レシピ作成：徐　建初〉

食薬の知識

＊**豚肉**：平・甘・鹹／脾・胃・腎／滋陰潤燥
＊**マコモ茸**：寒・甘／肝・脾／清熱解毒・除煩止渇・利湿通便

海苔肉団子

滋陰清熱去痰《じいんせいねつきょたん》―熱による黄痰を取り、体を滋養しながら潤します

中国福建省の名物である海苔を自然乾燥した形状のままで使い、豚のひき肉を包んで団子を作ります。寒性の海苔は熱、黄痰、不眠、便秘の改善に効果的です。体を滋養する豚肉は夏の暑さによる無気力、疲れ、食欲不振におすすめです。

材料

天然岩海苔(無添加乾燥)＊ …… 40 g
豚ひき肉＊ …… 200 g
A
- 醤油・片栗粉 … 各小さじ 1 と 1/2
- 紹興酒 …… 小さじ 1
- 胡椒 …… 少々

鰹節のだし汁 …… 1/2 カップ
水菜 …… 少々
ミニトマト＊ …… 4 個

作り方

1 豚ひき肉に A を加えてよく混ぜ、直径 2.5 cm の大きさの団子を 12 個作る。
2 軽くしぼったぬれ布巾で海苔を湿らせる。
3 まな板にラップを敷き、2 の海苔で 1 の団子をひとつずつ包んでラップの上に並べる。
4 3 の海苔肉団子をひとつずつ皿に移してだし汁を注ぐ。
5 蒸気の上がった蒸し器に 4 を入れ、強火で 12 分蒸す。
6 蒸し上がった団子を器に盛りつけ、みじん切りにした水菜を散らし、半分に切ったミニトマトを飾る。

〈レシピ作成：劉　爾美〉

食薬の知識

＊豚肉：平・甘・鹹／脾・胃・腎／滋陰潤燥
＊海苔：寒・甘・鹹／肺／化痰軟堅・清熱利尿
＊トマト：微寒・甘・酸／肝・脾・胃／生津止渇・健胃消食

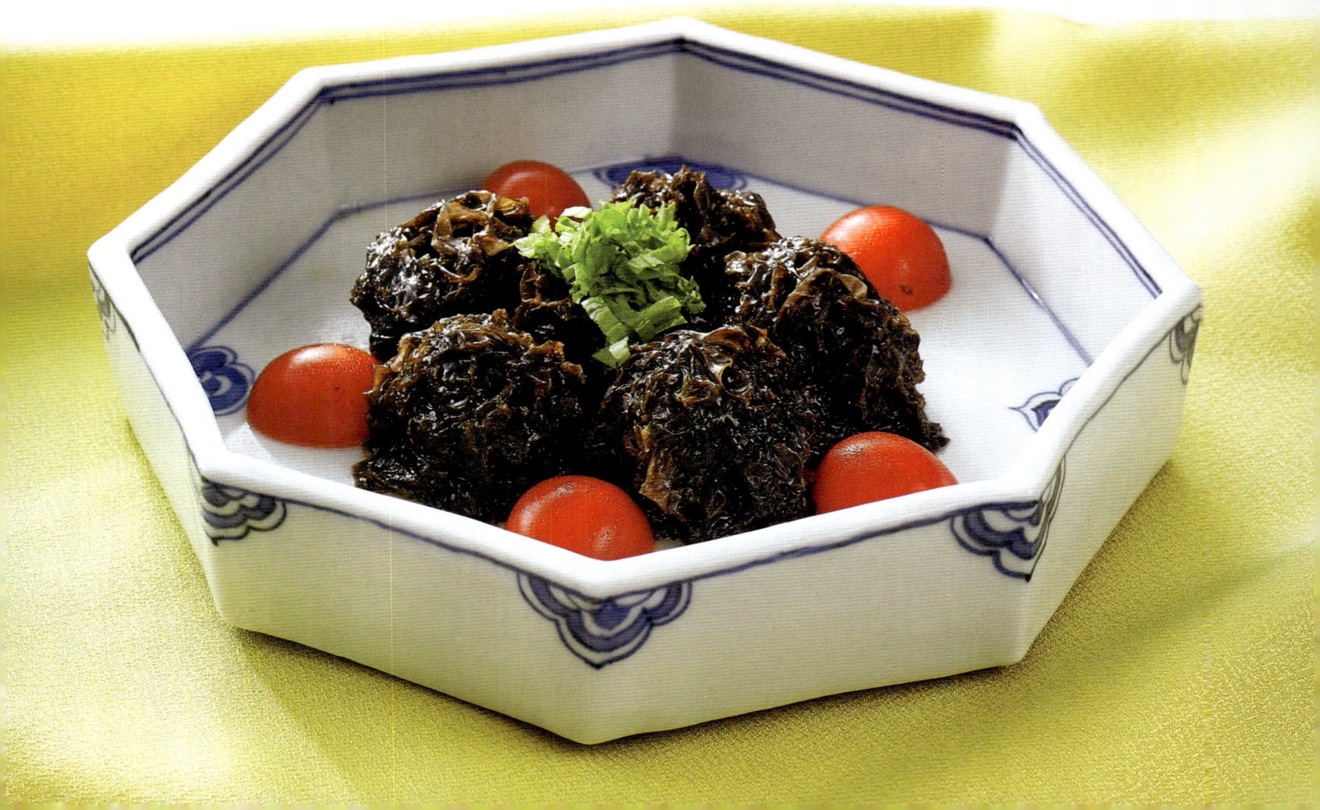

豚肉のレーズン入り角煮

滋陰活血《じいんかっけつ》—陰液を養いながら血流を促進し、肌の血色と潤いを高めます

滋陰の効能を持つ豚肉に気血を補うレーズン、血流を促す山楂子を合わせました。体をしっかり滋養し、潤すとともに肌の血色をよくする効果も期待できます。常備菜としてはもちろん、血を多量に消耗した生理後や産後の瘀血にもおすすめです。

材料

豚バラ肉（塊）＊	500 g
干しぶどう＊	50 g
山楂子（さんざし）＊	20 g
八角	3 g
紹興酒	1 カップ
蜂蜜・醤油	各大さじ 2
青梗菜＊	2 株

作り方

1 豚バラ肉は塊のままたっぷりの水に入れて火にかけ、沸騰後10 分下ゆでする。10 分たったら取り出して水洗いし、ひと口大に切る。
2 1 の豚肉と青梗菜以外の材料をすべて鍋に入れ、かぶるくらいの量の水を加える。
3 火にかけ、沸騰後弱火にして、豚肉がやわらかくなるまで(1時間ほど)煮込む。途中焦げつかないよう注意し、水分が足りなくなったら水を適宜加える。
4 青梗菜は根元から 4 つ割りにし、さっとゆでて角煮に添える。

〈レシピ作成：渡辺　真里子〉

食薬の知識

＊豚肉：平・甘・鹹／脾・胃・腎／滋陰潤燥
＊ぶどう：平・甘・酸／脾・肺・腎／養血補気・強筋壮骨
＊青梗菜：涼・辛・甘／肝・肺・脾／散血消腫・清熱解毒

＊山楂子：温・酸・甘／脾・胃・肝／消食化積・活血化瘀

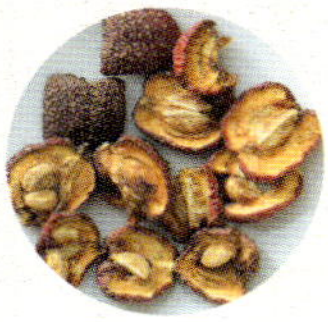

バラ科サンザシの成熟果実。消化を助け、特に肉の食べ過ぎによる脹満、嘔吐、吐き気、下痢などの症状の改善が期待できる。血流をよくし、瘀血を取り除き、胸痛、生理痛、産後出血、腹痛などの症状を緩和する。

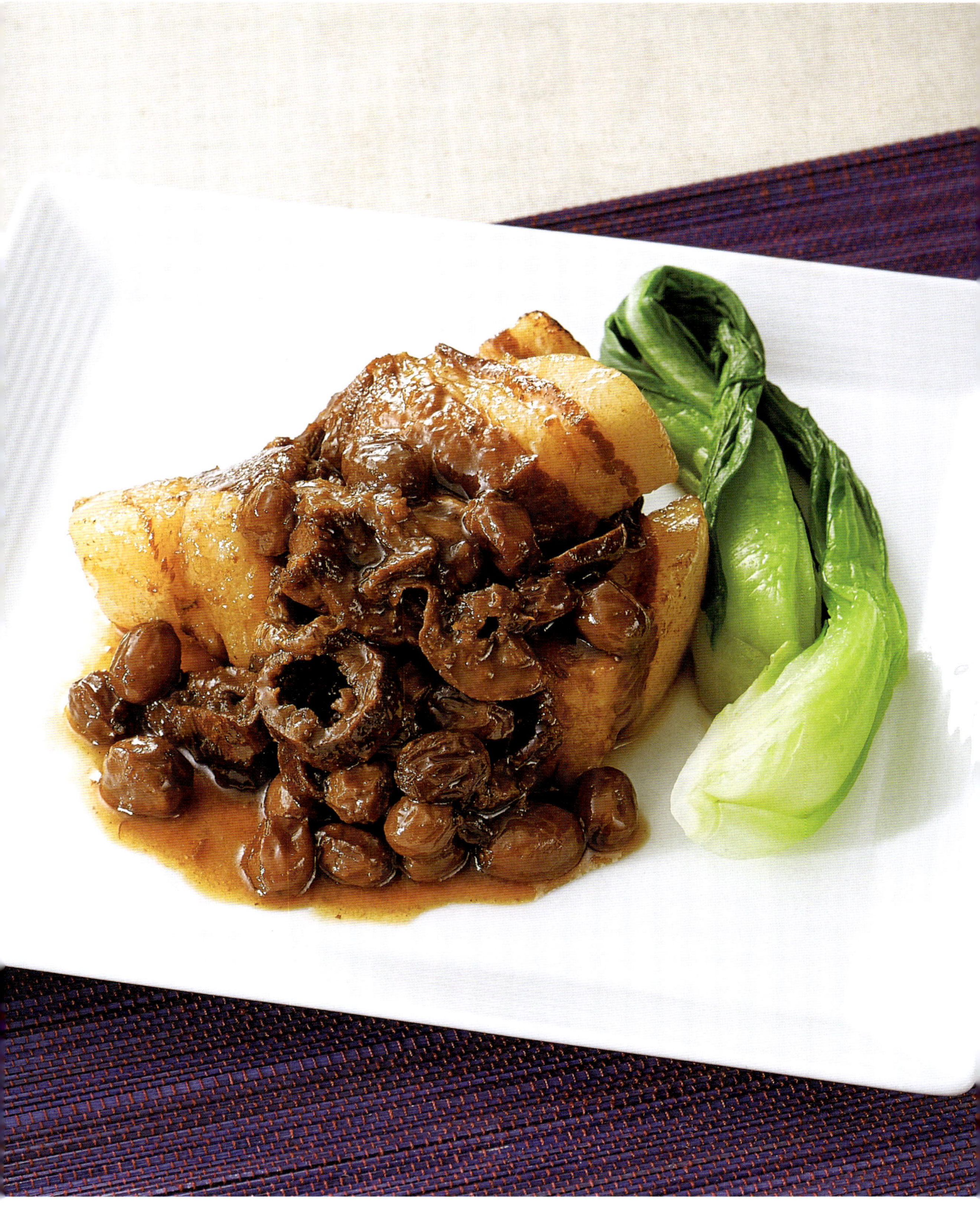

かぶとごぼうと里芋のポトフ

消食通便《しょうしょくつうべん》―食欲を誘い、消化を助け、排便を促進します

東京都北区滝野川では「滝野川牛蒡《ごぼう》」「滝野川長蕪《ながかぶ》」「滝野川長葱」が特に有名で、近隣には、「中里の里芋」「田端中里の小松菜」といった特産物がありました。そこで、昔、滝野川地区で作られていた農作物を組み合わせ、鶏手羽先を加えて洋風おでんのポトフにしてみました。

材料

かぶ(小)＊	4 個
ごぼう＊	1 本
にんじん＊	1/2 本
長葱	1 本
里芋＊	4 個
小松菜＊	1/2 束
鶏手羽先肉	4 本
生姜	1/2 かけ
酒	小さじ 2
塩	小さじ 1/2
胡椒	少々

作り方

1 鍋に 10 カップ程度の水、手羽先、薄切りの生姜、長葱の青いところ、酒を入れて火にかけ、沸騰したら弱火にして 30 分煮る。

2 かぶは葉を 1 cm ほど残して切り落とし、皮をむいて縦 2 つに切る。ごぼうはたわしで洗ってひと口大に切り水にさらす。にんじんは皮ごと大きめに切り、長葱はぶつ切りにする。

3 里芋は皮をむき、塩をまぶしてぬめりを取り、かために下ゆでする。小松菜も下ゆでし、数本ずつまとめて 2 つ折りにしておく。

4 **1** を塩で味つけし、ごぼう、にんじんを入れ、やわらかくなるまで弱火で煮込む。長葱、小松菜、里芋を加えてさらに煮る。里芋の芯まで火が通ったら塩、胡椒で味を調え器に盛る。

〈レシピ作成：岡央　知子〉

食薬の知識

＊かぶ：平・辛・甘・苦／心・肺・脾・胃／下気寛中・清熱利湿
＊ごぼう：寒（平）・苦・甘／肺・胃／清熱逐水・久服軽身耐老
＊里芋：平・甘・辛／大腸・胃／化痰軟堅・消腫散結
＊にんじん：平（微温）・甘／肺・脾・胃・肝／養血益肝明目・健脾化滞
＊小松菜：温・辛・甘／肺・肝・胃・大腸／養陰潤燥

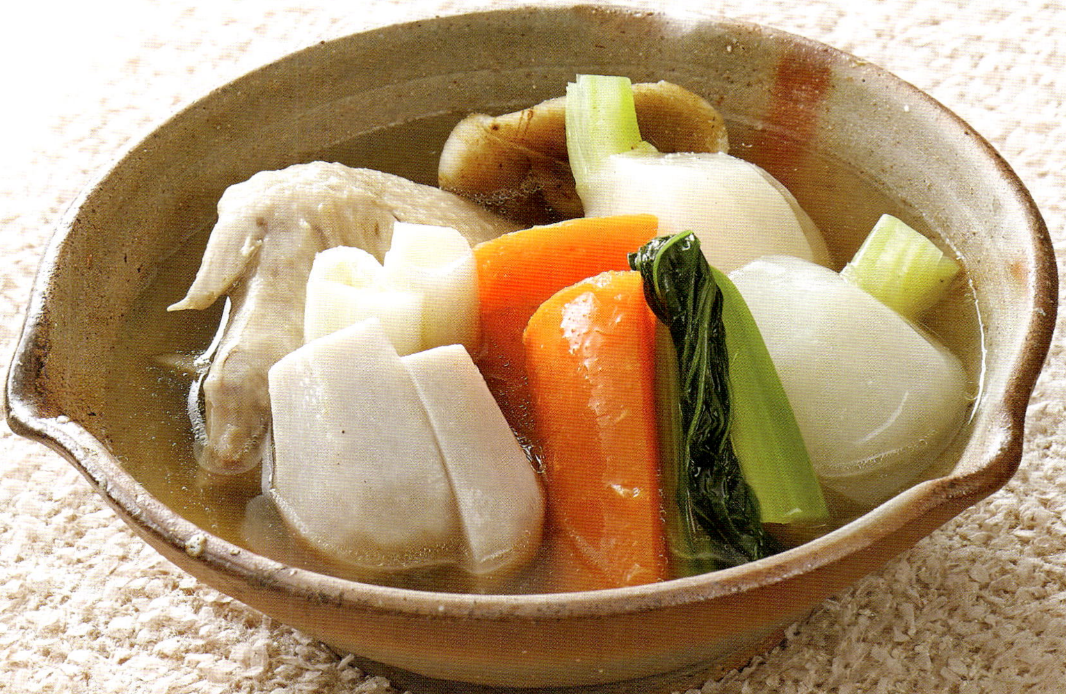

第6章

麺類・粉もの

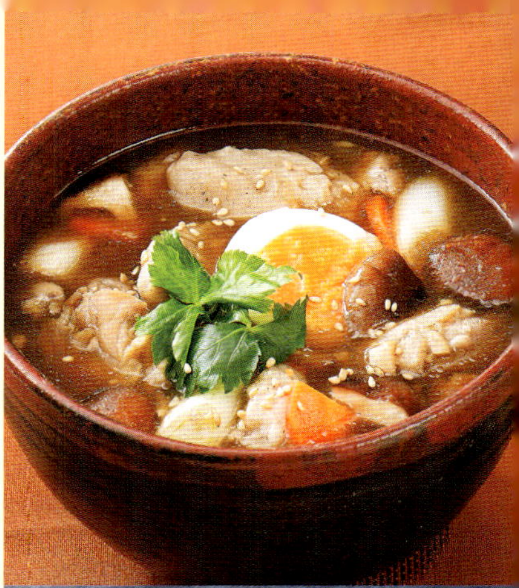

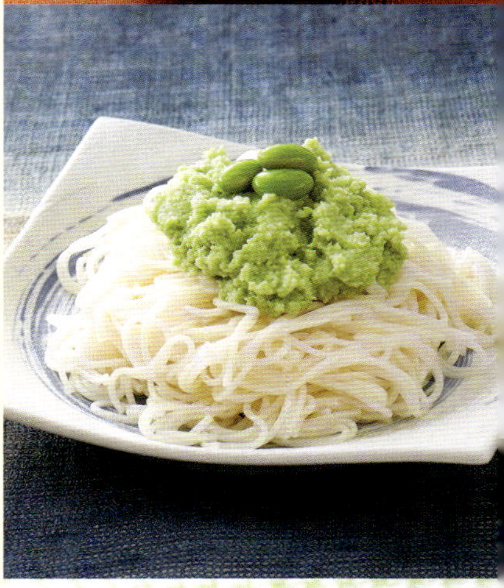

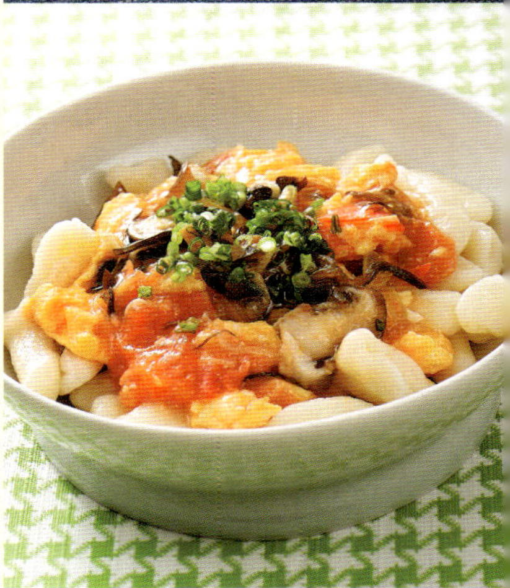

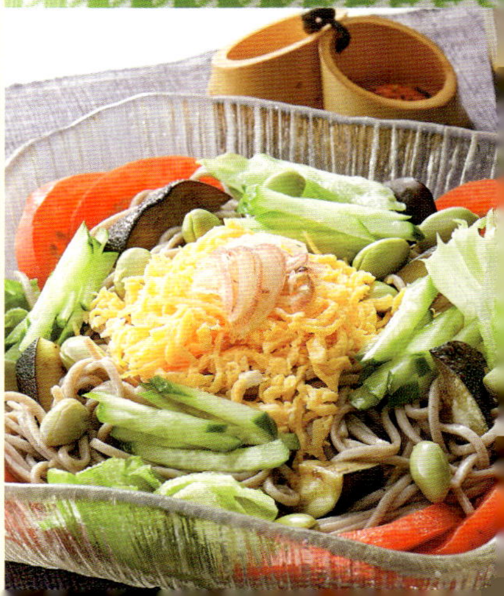

温麺《うーめん》のずんだ和え

安《あん》神《しん》健《けん》脾《ぴ》利《り》水《すい》—消化機能を高め、余分な水分を取り除きます

400 年前、宮城県白石城下に住む鈴木味右衛門は胃を病んで床に伏していた父に、旅の僧から作り方を授かった、油を一切使わない小麦粉と塩水だけの麺を作り温めて食べさせせると、父は回復しました。この話が殿様に伝わり、作った麺を献上したところ、「温麺」と名づけられました。熱を取り、精神の安定をはかる小麦、疲れやむくみを改善する枝豆との組み合わせで、蒸し暑い夏に弱っている脾胃の働きを高めます。

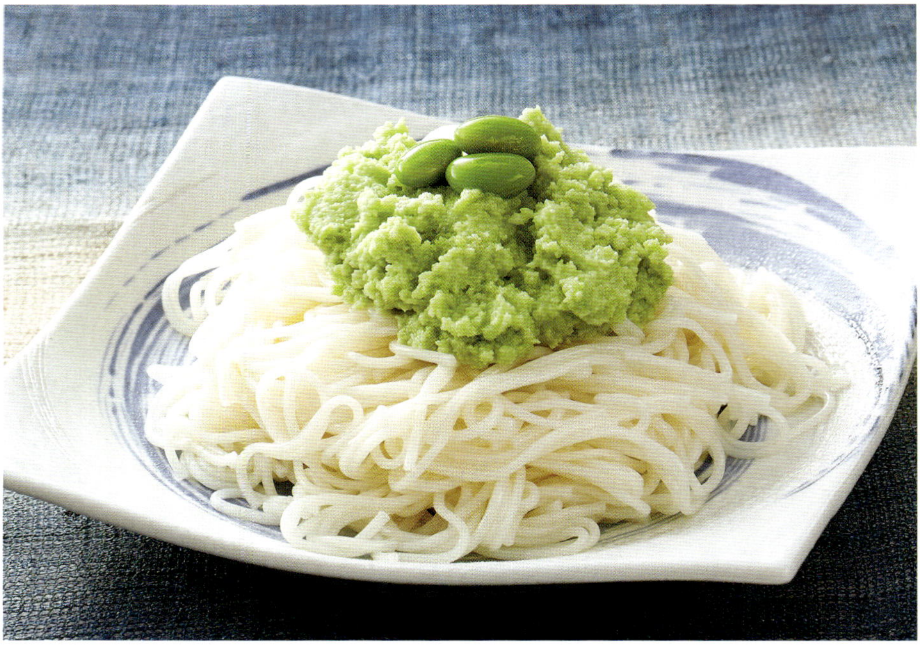

材料

温麺＊ …………………………… 4 把
枝豆(さやつき)＊
…… ………… 500 g(正味約 250 g)

A
- 砂糖 …………………………… 20 g
- 酢 ……………………………… 少々
- 塩 ………………………… 小さじ 1
- 水 ………………………… 大さじ 3

温麺
現在は「白石温麺」とも呼ばれています。手に入らない場合は素麺で代用できます。

作り方

1 鍋に湯をたっぷりと沸かし、温麺をパラパラとほぐし 3 分ほどゆでる。
2 手早くざるに移し、水でぬめりを取りながらよく洗い、しっかり水きりをする。
3 枝豆はゆでてさやから出し、飾り用に少し残しておき、残りは薄皮をとって、A と一緒にミキサーにかけ、すりつぶしてずんだを作る。
4 **2** を器に盛りつけて **3** をかけ、ゆでた枝豆を飾り、混ぜ合わせて食べる。

〈レシピ作成：石渡　千代〉

食薬の知識

＊小麦：涼・甘／心・脾・腎／清熱除煩・養心安神・補益脾胃
＊枝豆（大豆）：平・甘／脾・胃・大腸／健脾益胃・潤燥利尿

きのこ入りにぼうと

清熱益気消食《せいねつえっきしょうしょく》―体の余分な熱を取り除き、気を補益し、消化を促進します

埼玉県深谷市の家庭料理です。昔は自家製の地粉を使い、秋から冬にかけて夕食用にうどんを打つのが料理を作る女性の大事な仕事でした。麺を普通のうどんの３倍くらいの幅に切るのが特徴です。熱を取り、精神の安定をはかる小麦、気を補うきのこ類を多めに使います。

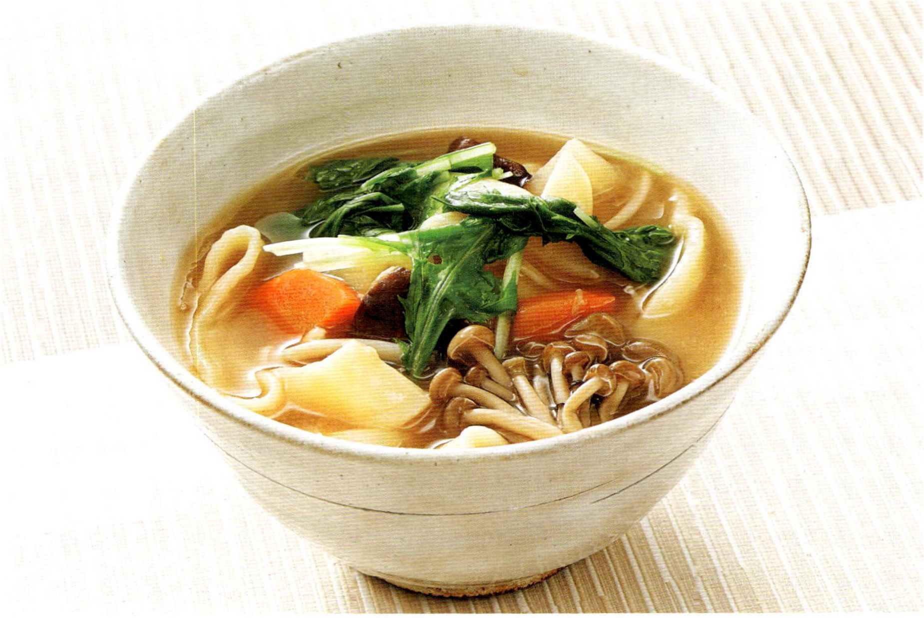

材料

［手打ちうどん(約 200 g 分)］
- 中力粉＊ …… 150 g
- 水 …… 70 ml～
- 打ち粉 …… 適量

- きのこ類(2～3 種類)＊ …… 適量(多めに)
- にんじん …… 50 g
- 大根 …… 80 g
- 水菜 …… 1/4 束
- 長葱 …… 1 本
- 昆布と鰹節のだし汁 …… 6 カップ～
- 醤油 …… 大さじ 4

食薬の知識

＊小麦：涼・甘／心・脾・腎／清熱除煩・養心安神・補益脾胃
＊きのこ（椎茸）：平・甘／胃／補気益胃

作り方

うどんの打ち方

1 ボウルに中力粉と分量の水を入れて混ぜ合わせ、耳たぶくらいのやわらかさにこね上げる。布巾に包み 30 分以上寝かせる。
2 **1** の生地を軽くこね直し、形を整え、布巾に包んでさらに 10～20 分寝かせる。
3 **2** を打ち粉をした台に置き、めん棒で 3～4 mm 厚さの円形にのばす。
4 のばした生地に打ち粉をたっぷりふり、屏風のようにたたみ、包丁で約 1 cm 幅(普通のうどんの 3 倍くらいの幅)に切る。

---

1 大根とにんじんは厚めのいちょう切り、水菜は 5～6 cm 長さに切り、きのこ類はひと口大にし、長葱は 2 cm 長さの輪切りにする。
2 鍋にだし汁と大根、にんじん、きのこ、長葱を入れて強火にかけ、煮立ったら強めの弱火にし、10 分ほど煮たら分量の半量くらいの醤油を入れやわらかくなるまで煮る(味噌で味つけすることもある)。
3 **2** の鍋に手打ちうどんの打ち粉をはらい落としてほぐしながら入れ、やわらかくなるまで煮込み、残りの醤油と水菜を加える。

〈レシピ作成：安里　清子〉

小田巻き蒸し

滋《じ》陰《いん》安《あん》神《しん》補《ほ》気《き》―体を潤し、気を養い、精神の安定をはかります

江戸時代に商人の街である大阪・船場界隈で発祥した料理といわれています。冠婚葬祭などハレの日に食されました。船場商人にとっては非常に高級な料理だったことでしょう。清熱安神の小麦粉、滋陰養血安神の卵やほうれん草、体を温め気を補う鶏肉、海老、椎茸を合わせて体の不調を和らげます。

材料

	卵＊	4個
	昆布と鰹節のだし汁	4カップ
A	酒	大さじ4
A	みりん	大さじ1
A	塩	小さじ1
A	薄口醤油	小さじ2
	ほうれん草＊	1/2束
	かまぼこ	50g
	海老	4尾
	ゆでうどん＊	2玉(400g)
B	昆布と鰹節のだし汁	大さじ4
B	薄口醤油	小さじ1
	鶏むね肉＊	120g
C	酒	大さじ1
C	薄口醤油	小さじ1
C	塩	少々
	干し椎茸	4枚
	にんじん	50g
D	干し椎茸の戻し汁	大さじ2
D	砂糖	小さじ2
D	みりん	小さじ1
D	薄口醤油	大さじ1
	柚子の皮	適量

作り方

1. ほうれん草は色よくゆでて水けをしぼり、5cm長さに切っておく。かまぼこは薄く8枚に切り、海老は殻と背ワタを取る。
2. うどんは熱湯でほぐし、Bをからませる。鶏むね肉は8等分にそぎ切りにし、Cとともに鍋に入れさっとひと煮立ちさせる。戻して軸を取った干し椎茸と5mm厚さに輪切りにしたにんじんは、Dとともに汁けがなくなるまで煮る。
3. 卵を泡立てないよう溶きほぐし、だし汁、Aと合わせる。ふきんやざるなどで一度濾して口当たりをよくする。
4. 器にうどんを入れ、その上にほうれん草とゆず皮以外の具材をのせて**3**の卵液を静かに注ぐ。
5. 強火で蒸気の上がっている状態の蒸し器に**5**を入れ、ふたをして中火にし、15～20分蒸す。
6. 竹串でまん中をさして澄んだ汁が上がってきたら取り出し、ほうれん草と柚子の皮を小さくそいだもの(へぎ柚子)をのせる。

〈レシピ作成：渡辺　真里子〉

食薬の知識

＊**卵**：平・甘／肺・心・脾・肝・腎／滋陰潤燥・養血安神
＊**小麦**：涼・甘／心・脾・腎／清熱除煩・養心安神・補益脾胃
＊**鶏肉**：平（温）・甘／脾・胃／補中益気・補精添髄
＊**ほうれん草**：涼・甘・渋／胃・大腸・膀胱／養血・滋陰潤燥・止渇

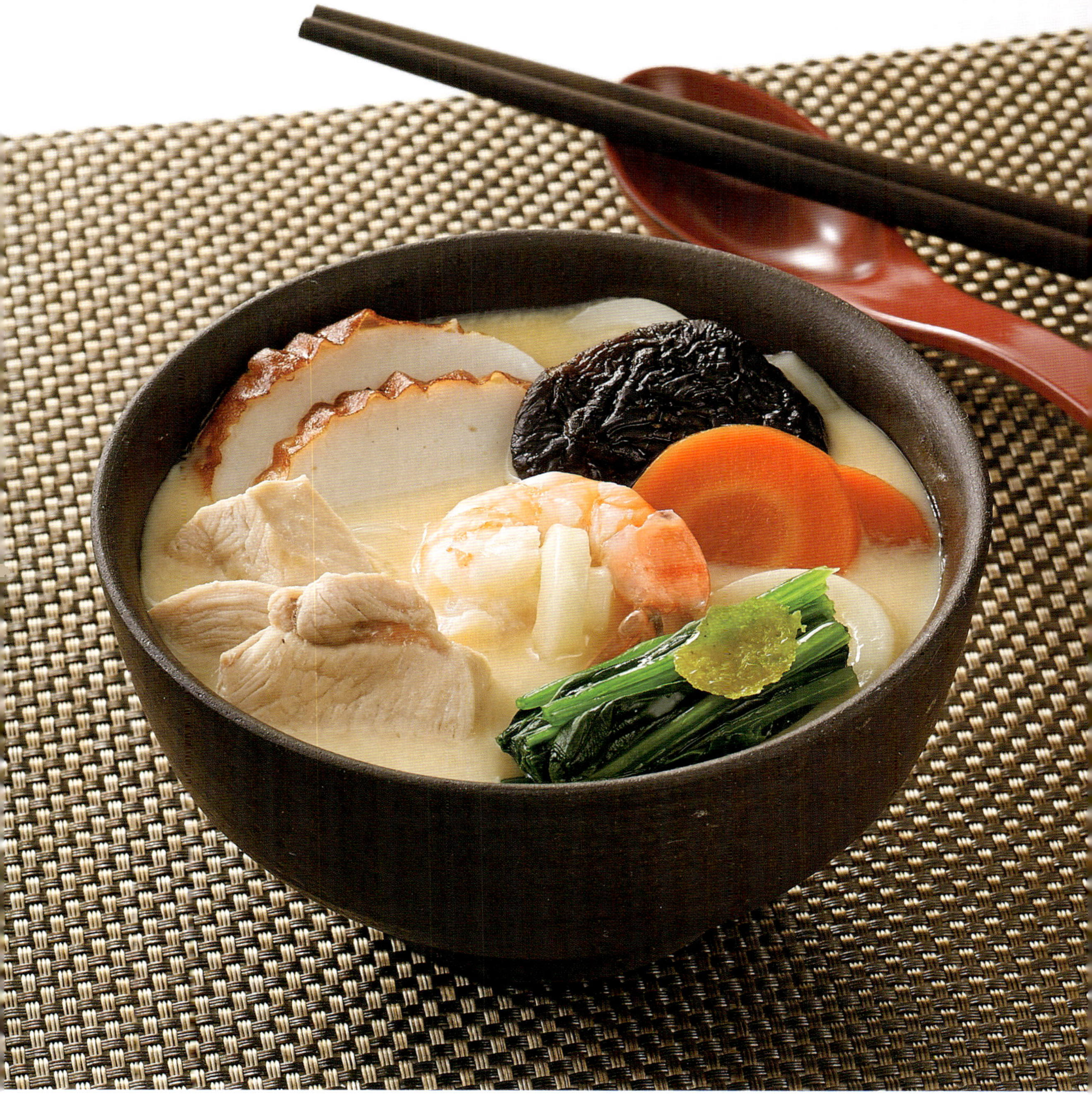

白いとろろに紅い八斗《はっと》

安神消食《あんしんしょうしょく》—精神の安定をはかり、消化機能を高め、老化を防止します

小麦粉をこねてすいとんのように食べる八斗。岩手県には数多くの八斗料理があり、日常的に作られています。とろろ八斗は肉、魚、葉菜・果菜などは具にしない根菜料理で、県南部の平泉周辺でよく作られます。熱を取り、精神を安定するのに効果的な小麦粉、気の巡りをよくする大根、補気で消化機能を高め、肺・腎を補益する長芋などを組み合わせました。

材料

［八斗生地］

- 小麦粉＊ …………… 300 g
- 紅麹＊ ………… 小さじ 2
- 水 …………… 160〜170 ml

- 大根＊ …………………… 300 g
- 長芋＊ …………………… 300 g
- ごぼう …………………… 50 g
- 長葱 ……………………… 1 本
- 昆布 ……………………… 10 g
- 鰹節 ……………………… 20 g
- 味噌 ……………………… 50 g
- 細葱 ……………………… 適宜

紅麹（べにこうじ）
米などの穀類に紅麹菌を繁殖させてできた鮮やかな紅色の麹。中国では消化をよくし、血行を促進するとされ、醸造酒や沖縄の「豆腐よう」のルーツといわれる「紅腐乳」などの発酵食品に古くから用いられています。

作り方

1 生地を作る。小麦粉と紅麹をよく混ぜて、分量の水を加え、なめらかになるまでこねてビニール袋に入れ 2 時間以上寝かせる。

2 水 15 カップを鍋に入れ、4 つ割りにした大根、縦半分に切ったごぼう、10 cm 長さに切った長葱を入れて火にかけ、中火で煮て水分が半量くらいになったら野菜を取り出す(野菜も食べてもよい)。

3 **2** に昆布と鰹節を入れてだしをとり、濾す。

4 **3** に味噌を入れて調味する。

5 沸騰している **4** に **1** の生地を両手で出来るだけ薄くのばしてはちぎって入れる。

6 八斗が浮き上がったら、汁ごと器に取り分け、長芋のすりおろしをかける。小口切りにした細葱を散らす。

〈レシピ作成：大村　和子〉

食薬の知識

＊小麦：涼・甘／心・脾・腎／清熱除煩・養心安神・補益脾胃
＊大根：涼・辛・甘／肺・胃／順気消食・下気寛中
＊長芋（山薬）：平・甘／脾・肺・腎／補気健脾・養陰益肺・補腎固精
＊紅麹（酒）：温熱・甘・辛・苦／心・肝・肺・胃／行気活血・散寒止痛

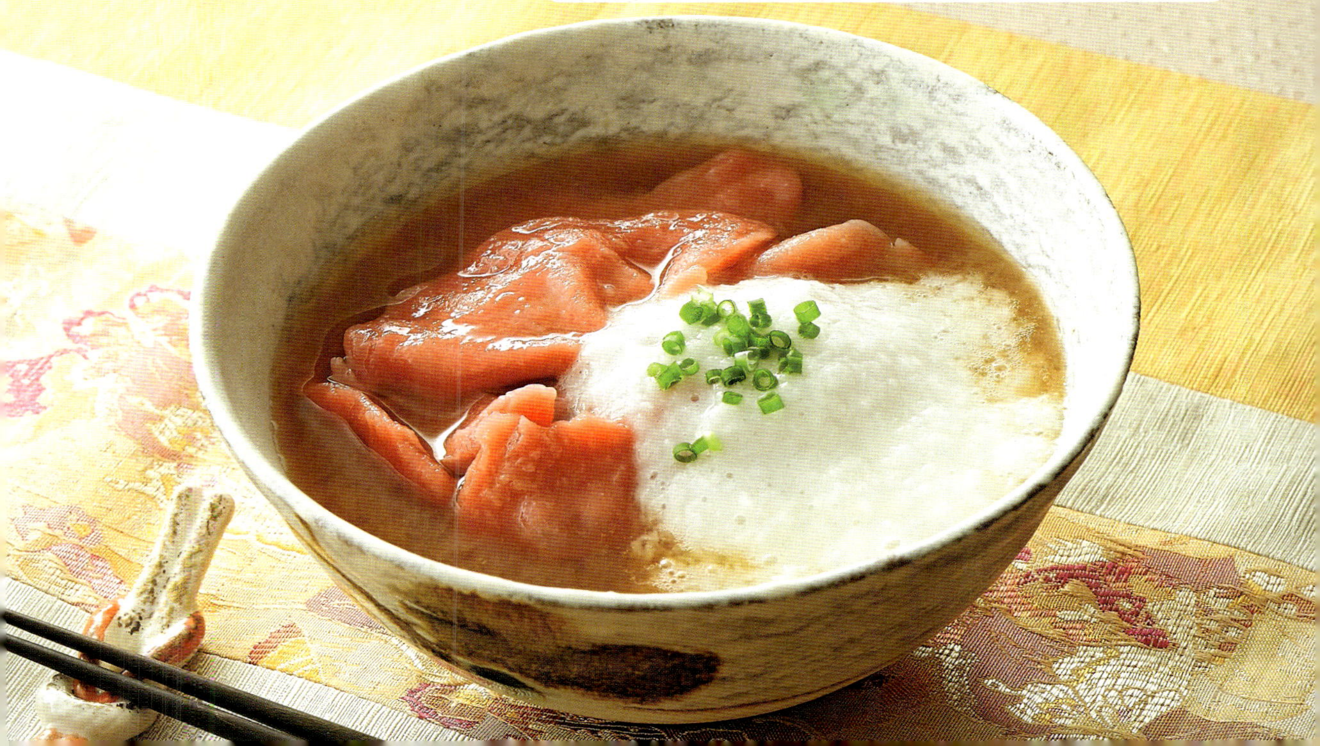

トマトと大根の疙瘩湯《ガーダータン》

清熱理気消食《せいねつりきしょうしょく》―熱を取り、精神の安定をはかり、消化を促進します

日本のすいとんのように作りやすく中国の山西省でよく食べられている麺料理です。疙瘩は中国語で「小さなかたまり」の意味です。熱を取り、煩燥を和らげる小麦に大根、トマトを合わせて消化を促進し、熱症状の改善が期待できます。

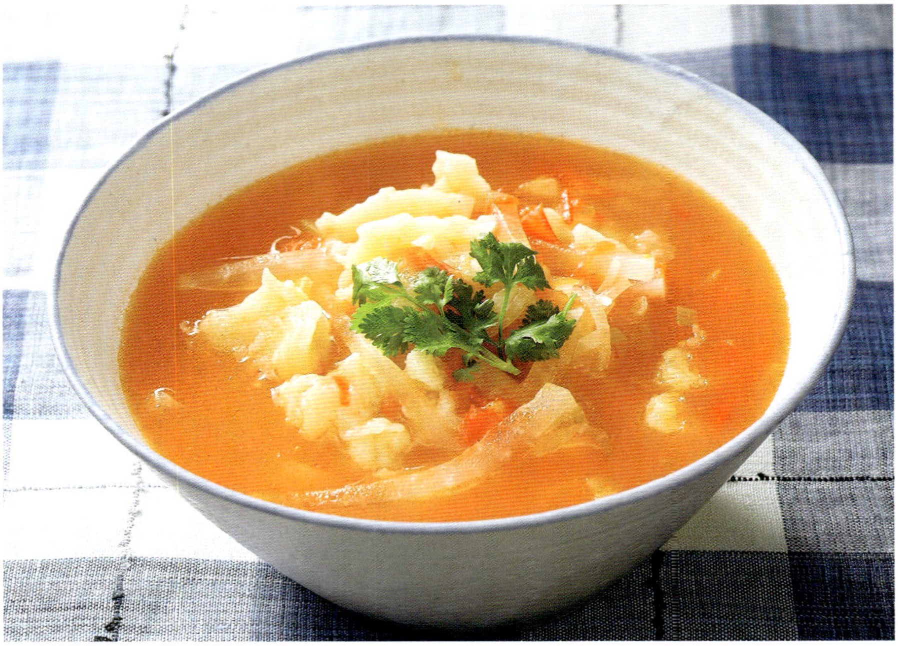

材料

［生地］
- 小麦粉＊ …… 160 g
- 水 …… 1/4 カップ

トマト（大）＊ …… 1個
大根＊ …… 200 g
長葱 …… 3 g
塩 …… 小さじ 1
サラダ油 …… 大さじ 1/2
胡麻油 …… 少々
香菜 …… 適宜

作り方

1. ボウルに小麦粉を入れ、分量の水を少しずつ加えながら混ぜ、ほろほろとした小さなかたまり状の生地を作る。
2. トマトは粗めに刻む。大根は皮をむき細切りにする。長葱はみじん切りにする。
3. 鍋を熱し、サラダ油を入れて長葱を炒め、香りが出たら **3** のトマト、大根を入れて炒める。5 カップの水を加えて沸騰させる。
4. **3** が沸騰しているところに、**1** を混ぜながら入れ、鍋の底からかき回す。生地のかたまりが浮かんできたら塩で調味し、火を止める。器に盛り、胡麻油を加え、刻んだ香菜を散らす。

〈レシピ作成：劉　海威〉

食薬の知識

＊**小麦**：涼・甘／心・脾・腎／清熱除煩・養心安神・補益脾胃
＊**大根**：涼・辛・甘／肺・胃／順気消食・下気寛中
＊**トマト**：微寒・甘・酸／肝・脾・胃／生津止渇・健胃消食

トマトと卵あんかけの猫耳朶《マオアルドゥオ》

清熱《せいねつ》利湿《りしつ》安神《あんしん》―熱と湿を取り、精神の安定をはかります

「耳朶」は中国語で耳の意味。麺の形が猫の耳の形に似ていることから名づけられました。山西省の多彩な麺料理のひとつです。小麦は熱を取り、心気を養い、体を滋養するトマトと卵を加えて精神の安定をはかり、金針菜に体内の余分な湿を排出します。

材料

［生地］
- 小麦粉＊ …… 160 g
- 水 …… 1/2 カップ

卵＊ …… 1 個
トマト（大）＊ …… 2 個
金針菜＊ …… 5 g
黒木耳（くろきくらげ） …… 3 g
椎茸 …… 2 枚
長葱 …… 3 g
片栗粉 …… 小さじ 1
塩 …… 小さじ 1
サラダ油 …… 大さじ 1
胡麻油 …… 少々
細葱 …… 1 本

金針菜（きんしんさい）
ユリ科の本萱草（ほんかんぞう）のつぼみを乾燥させたもの。ほのかな甘みと苦み、シャキシャキとした歯ごたえが特徴です。中国では食材として、スープ、煮物、炒め物などに幅広く使われ、親しまれています。

作り方

1 生地を作る。ボウルに小麦粉を入れ、分量の水を少しずつ加えながらかための生地を作り、10 分寝かせる。
2 別のボウルに卵を割り、塩ひとつまみを加えてよく混ぜる。トマトを 2 cm 角に切る。金針菜、黒木耳をそれぞれ水で戻す。椎茸、黒木耳は細切りにし、金針菜は長さを半分に切る。長葱はみじん切りにする。
3 鍋を熱し、サラダ油大さじ 1/2 を入れ、卵を炒めて取り出しておく。
4 **3** の鍋を再び熱し、残りのサラダ油を入れて長葱を炒め、香りが出たらトマトを加えて炒める。椎茸、黒木耳、金針菜、水 1/2 カップを加えて沸騰させ、5 分煮たら **3** の卵を戻し入れ、同量の水で溶いた水溶き片栗粉を入れてとろみをつけ、残りの塩で調味する。
5 **1** の生地を 1 cm の太さに細長く伸ばし、1 cm 長さ（約 3 g）に切り、猫の耳のような形に親指で押しながらのばす。
6 沸騰した湯で **5** をゆで、浮かんできたら取り出す。器に盛って **4** をかけ、胡麻油を加え、小口切りにした細葱を散らす。

〈レシピ作成：劉　海威〉

食薬の知識

＊小麦：涼・甘／心・脾・腎／清熱除煩・養心安神・補益脾胃
＊トマト：微寒・甘・酸／肝・脾・胃／生津止渇・健胃消食
＊卵：平・甘／肺・心・脾・肝・腎／滋陰潤燥・養血安神
＊金針菜：涼・甘／肝・胃／安中和胃・清熱利湿・涼血解毒

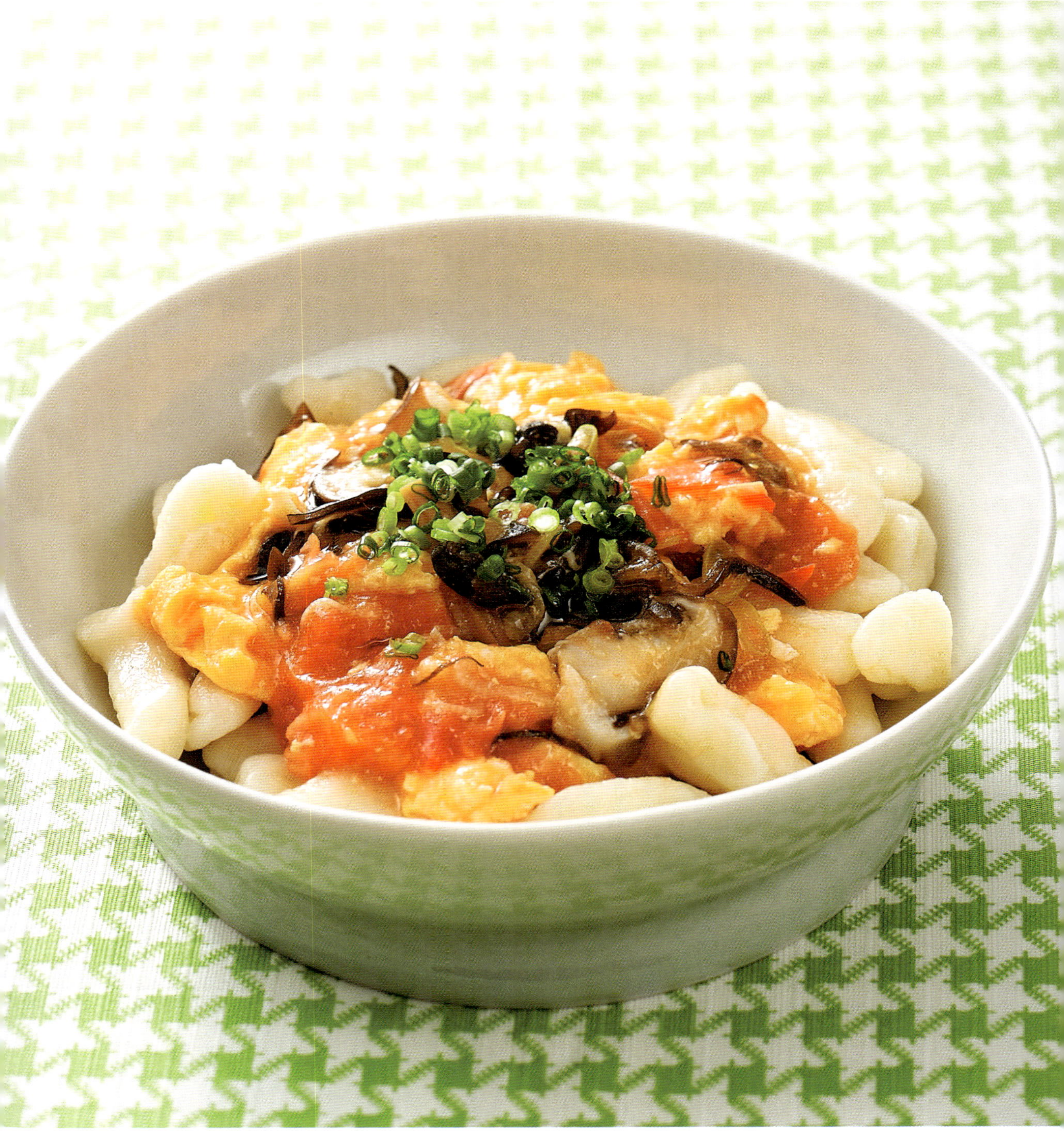

ちゃんぽん

養血益陰《ようけつえきいん》、補気助陽《ほきじょよう》―体を滋養しながら気を補い、巡らせます

ちゃんぽんとは中国福建省の言葉で、簡単な食事「喰飯《シャボン》」からきています。疲れた体を滋養する豚肉、血を養ういか、陽気を補い温めて強壮する海老、脾胃を養うキャベツなどで補益し、玉葱で気の巡りをよくして、五臓の働きを高めます。その日の体調に合わせて上に散らす具を調節します。

材料

	ちゃんぽん麺	600 g
	豚薄切り肉＊	100 g
	いか＊	200 g
	海老＊	100 g
	にんじん	30 g
	椎茸＊	4 枚
	キャベツ＊	3 枚
	さやいんげん	6 本
	玉葱	1 個
	もやし	100 g
	なると	60 g
	ラード	適量
A	酒	大さじ 1
A	醤油	大さじ 2
A	塩	小さじ 1 と 1/2
A	胡椒	少々

作り方

1 豚肉は食べやすい大きさに切って塩、胡椒(分量外)をふる。いかは包丁目を入れて短冊切り、海老は殻と背ワタを取ってゆでておく(ゆで汁はとっておく)。

2 にんじんは短冊切り、椎茸は半分に切り、キャベツはひと口大に切る。さやいんげんは 3 cm 長さに斜めに切り、玉葱は薄切りにする。もやしは洗って水けをきっておく。

3 中華鍋にラードを熱して豚肉を炒め、肉の色が変わったら玉葱を加えて炒める。

4 **3** に水 8 カップ、いかと海老のゆで汁を入れて煮立て、A で味をつける。

5 鍋の片側に具をよせ、ちゃんぽん麺を入れて煮る。麺が温まってほぐれる程度になったら、麺だけ引き上げて器に移す。

6 **5** の鍋に **2** の野菜、いか、海老、薄切りにしたなるとを入れて火を通す。

7 器に入れた麺の上に **6** のちゃんぽんをかける。白髪葱、せん切りの茗荷、針生姜、陳皮、大葉などを好みで散らす。

〈レシピ作成：久保田　順子〉

食薬の知識

＊海老：温・甘／肝・腎・脾・肺／補腎壮陽・温陽開胃
＊豚肉：平・甘・鹹／脾・胃・腎／滋陰潤燥
＊いか：平・鹹／肝・腎／養血滋陰
＊キャベツ：平・甘／胃・腎／補中益気
＊椎茸：平・甘／胃／補気益胃

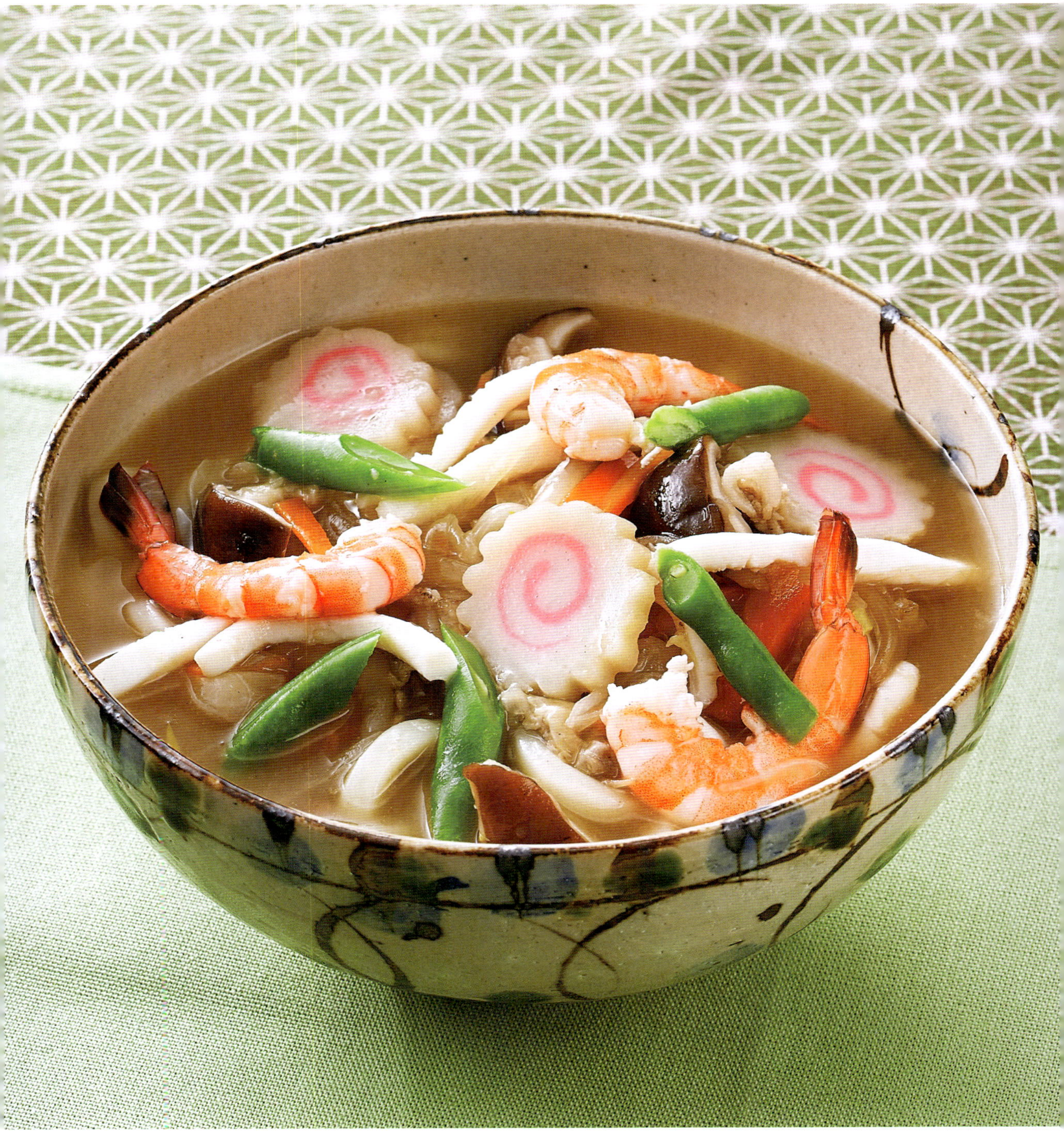

南瓜のとろろ月見ほうとう

清熱《せいねつ》補《ほ》気《き》—たまっている熱を取りながら、脾腎の働きを高め、消化機能を補います

武田信玄の時代から伝わる南瓜のほうとうは甲州山梨県の代表的な家庭料理です。煮干しでとっただし汁に幅の広い生麺、季節の野菜、油揚げなどを加えて煮込み、味噌で調味します。小麦は体内の余分な熱を取り、南瓜、長芋、黄耆、きのこ類は気を補い、脾と腎の働きを高め、体を元気にします。

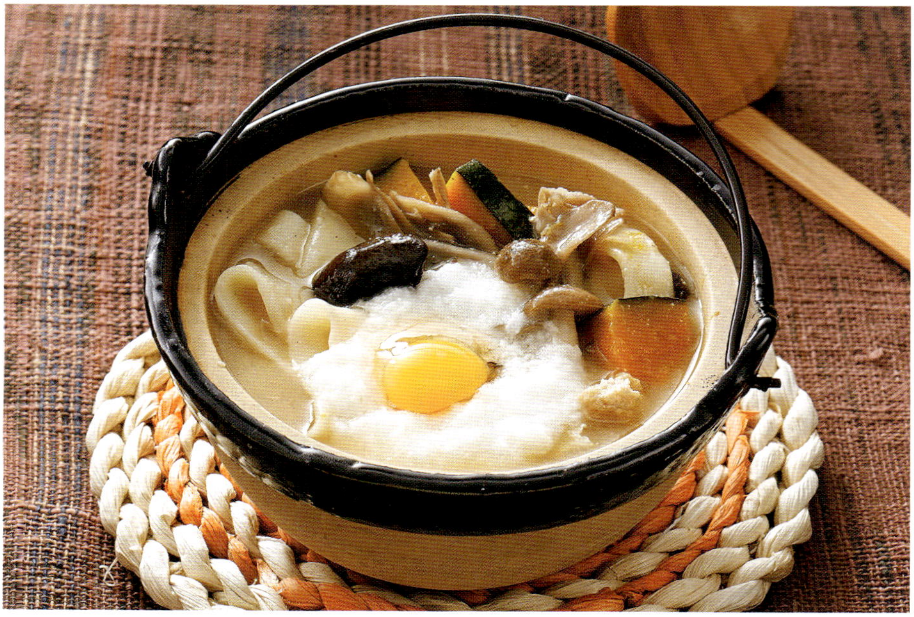

材料

［麺］
小麦粉＊ ………… 300 g
塩 ………… 小さじ 1/3
水 ………… 1/2 カップ
［黄耆（おうぎ）の煎じ汁］
黄耆＊ ………… 10 g
水 ………… 1 カップ
南瓜＊ ………… 100 g
舞茸 ………… 80 g
しめじ ………… 50 g
椎茸 ………… 4 枚
油揚げ ………… 1 枚
長芋＊ ………… 100 g
味噌 ………… 50 g
うずらの卵 ………… 4 個
煮干し粉 ………… 大さじ 2

作り方

1 黄耆は水 1 カップに 30 分浸してから中火にかけ、沸騰したら弱火にし、1/2 カップまで煎じる。
2 小麦粉、水 1/2 カップ、塩をボウルに入れよくこね、布巾をかけ 30 分寝かせる。さらによくこね、めん棒で 0.5 mm くらいの厚さにのばし、屏風たたみにして 1 cm 幅に切る。
3 南瓜はひと口大に切る。舞茸、しめじは石づきを取って小房に分ける。椎茸は 4 つに切る。油揚げは熱湯をかけて油抜きし、短冊に切って醤油（分量外）をまぶしておく。
4 長芋は皮をむき酢水に通し、すりおろしておく。
5 鍋に水 5 カップ、煮干し粉大さじ 2 を入れてだし汁を作り、**1** の黄耆の煎じ汁、南瓜、油揚げを加えて火にかける。沸騰したら **2** を加えやわらかくなるまで煮る。麺が透きとおってきたら半量の味噌ときのこ類を加えひと煮立ちさせる。最後に残りの味噌を加え仕上げる。
6 器に **5** を盛りつけ、**4** のとろろをかけ、うずらの卵をのせる。青海苔をふっても美味しい。

〈レシピ作成：茂木　万寿子〉

食薬の知識

＊小麦：涼・甘／心・脾・腎／
清熱除煩・養心安神・補益脾胃
＊南瓜：温・甘／脾・胃／補気健脾

＊黄耆：微温・甘／脾・肺／補気昇陽・益衛固表
＊長芋（山薬）：平・甘／脾・肺・腎／
補気健脾・養陰益肺・補腎固精

春菊入りしっぽくうどん

去痰清熱通便《きょたんせいねつつうべん》―大腸の気の働きを促進し、痰湿・痰熱の症状の改善が期待できます

しっぽくうどんは、冷たい風が吹き始める秋から冬にかけての讃岐の代表的な家庭料理です。しっぽくとは、「一皿に盛りつけた料理」「七宝の具」という意味があるとされます。大根と里芋を組み合せて便通を促進し、消化機能を高め、春菊も加えることで熱のこもった痰の改善をはかります。

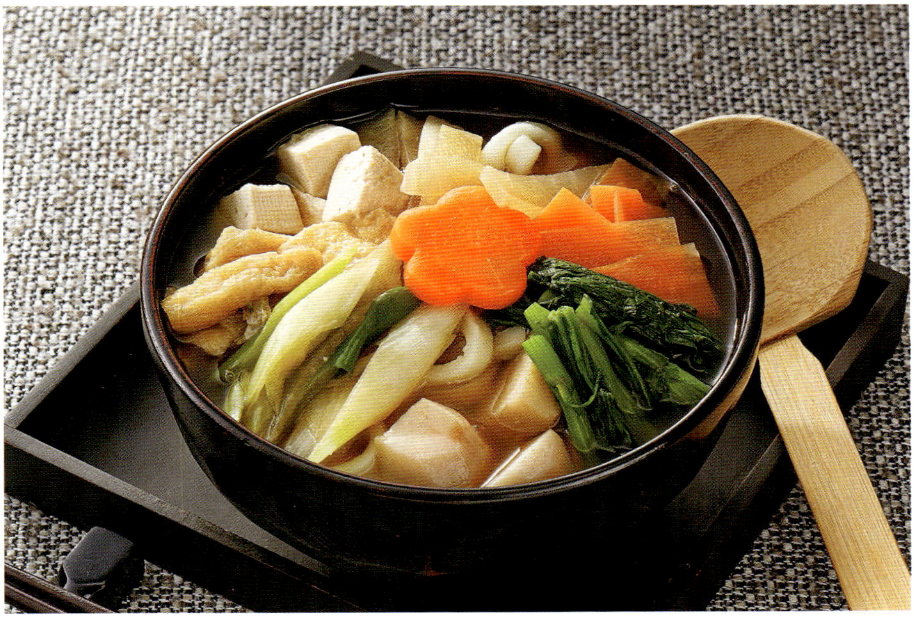

材料

ゆでうどん	4玉
大根*	300 g
里芋*	3個
春菊*	1/2束
にんじん	1本
豆腐	1/2丁
長葱	1本
油揚げ	1枚半
煮干しのだし汁	5カップ
醤油	大さじ4

作り方

1. 大根は短冊切り、里芋は皮をむいてひと口大に切る。にんじんは花型に抜いたものを4枚とり、残りは短冊切りにする。
2. 春菊はゆでて食べやすく切っておく。豆腐は1.5 cm角に切り、長葱は3～4 cm長さに斜めに切る。
3. 油揚げは熱湯に通して油抜きをし、短冊切りにする。
4. だし汁を煮立て、中火にして**1**と**3**を入れ、里芋がやわらかくなったら豆腐を入れ、醤油を加えて味をふくませる。最後に長葱を加えて火を止める。
5. うどんを温めて器に入れ、熱々の**4**をかけ、春菊を添える。

〈レシピ作成：織田　静子〉

食薬の知識

*大根：涼・辛・甘／肺・胃／順気消食・下気寛中・清化熱痰
*里芋：平・甘・辛／大腸・胃／化痰軟堅・消腫散結
*春菊：平・辛・甘／肺・胃／清肺化痰和胃

味噌煮込みうどん

益《えっ》気《き》清《せい》熱《ねつ》―熱を取りながら、脾胃の働きを高めます

中京地区では熟成期間の長い豆味噌が生産されています。中でも黒みをおびた赤味噌、あるいは八丁味噌と呼ばれるうま味の濃い味噌が広く食べられ、味噌を用いた煮込みうどんは家庭料理として好まれています。味噌は、二日酔いを抑え、脾胃の機能を補い、解毒・抗酸化作用が期待できます。

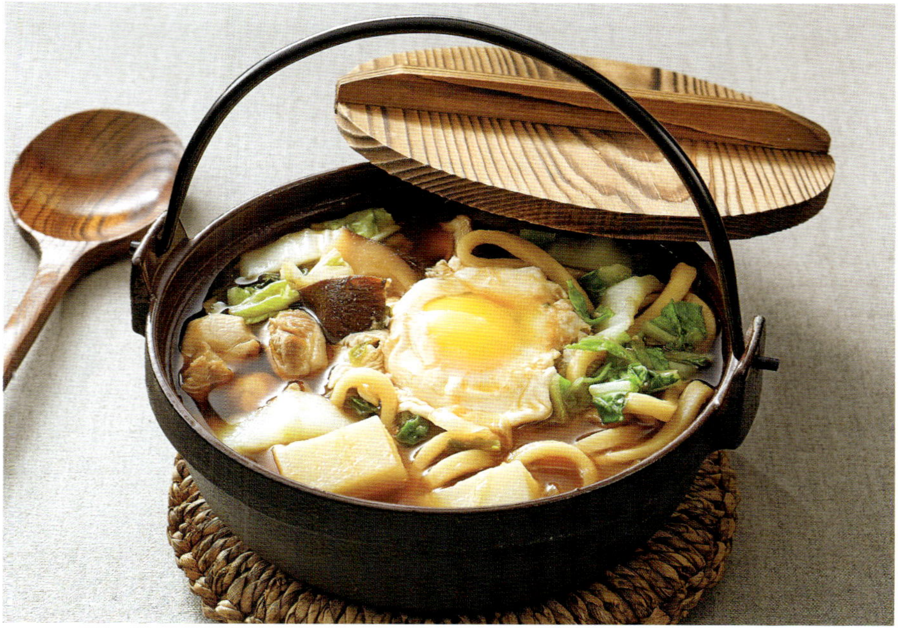

材料

ゆでうどん（太く固めのもの）
…………4玉（約200 g／玉）
鶏もも肉＊……………160 g
干し椎茸……………………4枚
長葱………………………2本
白菜＊……………………2枚
油揚げ……………………1枚
八丁味噌＊……………120 g
餅…………………………2個
卵＊………………………4個
［だし汁］
水……………………7カップ
昆布……………………1枚（5 g）
鰹節………………………25 g
砂糖………………………大さじ2
みりん……………………大さじ3

作り方

1 鍋に7カップの水を沸騰させ、だしパックに入れた昆布と鰹節、砂糖、みりんを加え5分ほど煮だし、だし汁を作る。だしパックは取り除く。
2 鶏肉をひと口大に切って熱湯にくぐらせ、冷水にとって臭みを抜く。干し椎茸は水で戻して半分に切る。
3 八丁味噌を1カップの湯で溶き、1のだし汁と合わせて火にかけ、煮立ったら鶏肉、干し椎茸、1 cm長さに切った長葱、1.5 cm幅に切った白菜と油揚げを順に入れ、中火で5分ほど煮る。
4 鶏肉に火が通ったのを確認し、うどんをほぐし入れて箸でさばき、火を止めてふたをして3分蒸らす。
5 再び火をつけ、煮立ったところに小さく切った餅を入れ、餅がやわらかくなってきたら生卵を割り入れ、火を止める。

〈レシピ作成：稲垣　雄史〉

食薬の知識

＊鶏肉：平（温）・甘／脾・胃／補中益気・補精添髄
＊卵：平・甘／肺・心・脾・肝・腎／滋陰潤燥・養血安神
＊味噌：寒・鹹／脾・胃・腎／清熱解毒・涼血除煩
＊白菜：平・甘／胃・大腸／清熱除煩・導滞通便

しいたけ鴨南蛮蕎麦《そば》

理気補脾滋陰《りきほひじいん》―ストレスによる気の滞りを巡らせ、気を補い、陰液を滋養します

大分県は、原木しいたけを使った干し椎茸やかぼすなどが有名です。国東半島にある豊後高田は、西日本一の蕎麦どころでもあります。農水産物のほか、養豚、養鶏などの畜産も盛んです。気を巡らせて胃腸の調子を整え、消化を助ける蕎麦と長葱とかぼす、補気の椎茸、滋陰の鴨肉を合わせてアレンジしました。

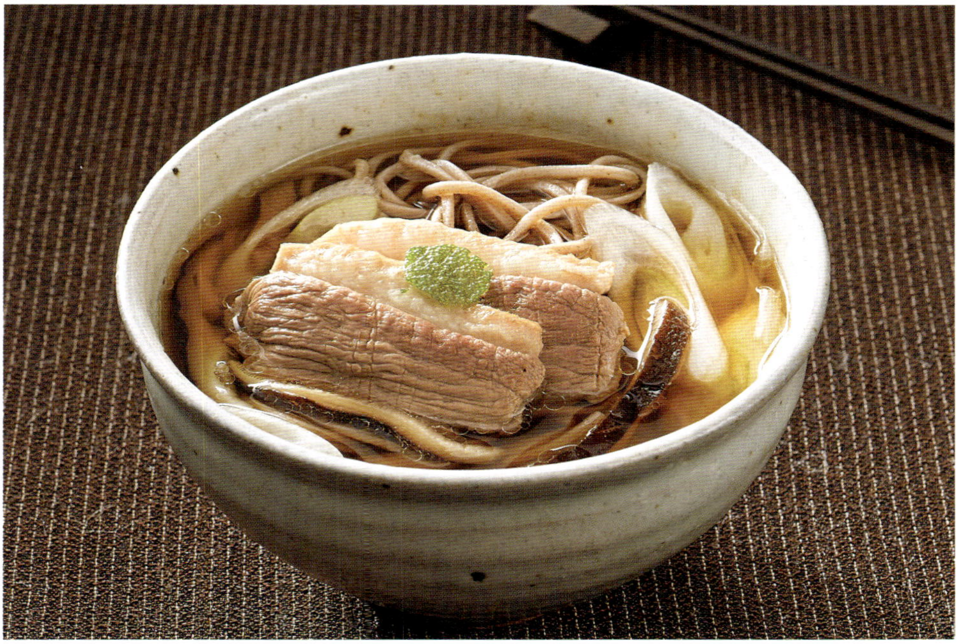

材料

蕎麦＊ …… 320 g
干し椎茸＊ …… 4 枚
合鴨ロース肉＊ …… 200 g
長葱 …… 1 本
［つゆ］
　昆布と鰹のだし汁 …… 6 カップ
　干し椎茸の戻し汁 …… 適量
　醤油 …… 大さじ 6
　みりん …… 大さじ 6
かぼすの皮 …… 少々

作り方

1 干し椎茸は水で戻し、石づきを取って薄切りにする。鴨肉は薄くそぎ切りに、長葱は斜め薄切りにする。
2 鍋につゆの材料を入れて火にかけ、煮立ったら干し椎茸を加えて煮る。
3 別の鍋にたっぷりの湯を沸かし、蕎麦を好みのかたさにゆでる。ゆで上がったらざるにあげ、冷水でしめて水をきる。
4 2 に鴨肉、長葱を入れて肉に火が通るまで加熱する。
5 蕎麦、4 を器に盛り、かぼすの皮を添える。

〈レシピ作成：岡央　知子〉

食薬の知識

- **蕎麦**：涼・甘／脾・胃・大腸／開胃寛腸・下気消積
- **椎茸**：平・甘／胃／補気益胃
- **鴨肉**：涼・甘・鹹／脾・胃・肺・腎／滋陰養胃・健脾補虚・利水消腫

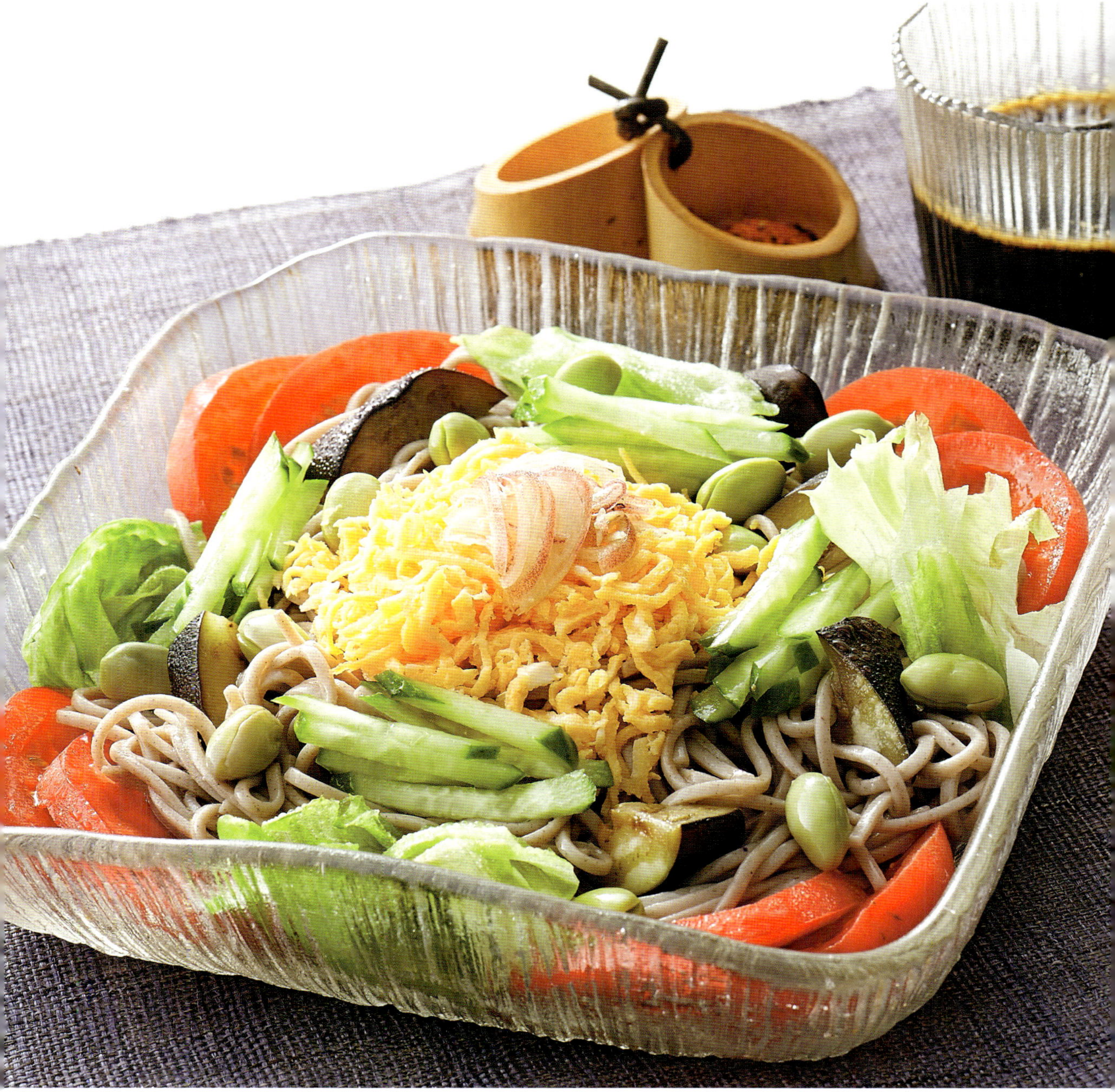

蕎麦《そば》と夏野菜の五味子《ごみし》酢入りつゆ

清熱《せいねつ》理《り》気《き》─暑熱を取り、気を巡らせて食欲を誘います

蕎麦は気を巡らせて体の余分な熱を取り除き、胃腸の働きを助けます。トマト、レタス、茄子などの寒涼性の野菜によって、熱を取ります。食の進む酸味をきかせた五味子酢を取り入れました。

材料

信州蕎麦＊ …………………… 400 g
トマト＊ ………………………… 2 個
高原レタス ……………………… 4 枚
茄子 ……………………………… 2 個
枝豆（さやつき）
　……………… 140 g（正味約 70 g）
茗荷 ……………………………… 2 個
きゅうり ………………………… 1 本
［ 錦糸卵 ］
　卵 ……………………………… 2 個
　片栗粉 ……………… 小さじ 1/2
　塩 ……………………………… 少々
［ 五味子酢つゆ ］
　めんつゆ ……………… 2 カップ
　五味子酢＊ …………… 大さじ 4
　白すり胡麻 …………… 大さじ 2
　生姜汁 ………………… 小さじ 1
　信州味噌・蜂蜜 …… 各大さじ 1
ナラダ油 ……………………… 適量
七味唐辛子 …………………… 適宜

※このレシピの五味子酢は、五味子小さじ 1 を酢 100 ml に 2〜3 日漬けて作ります。

作り方

1 蕎麦はゆで、水にさらしてしっかり水けをきる。
2 トマトは薄切りにする。きゅうりは斜め薄切りにして、せん切りにする。
3 茄子は横半分に切って乱切りにし、塩水につけておく。レタスはひと口大にちぎる。
4 枝豆は塩ゆでし、豆を取り出す。
5 茗荷は細切りにして水にさらし、水けをきる。
6 卵は同量の水で溶いた片栗粉と塩を加えて錦糸卵を作る。
7 フライパンにサラダ油を熱し、茄子を炒め、レタスを加えてさっと炒め合わせる。
8 器に蕎麦を盛り、**2**、**7** を並べ、枝豆、錦糸卵、茗荷を散らし、五味子酢つゆの材料を混ぜ合わせてかける。好みで七味唐辛子をふる。

〈レシピ作成：村田　由希子〉

食薬の知識

＊蕎麦：涼・甘／脾・胃・大腸／開胃寛腸・下気消積
＊トマト：微寒・甘・酸／肝・脾・胃／生津止渇・健胃消食

＊五味子：温・酸／肺・腎・心／生津斂汗・寧心安神

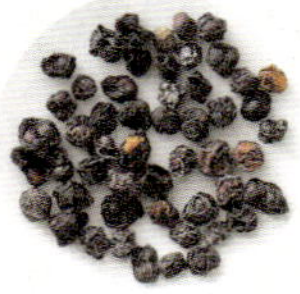

マツブサ科キタゴミシの成熟果実。肺を収斂させ腎を潤し、肺腎虚弱の慢性咳、喘息を和らげる。津液を生じ、収斂作用により、口渇、自汗、盗汗、遺精、滑精、五更泄瀉や慢性の下痢の改善が期待できる。精神の安定をはかり、心悸、不眠、多夢を緩和する。

きゅうりともやしの蕎《チャオ》麦《マイ》椀《ワン》脱《トゥオ》

清《せい》熱《ねつ》理《り》気《き》—胃腸の機能を整え、熱を取り、気の巡りを促進します

清朝の西太后が西安へ逃難する途中、山西省の平遥県でこの料理を食べて高く評価したことがきっかけで宮廷料理にもなっています。椀で蒸した生地を取り出して作る料理なので「椀脱」という名前になりました。涼性で気の巡りをよくする蕎麦にきゅうり、緑豆もやしを合わせることで熱を冷ます作用が増し、胃腸の機能を整えます。

材料

［生地］	
蕎麦粉*	250 g
塩	小さじ 1/4
水	1 カップ
きゅうり*	1 本
緑豆もやし*	100 g
にんにく	10 g
長葱	3 g
生姜	3 g
花椒(かしょう)	0.5 g
サラダ油	大さじ 1
醤油・老陳酢	各大さじ 1
塩	少々
香菜	1 本
白胡麻	小さじ 1

※老陳酢については P.56 へ。

作り方

1 蕎麦粉に塩を入れて混ぜる。分量の水を加えながら混ぜ、生地を作る。
2 **1** の生地をボウルに入れ、水約 60 ml(分量外)を少しずつ入れて生地をとろりとさせ、10 分寝かせる。直径 12 cm の椀 2 個の裏に少し油をぬり、生地を分けて入れる。
3 蒸気の上がった蒸し器に **2** を椀ごと入れ、強火で 30 分蒸す。
4 冷ました **3** を椀から取り出して好みの形に切る。
5 きゅうりは細切りにし、もやしは湯通ししておく。にんにく、長葱、生姜はみじん切りにする。
6 鍋にサラダ油、花椒を入れて弱火で炒める。香りが出たら花椒を取り出し、にんにく、長葱、生姜を加えて炒める。醤油、老陳酢、塩を入れ、煮立ててから火を止める。
7 皿に **4** を盛り、きゅうり、もやし、刻んだ香菜をのせ、白胡麻をふり、**6** をかける。

〈レシピ作成：劉　海威〉

食薬の知識

*蕎麦：涼・甘／脾・胃・大腸／開胃寛腸・下気消積
*きゅうり：涼・甘／脾・胃・大腸／清熱解毒・利水消腫
*緑豆もやし（緑豆）：寒（涼）・甘／心・胃／清熱解毒・清暑利水

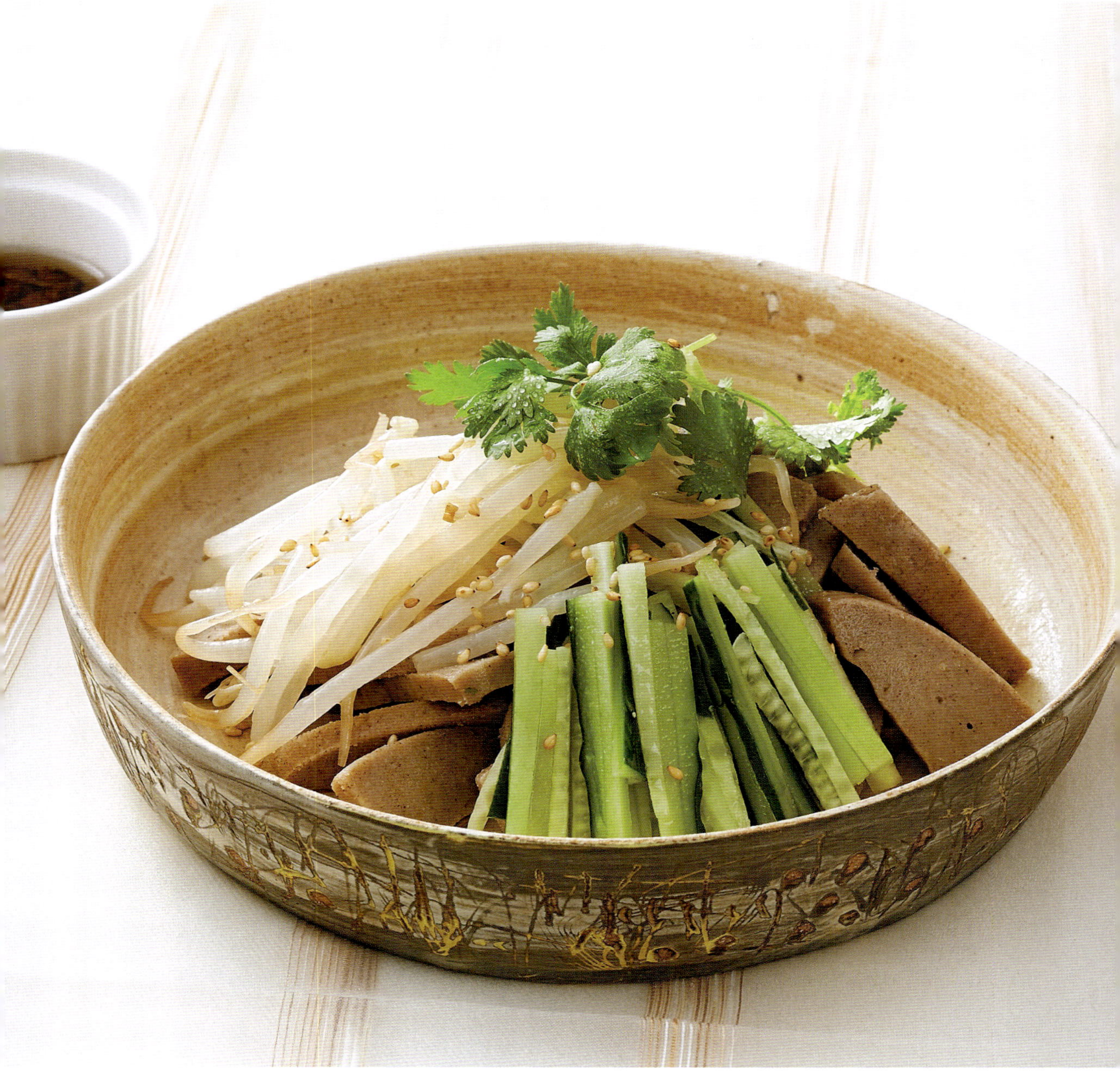

茄子の蕎麦魚魚《チャオマイユゥユゥ》

清熱理気和血《せいねつりきわけつ》―胃腸の機能を整え、熱を取り、気の巡りと血の流れを促進します

生地の形が魚に似ていることが料理名の由来です。中国語で魚の発音は“Yu”で、この発音が漢字の「余」と同じことから、生活に余裕があり、困らないことを願って作られるようになりました。山西省が発祥の地です。涼性の蕎麦と茄子の組み合わせは熱を取り、気の巡り、血の流れを促進します。

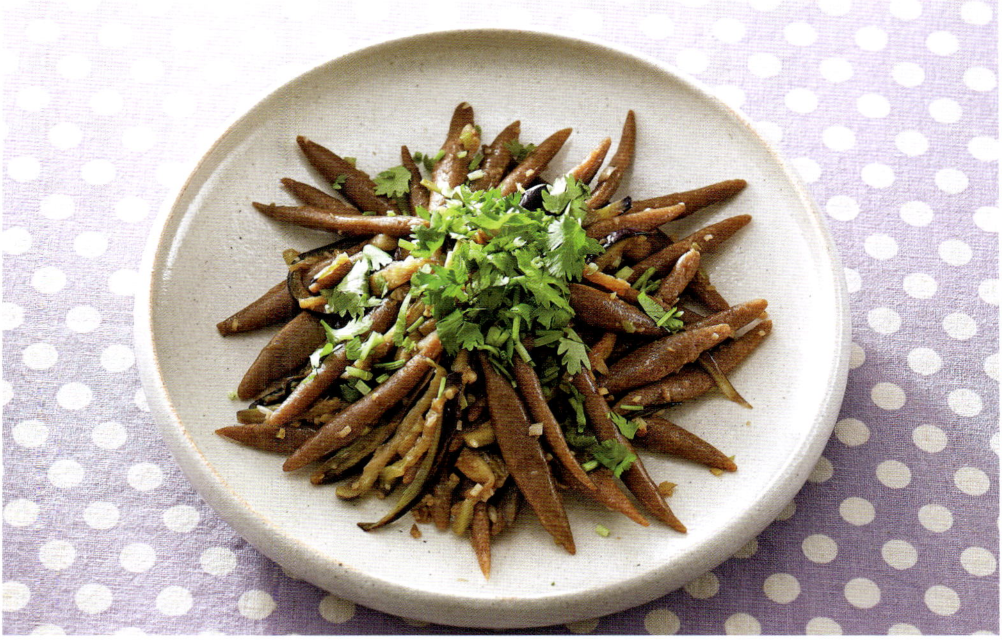

材料

［生地］

蕎麦粉＊	100 g
90℃くらいの湯	70 ml
茄子＊	2 個
長葱	5 g
生姜	5 g
にんにく	6 g
花椒	0.5 g
肉桂	1 g
サラダ油	大さじ 1
醤油・老陳酢	各大さじ 1
塩・胡椒	各少々
香菜	1 本

※老陳酢については P.56 へ。

作り方

1 ボウルに蕎麦粉を入れて、分量の湯を加えながら混ぜて生地を作り、10 分ほど寝かせる。
2 生地を指の太さの棒状に伸ばし、2〜3 g ずつ切り分ける。両手のひらに少し油をつけてひとつひとつ細長くこすり、約 5 cm 長さの、真ん中が太くて、両端が細い魚のような形を作る。
3 蒸気の上がった蒸し器に **2** を入れて強火で 8 分蒸す。
4 茄子のへたを取り、細切りにする。長葱、生姜、にんにくをみじん切りにする。
5 鍋に花椒、肉桂、サラダ油を入れて弱火で炒める。香りが出たら花椒、肉桂を取り出し、長葱、生姜、茄子を入れて中火で炒める。茄子がやわらかくなったらにんにくを加える。
6 醤油、老陳酢、胡椒で味をつけ、**3** を加えて混ぜ合わせてから塩で味を調える。刻んだ香菜を散らす。

〈レシピ作成：劉　海威〉

食薬の知識

＊**蕎麦**：涼・甘／脾・胃・大腸／開胃寛腸・下気消積
＊**茄子**：涼・甘／脾・胃・大腸／清熱止血・消腫利尿

莜麦栲栳栳《ヨウマイカオラオラオ》　羊肉だれ添え

補気温陽《ほきおんよう》—臓腑の働きを補いながら温め、消化機能を促進します

唐の初代皇帝である李淵が好きな料理のひとつです。竹や柳の枝で作る筒状の容器の名称は「栲栳」で、燕麦の一種である莜麦で作った生地が筒の形に似ていることが名前の由来となりました。山西省の豊富な麺料理の中でも特にユニークです。

材料

［生地］
　莜麦粉＊ ………………… 250 g
　沸騰した湯 ………… 約 250 ml
羊肉のひき肉＊ …………… 250 g
花椒 ……………………………… 2 g
肉桂 ……………………………… 3 g
長葱 ……………………………… 3 g
生姜 ……………………………… 3 g
唐辛子 ………………………… 1 本
醤油 …………………… 大さじ 1
塩・胡椒 ………………… 各少々
サラダ油 ……………… 大さじ 1
香菜＊ ………………………… 2 本

※莜麦が手に入らない場合は、燕麦で代用できます。

作り方

1 莜麦粉をボウルに入れ、分量の沸騰した湯を加えながら混ぜる。温度が下がったらよくもんで生地を作る。20 分ほど寝かせる。
2 長葱、生姜をみじん切りに、唐辛子を輪切りにする。
3 **1** の生地を直径約 2 cm の棒状に伸ばし、長さ約 1 cm(重さ約 5 g)に切り分ける。長方形に伸ばし、筒状に巻いて、蒸籠に並べる。全部入れてから蒸気の上がった蒸し器に入れて強火で 10 分蒸す。
4 花椒水を作る。花椒 1 g を 1 カップの水に 10 分浸けて鍋に入れ、ふたをして弱火で沸騰させ、10 分煎じてから濾す。
5 鍋にサラダ油、残りの花椒、肉桂を入れて弱火で炒め、香りが出たら花椒、肉桂を取り出す。長葱、生姜を入れて中火にし、香りが出たら羊肉を加えて炒める。羊肉の色が変わったら **4** の花椒水、水 1 カップ、唐辛子、醤油、胡椒を入れて弱火で 10 分煮込む。塩で味を調え、刻んだ香菜を散らす。
6 **3** を **5** につけながら食べる。

〈レシピ作成：劉　海威）

莜麦（ゆうまい）
血圧、血糖値、コレステロールを下げる働きを認められ、健康食材として使われています。

食薬の知識

＊莜麦（燕麦を参考）：平・甘／脾・胃／補中益気・通便止血
＊羊肉：大熱（温）・甘／腎・脾・肝・胃／温陽暖下・益気補虚
＊香菜：温・辛／肺・胃／消食下気

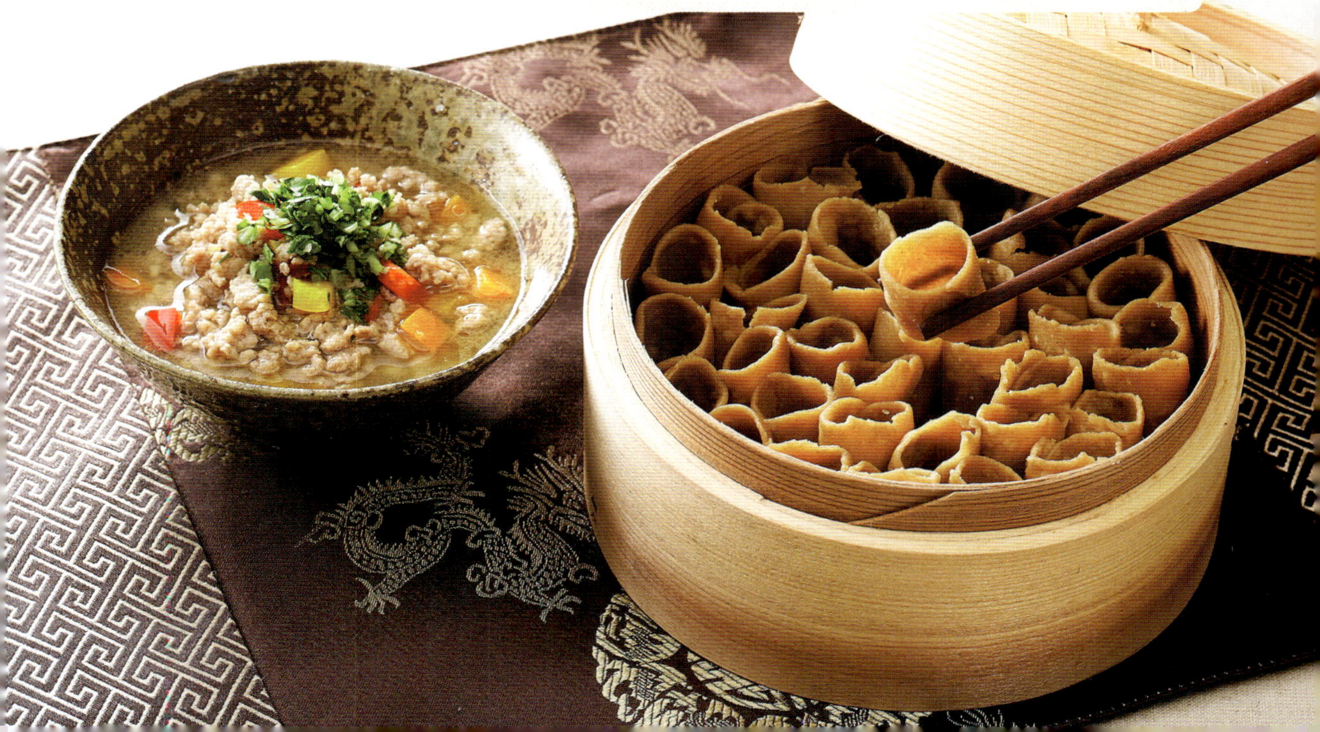

蕎麦《そば》がきすいとん

理《り》気《き》補《ほ》脾《ひ》利尿《りにょう》—気の巡りをよくし、臓腑の働きを補い、水分の排泄を促進します

茨城県の常陸太田市金砂郷地区は日本でも有数の秋蕎麦の産地です。蕎麦は気の巡りをよくし、鶏肉、椎茸などのきのこ類、にんじんを加えることで補益することもできます。大豆をすりつぶした呉汁は体内の水分調節をしてくれます。一方で、蕎麦は体を冷やす食材ですので、季節や体調に応じて、長葱、生姜などの温性の食材を加えます。

材料

［蕎麦がき］	
蕎麦粉＊	150 g
水	1.5 カップ
大豆(乾)＊	50 g
鶏もも肉＊	150 g
A｛醤油・酒	各小さじ 1
椎茸	8 枚
にんじん	50 g
長葱	1 本
なめこ	1 袋
生姜(すりおろし)	15 g
醤油	大さじ 2
酒	大さじ 1
ゆで卵	2 個
三つ葉	4 本
白胡麻	大さじ 2

作り方

1 大豆はひと晩水に浸し、ざるにあげて水けをきり、すり鉢で粗くつぶす。
2 鶏肉はひと口大に切り、A で下味をつける。
3 椎茸は 4 つに切り、にんじんはいちょう切り、長葱は斜め切りにする。
4 鍋に水 5 カップを入れ、**1**、**2**、**3** となめこ、おろし生姜を入れて加熱する。
5 別の鍋に蕎麦粉を入れ、分量の水を加えながらよく混ぜ、強火にかけ、手早くかき混ぜて蕎麦がきを作る。弾力が出てきたら火を止め、スプーンを使って **4** に入れる。
6 醤油と酒で味を調えて火を止める。器に盛りつけ、半分に切った卵、刻んだ三つ葉をのせ、白胡麻をふる。

〈レシピ作成：飯田　和子〉

食薬の知識

＊**蕎麦**：涼・甘／脾・胃・大腸／開胃寛腸・下気消積
＊**鶏肉**：平（温）・甘／脾・胃／補中益気・補精添髄
＊**大豆**：平・甘／脾・胃・大腸／健脾益胃・潤燥利尿

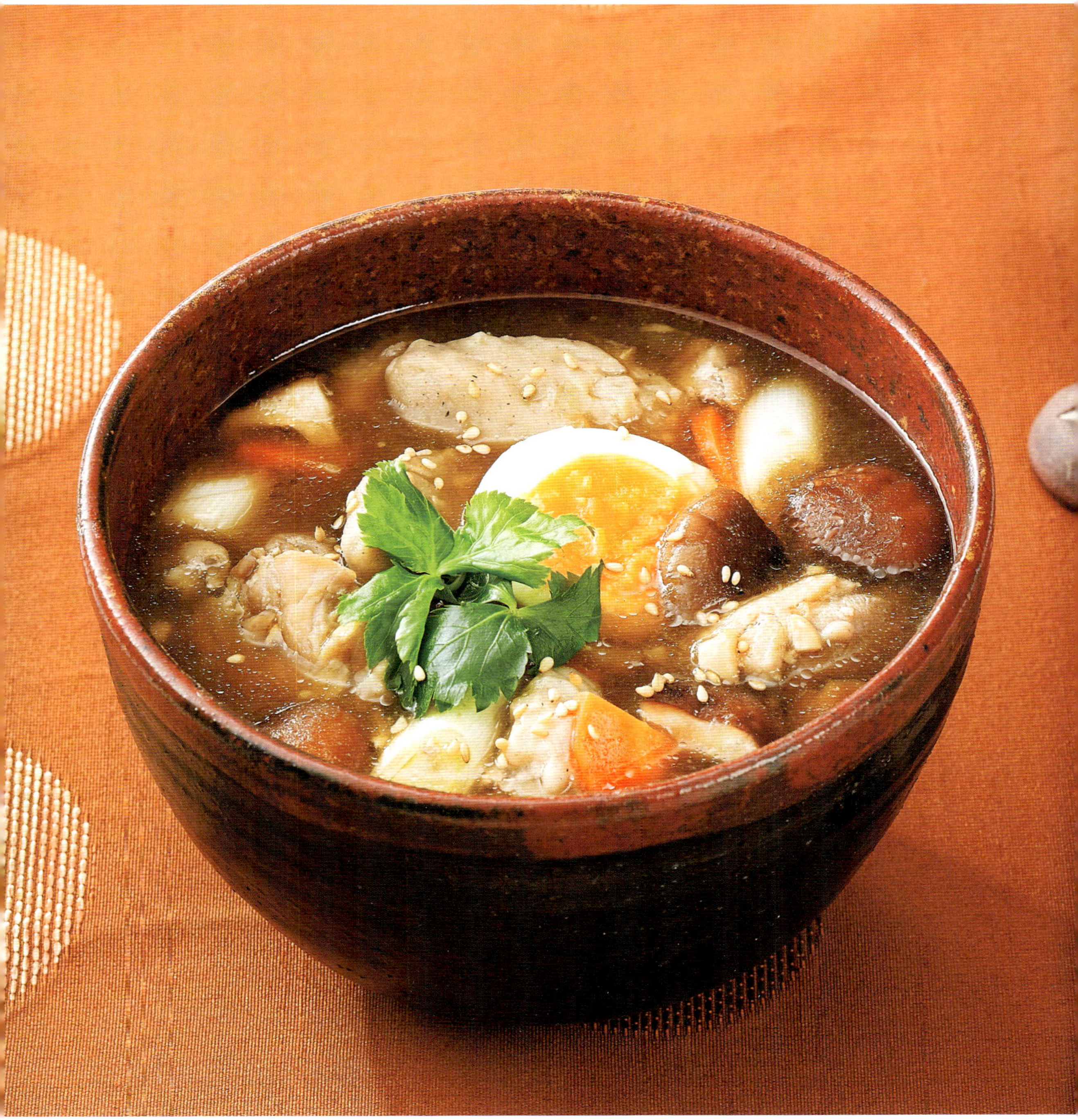

茯苓《ぶくりょう》粉入りお好み焼き

補《ほ》気《き》健《けん》脾《ぴ》、滋《じ》陰《いん》潤《じゅん》燥《そう》―気を補いながら体を潤します

お好み焼きは、もともと補気と滋陰の食材がバランスよく使われていますが、生地に茯苓粉を加えて（小麦粉の 10～15%）、健脾益気の効果をさらにアップしました。焼く調理法は滋陰の作用を弱めてしまうので、のせる具材は滋陰の豚肉などを多めにしてバランスをとります。

材料

［生地］
- 小麦粉＊ …… 180 g
- 茯苓粉＊ …… 20 g
- 長芋＊ …… 200 g
- 卵 …… 4 個
- 水 …… 1 カップ

キャベツ＊ …… 200 g
細葱 …… 30 g
紅生姜 …… 20 g
大葉 …… 4 枚
桜海老 …… 10 g
豚薄切り肉＊ …… 150 g
サラダ油 …… 少量
ソース・マヨネーズ・青海苔・鰹節 …… 各適宜

作り方

1 ボウルの中で小麦粉、茯苓粉、すりおろした長芋、溶き卵をよく混ぜ合わせ、水を少しずつ加え、天ぷらの衣よりややかための生地を作る。
2 **1** にせん切りにしたキャベツ、小口切りにした細葱、粗みじん切りの紅生姜、せん切りにした大葉、桜海老を加えて混ぜる。
3 一人前ずつお好み焼きを焼く。サラダ油を少量ひいたフライパンに **2** を入れ、豚肉をのせる。焼けたら裏返し、両面こんがり焼く。
4 好みでソース、マヨネーズ、青海苔、鰹節をのせる。

〈レシピ作成：萬谷　圭香〉

食薬の知識

＊長芋（山薬）：平・甘／脾・肺・腎／補気健脾・養陰益肺・補腎固精
＊キャベツ：平・甘／胃・腎／補中益気
＊豚肉：平・甘・鹹／脾・胃・腎／滋陰潤燥
＊茯苓：平・甘・淡／心・肺・脾・胃・腎／利水滲湿・健脾安神

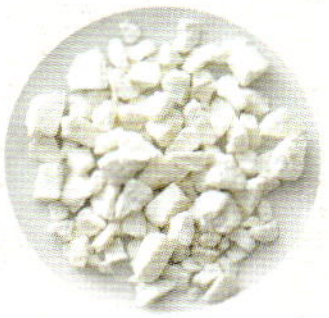

サルノコシカケ科マツホドの菌核。利尿作用により体内の余分な水湿を排泄させ、弱っている脾の働きを整えて食欲不振、疲労の改善が期待できる。精神の安定をはかり、不眠、心悸、不安、健忘などを緩和する。

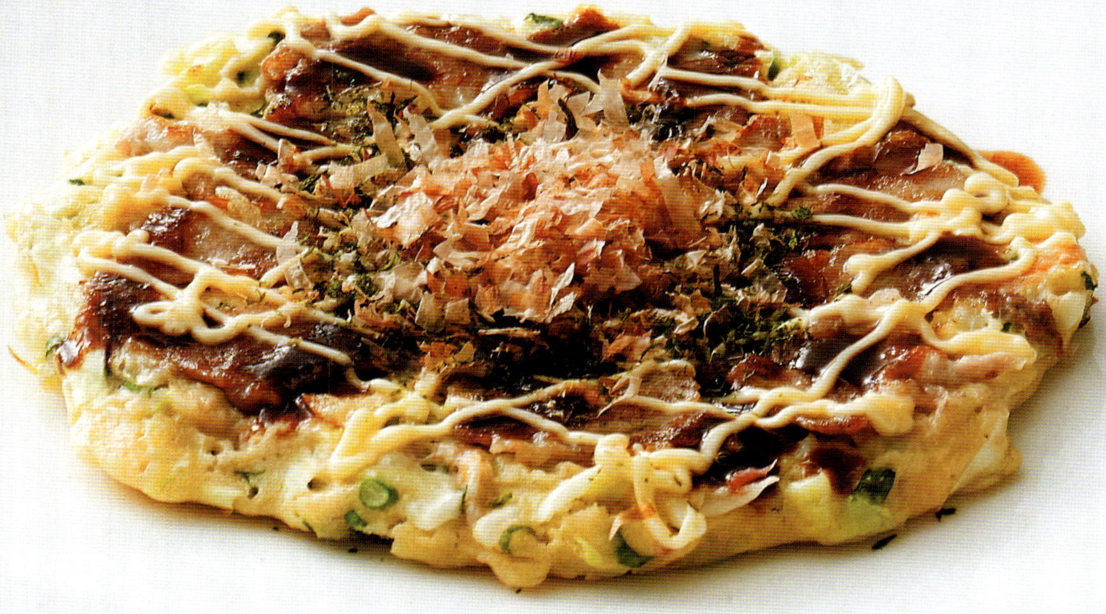

第7章

お菓子・デザート

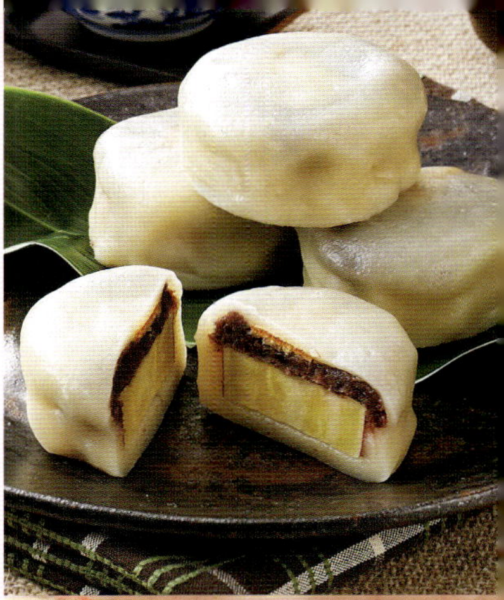

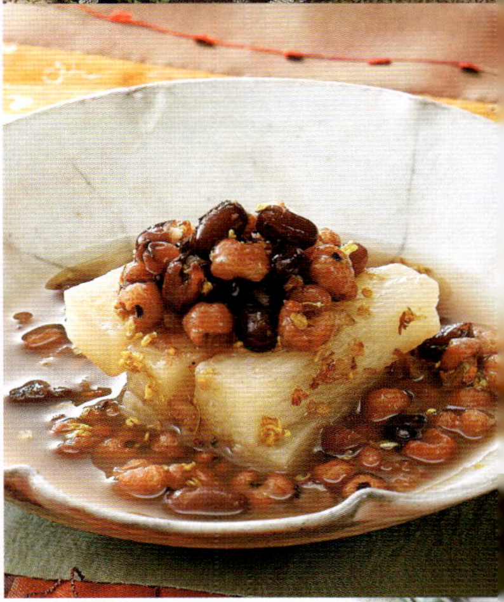

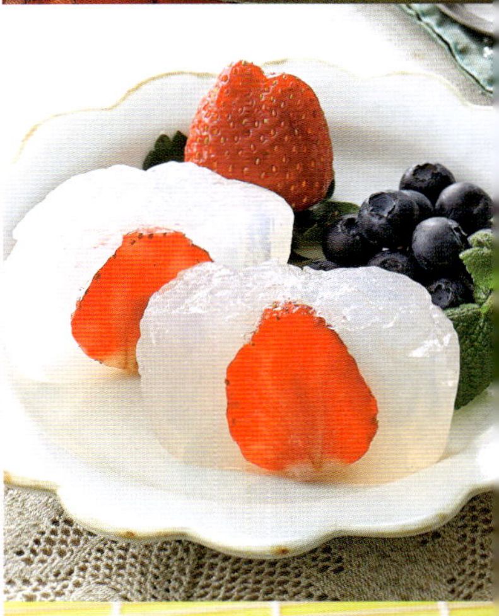

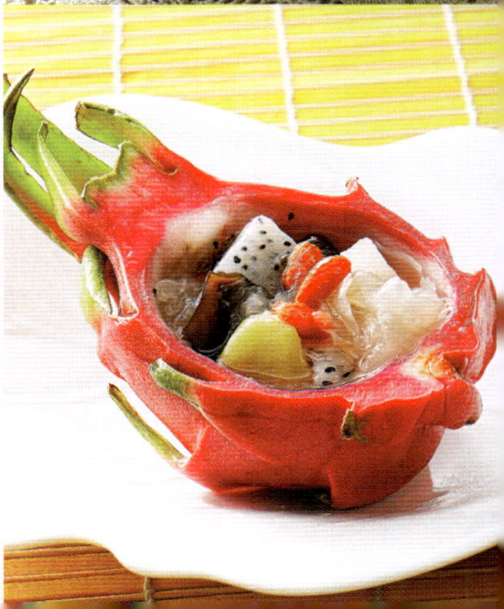

薬餡《やくあん》へらへら団子

清熱《せいねつ》補気《ほき》、益陰安神《えきいんあんしん》—気血を補いながら潤し、熱を取り、精神の安定をはかります

神奈川県横須賀の佐島で、江戸時代から小麦粉で団子が作られるようになりました。団子の形が漁夫の用いるヘラに似ていることが名前の由来です。夏の天王様の祭りに特産の真鯛とともに奉納され、豊漁、無病息災を祈願しました。糯米は気を補い、小豆、緑豆、冬瓜が清熱・利尿作用を発揮し、熟地黄、枸杞子、竜眼肉によって血を補いながら体を潤し精神の安定もはかります。

材料

［団子］

- 小麦粉 …… 150 g
- 白玉粉＊ …… 60 g
- 冬瓜＊ …… 100 g
- 水 …… 2 カップ

［あん］

A
- 緑豆＊ …… 100 g
- 水 …… 4 カップ
- 塩 …… 小さじ 2/3
- 薄荷の葉 …… 適宜

B
- 熟地黄（じゅくじおう）＊ …… 大さじ 2
- 枸杞子（くこし） …… 大さじ 4
- 黒豆蜜煮 …… 大さじ 8
- 種抜き大棗（たいそう） …… 8 粒

C
- 竜眼肉（りゅうがんにく）＊ …… 40 g
- 小豆粒あん（市販品） …… 200 g

作り方

1 冬瓜は皮と種を 2 カップの水に入れてふたをして中火で煎じ、1 カップの煎じ汁をとり冷ましておく。

2 分量の小麦粉と白玉粉に冬瓜の身をすりおろして混ぜ、**1** の煎じ汁を少しずつ加え混ぜ、耳たぶくらいのかたさになるよう加減しながらよくこねる。

3 鍋に水を沸騰させ、**2** を引っ張りながらちぎって入れ、ゆでてざるにあげる。

4 3 種のあんを作り、**3** の団子にそれぞれからめて食べる。

［A のあん］
緑豆を洗い、分量の水に浸けて半日おく。火にかけてやわらかく煮えたら塩で味をつけ、薄荷を飾る。

［B のあん］
材料の半量をそれぞれ細かく刻み、残りの材料と混ぜて鍋に入れ、水をひたひたに加えて煮つめる。

［C のあん］
竜眼肉をやわらかく煮て小豆あんに混ぜる。

〈レシピ作成：石渡　千代〉

食薬の知識

＊**白玉粉（糯米）**：温・甘／脾・胃・肺／補中益気・健脾止瀉

＊**冬瓜**：涼（微寒）・甘・淡／肺・大腸・小腸・膀胱／清熱解毒・利尿・生津止渇

＊**緑豆**：寒（涼）・甘／心・胃／清熱解毒・清暑利水

＊**熟地黄**：微温・甘／肝・腎・心／養血滋陰・補精益髄

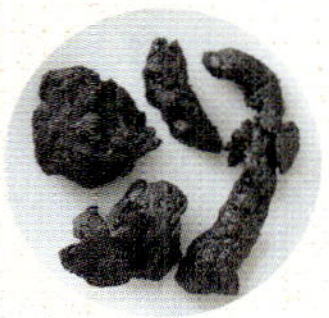

ゴマノハグサ科ジオウの肥大根。血を養い、陰液を滋養し、めまい、目のかすみ、動悸、月経不順、乾燥肌などの改善が期待できる。精と髄を補って腰や膝がだるい、耳鳴り、精力減退、盗汗などの症状を緩和する。

＊**竜眼肉**：温・甘／心・脾・肝・腎／補益心脾・養心安神

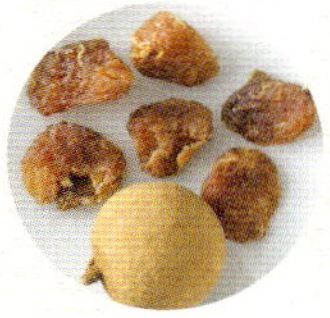

ムクロジ科リュウガンの仮種皮・果肉。心、脾気を補益し、心脾両虚、気血不足による貧血、下痢、虚労などの改善が期待できる。心を養い、精神の安定をはかり、不眠、心悸、健忘などを緩和する。

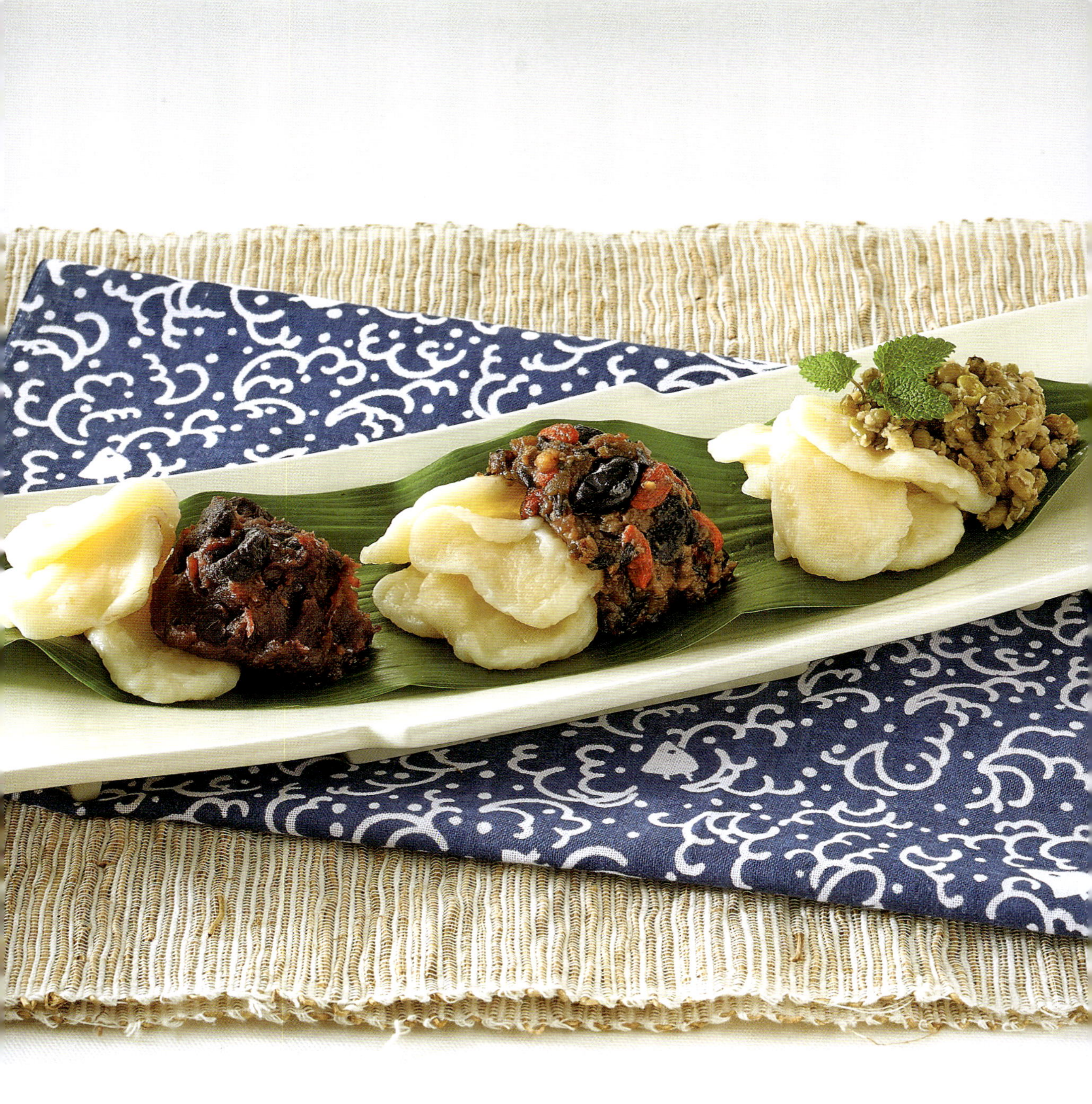

栗入りいも餅

補《ほ》脾《ひ》益《えき》腎《じん》—気を補い気力を充実させ、働きをよくします

いも餅は北海道地産のじゃが芋と、じゃが芋から作られるでん粉で作る素朴な料理で、おやつとしてよく食べられています。小さく丸めればお汁粉のお餅としても食べられます。甘辛味のたれには砂糖の代わりに蜂蜜を使い、栗も加えてじゃが芋の気力を補う働きを高めてみました。

材料 10個分

じゃが芋（大）＊	2個（400 g）
片栗粉	大さじ2
栗甘露煮＊	40 g
［たれ］	
蜂蜜＊	大さじ2
醤油	大さじ1
サラダ油	小さじ1

作り方

1 じゃが芋の皮をむき、小さく切ってゆでる。やわらかくなったら水けをきり、粉ふき芋を作る要領で水分をとばす。
2 熱いうちにつぶし、片栗粉を入れ、よく混ぜる。粘り気が出るまで混ざったら、粗く刻んだ栗を最後に飾る分を少し残して加え、ざっと混ぜ、厚さ8 mmほどの小判型などに成型する。
3 鍋に蜂蜜、醤油を入れて温め、たれを作る。
4 フライパンにサラダ油を入れ、**2**を入れてふたをし、弱めの中火でじっくりと焼く。両面をきつね色に焼きあげたら、最後に余分な油をふきとり、**3**のたれをまわしかけよくからめる。
5 器に盛りつけ、栗を飾る。

〈レシピ作成：清水　紀子〉

食薬の知識

＊じゃが芋：平・甘／胃・大腸／補気健碑
＊栗：温・甘／脾・胃・腎／健脾止瀉・補腎強筋
＊蜂蜜：平・甘／脾・肺・大腸／補中緩急・潤肺止咳・潤腸通便

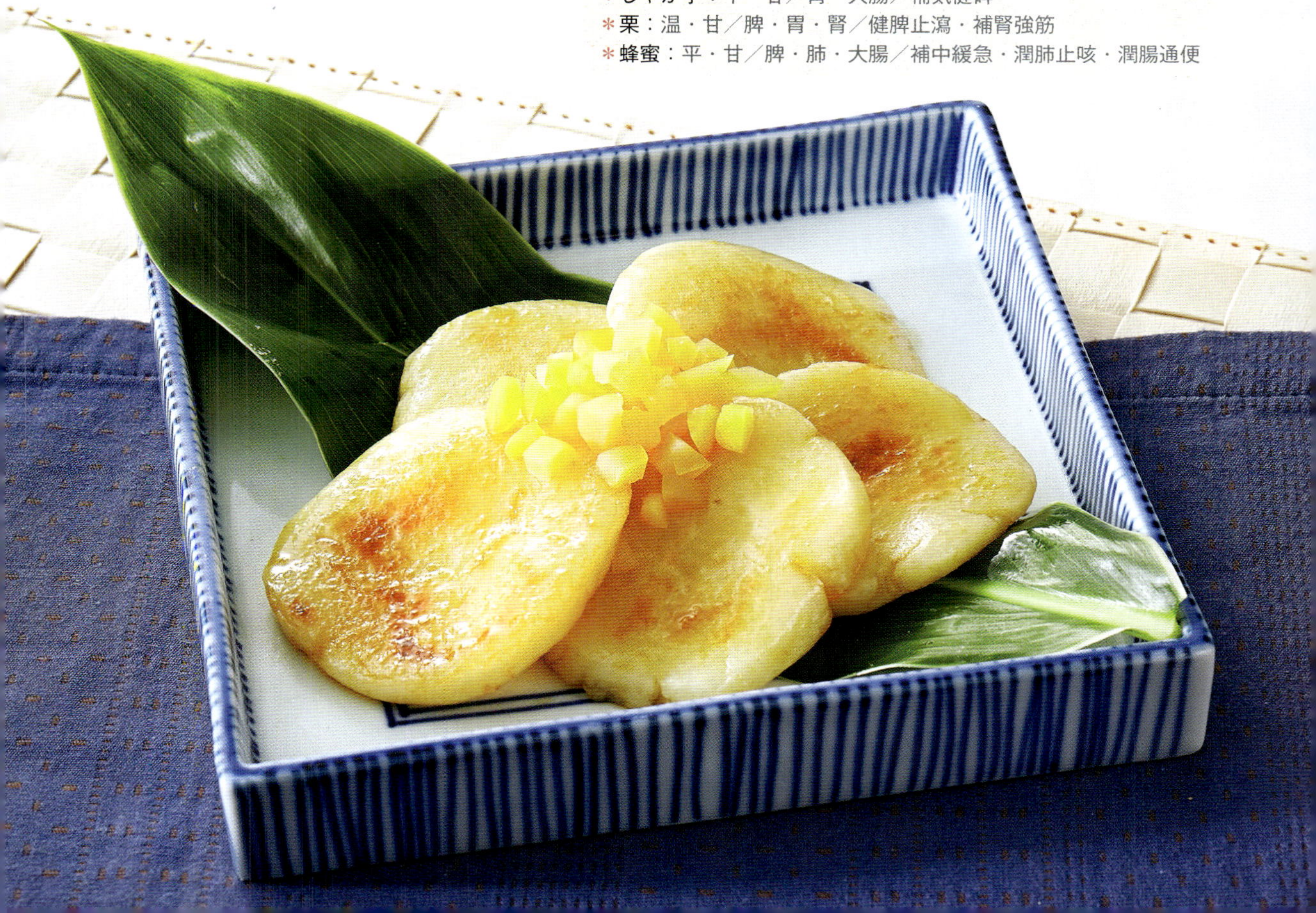

蜂蜜入り田芋田楽《でんがく》

補《ほ》気《き》健《けん》脾《ぴ》去《きょ》痰《たん》—消化機能を高め、余分な水分を取り除き、痰の症状の改善が期待できます

里芋の一種である田芋をきんとん風に甘く煮含めた料理です。沖縄では「ターンムリンガク」と呼ばれ親しまれています。お正月やお祝いの席でいただき、子供からお年寄りまで喜ばれます。補気の黄耆、大棗、蜂蜜と合わせ、痰湿を取る里芋の補気の働きも引き出します。みかんの皮は気を巡らせます。

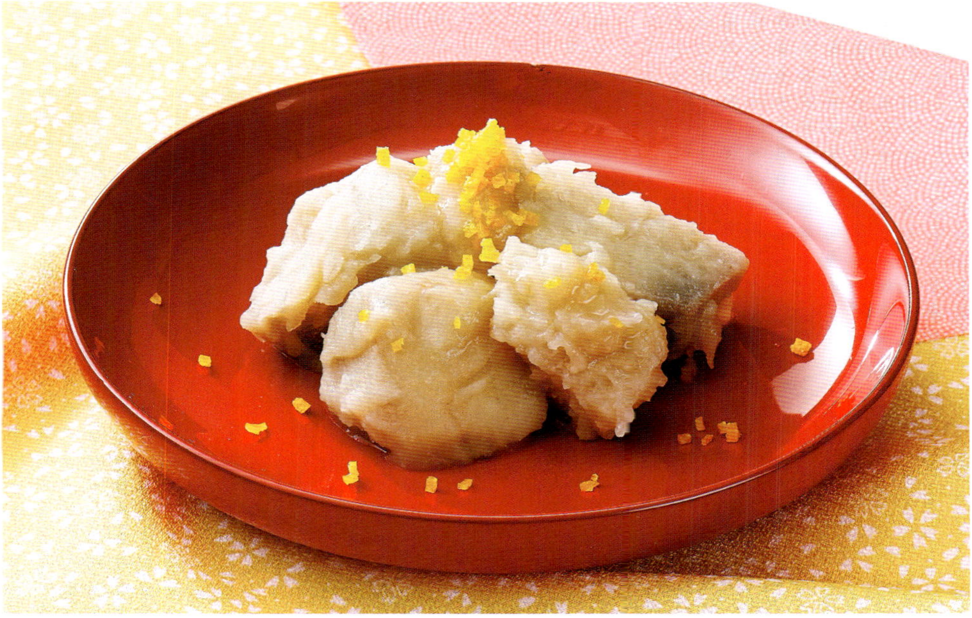

材料

田芋（ゆでたもの）＊ ……… 450 g
［黄耆と大棗の煎じ汁］
　黄耆（おうぎ）＊ ……………… 5 g
　大棗＊ ……………………… 3 個
　水 ……………………… 1.5 カップ
蜂蜜＊ …………………… 大さじ 3
塩 ………………………………… 少々
みかんの皮＊ …………… 1/4 個分

作り方

1 田芋は皮をむき、3～4 cm 角に切って 4～5 分下ゆでし、ざるにとり水けをきる。
2 みかんの皮は白いところをそぎ取り、みじん切りにする。
3 黄耆と大棗は分量の水に 20 分浸してから火にかけ、煮立ったらふたをして弱火で 20 分煎じて濾す。
4 鍋に **1** の田芋と **3** の煎じ汁を加えて火にかける。煮立ったら弱火にし、やわらかくなったら蜂蜜を加え、田芋の角が煮くずれてきたら塩を加え仕上げる。
5 器に **4** を盛りつけ、みかんの皮を散らす。

〈レシピ作成：安里　清子〉

田芋
主に南西諸島の各地で栽培され、サトイモ、またはミズイモとも呼ばれます。灰色がかった薄紫色をし、味は八つ頭に似ています。

食薬の知識

＊田芋（里芋）：平・甘・辛／大腸・胃／化痰軟堅・消腫散結
＊黄耆：微温・甘／脾・肺／補気昇陽・益衛固表
＊大棗：温・甘／脾・胃／補中益気・養血安神
＊みかんの皮（陳皮）：温・辛・苦／脾・肺／理気健脾・燥湿化痰
＊蜂蜜：平・甘／脾・肺・大腸／補中緩急・潤肺止咳・潤腸通便

陳《ちん》皮《ぴ》入りいきなり団子

補《ほ》気《き》去《きょ》湿《しつ》—脾胃を養い整えて、体内の余分な湿を取り除きます

いきなり団子は、熊本の人々に愛され続ける、ほっこり、もっちりとした郷土菓子。名前の由来は、さつま芋と小豆あんを生地に包んで蒸すだけ、短時間でいきなり作れることに、生のさつま芋をそのまま使う「生き成り」という言葉が重なったなど諸説あります。気を補い、脾胃の機能を高めるさつま芋、利尿により湿を取り除く小豆に気を巡らせる陳皮を加えて、さわやかな味わいに仕上げました。

材料 10 個分

さつま芋(4 cm くらいの太さ、15 cm)＊ … 1 本
小豆粒あん(市販品)＊ …… 150 g
陳皮＊ …… 5 g
［皮］
白玉粉＊ …… 100 g
小麦粉 …… 100 g
砂糖 …… 大さじ 1
水 …… 3/4 カップ

作り方

1 皮を作る。ボウルに白玉粉と砂糖を入れ、分量の水を一気に加えてゴムベラで混ぜ、10 分ほどそのままおく。10 分たったら再びゴムベラできれいに混ぜ、小麦粉を加えて全体を混ぜる。ほぼ生地がまとまったら、手で少しこねるように混ぜ、滑らかになったら、ぬれ布巾をかけて 30 分ほど寝かせておく。
2 さつま芋は皮ごと 1.5 cm 厚さの輪切りにして、海水くらいの塩水に 10 分ほどつけ、水けをきっておく。水でぬらして固くしぼったさらしの上にさつま芋を並べ、余分な水気をおさえる。さつま芋の上に小豆あん 10 g、陳皮の順でのせる。
3 **1** の生地を棒状にして 10 個に分け、丸くのばし、**2** の小豆あんの上にかぶせてくるりと包む。なるべく空気が入らないよう形を整え、包み目を下にしてさらしの上に並べる。
4 さらしのまま、蒸気の上がった蒸し器で 25〜30 分、中火で蒸す。竹串をさして、さつま芋にすっと通ればできあがり。水でぬらしたトングか箸で取り出す。

※すぐに食べないときは、粗熱が取れたらひとつずつラップをしておきます。

〈レシピ作成：吉開　有紀〉

食薬の知識

＊白玉粉（糯米）：温・甘／脾・胃・肺／補中益気・健脾止瀉
＊さつま芋：平・甘／肺・脾・腎・肝／益気健脾・和胃調中・潤腸通便
＊小豆：平・甘・酸／心・小腸／利尿除湿・解毒排膿
＊陳皮：温・辛・苦／脾・肺／理気健脾・燥湿化痰

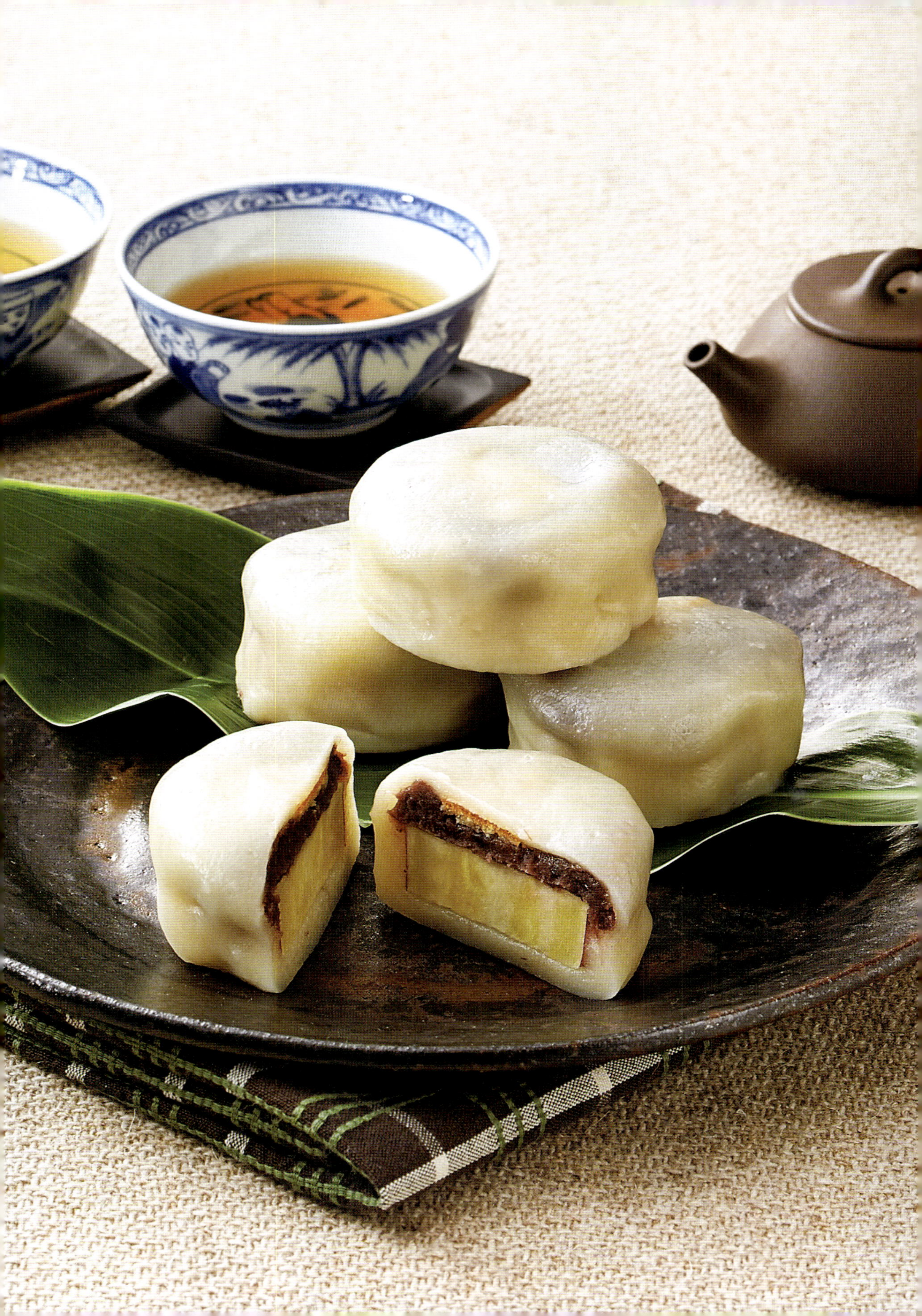

いもぼた

補《ほ》気《き》健《けん》脾《ぴ》去湿《きょしつ》—気を補いながら痰湿の症状の改善が期待できます

旧暦10月の亥の日に亥の神・水の神の弁天様にお供えします。いもぼたはソフトボールくらいの大きさなので、美人の神様が恥ずかしがるだろうからと押し入れに祭っていました。餅米の代わりに、粘り気のある里芋を使った秋の料理です。里芋は痰湿を取り、脾・肺・腎を補う長芋を使って補益し、きな粉を用いて健脾益胃、黒胡麻で肝・腎の不足を滋潤します。

材料

粳米＊ ………………… 2カップ(2合)
長芋＊ ……………………………… 100 g
里芋＊ ……………………………… 100 g
砂糖 ………………………………… 20 g
［小豆あん］
　小豆＊ ……………………………… 80 g
　砂糖 ………………………………… 80 g
　塩 ………………………………… 少々
［きな粉砂糖・黒胡麻砂糖］
　きな粉 …………………… 大さじ3
　黒すり胡麻 ……………… 大さじ3
　砂糖 ……………………… 大さじ3

作り方

1. 粳米はといでざるにあげておく。長芋、里芋は皮をむいて2 cm角に切る。
2. 炊飯器の内釜に米を入れ、普通の水加減をして長芋、里芋を加えて一緒に炊く。
3. 炊き上がった2のご飯に砂糖20 gを加えて熱いうちにつぶし、おはぎの形を12個分作る。
4. 小豆はやわらかめに煮て、砂糖80 g、塩少々を加えて小豆あんを作る。
5. きな粉、黒胡麻にそれぞれ大さじ1.5ずつ砂糖を混ぜる。
6. **3**のおはぎ6個を**4**のあんで包み、残り3個ずつにきな粉砂糖、黒胡麻砂糖をそれぞれまぶす。

〈レシピ作成：久保田　順子〉

食薬の知識

＊粳米：平・甘／脾・胃／補中益気・健脾和胃
＊長芋（山薬）：平・甘／脾・肺・腎／補気健脾・養陰益肺・補腎固精
＊里芋：平・甘・辛／大腸・胃／化痰軟堅・消腫散結
＊小豆：平・甘・酸／心・小腸／利尿除湿・解毒排膿

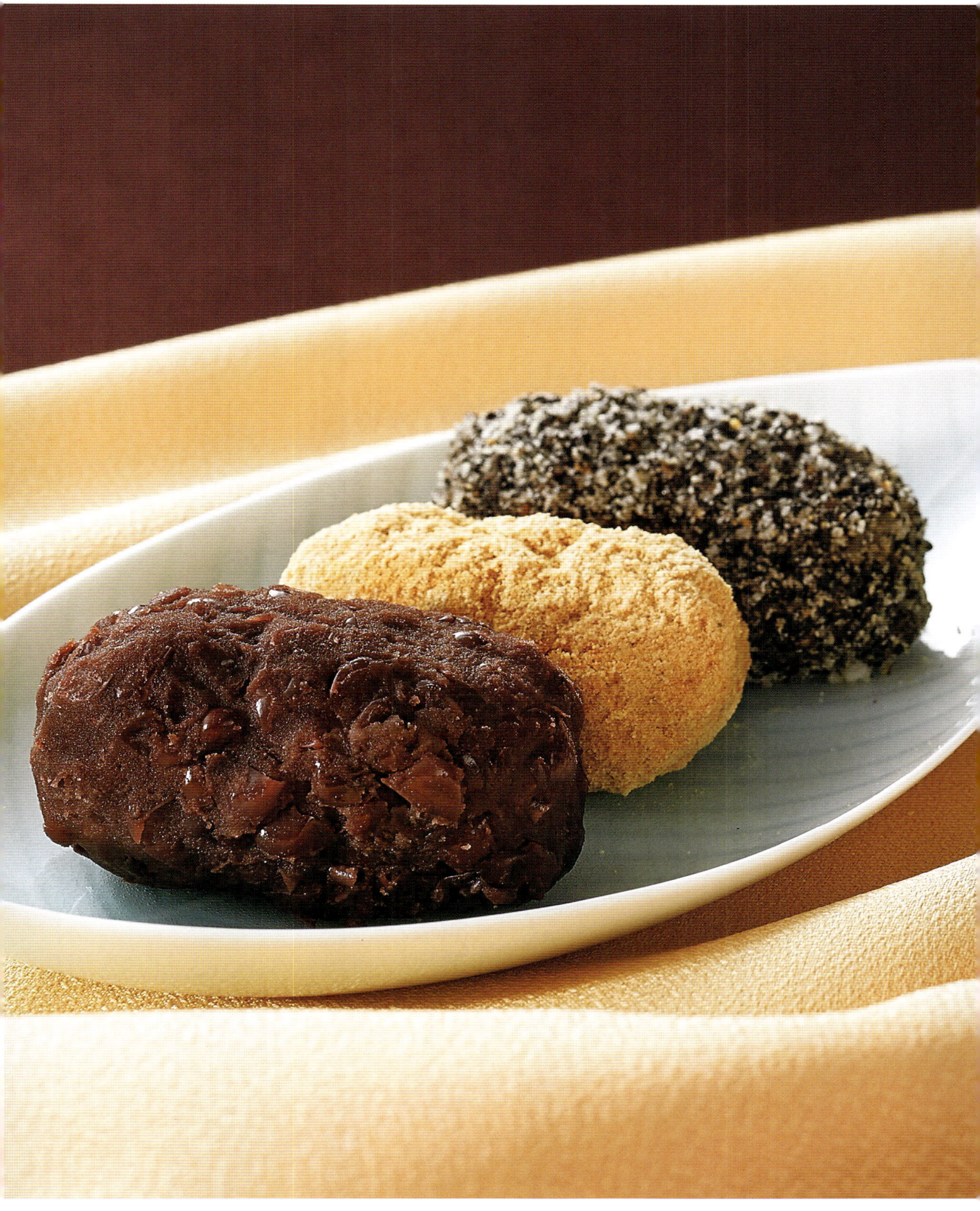

里芋とさつま芋の餅

健脾《けんぴ》補《ほ》気《き》活血《かっけつ》—消化機能を調節しながら温めて高めます

中国福建省福州地方ではお正月に餅を食べる習慣があります。餅は中国語で「年《ニェン》糕《ガオ》」といいます。この発音が「年々上向く」という意味に通じることから、商売繁栄と健康を表す縁起のよい食べ物になりました。中国では芋頭糕（ゆうとうがお）と呼ばれるこの餅は、餅米の代わりにさつま芋のでん粉を使い、健脾の働きを高め、大腸の働きを促進します。さらに体を温め、血流をよくする黒砂糖を混ぜ合わせました。子供からお年寄りまで楽しく食べられます。

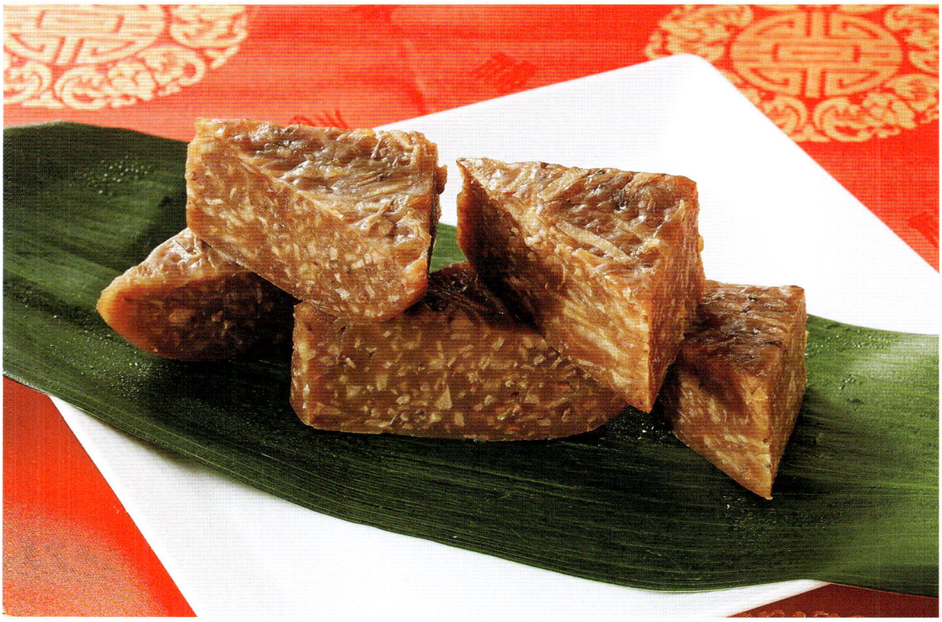

材料　一辺 12 cm の流し缶 1 個分

里芋＊	400 g
さつま芋でん粉＊	120 g
黒糖＊	110 g
水	160 ml

作り方

1 里芋は皮をむいて、せん切りにする。
2 黒砂糖を分量の水で溶かす。
3 ボウルに里芋、さつま芋でん粉、溶かした黒砂糖を順に入れてよく混ぜ、流し缶に入れる。
4 蒸し器にたっぷりの水を入れて沸騰させ、**3** を入れ、強火で 30 分、中火にして 20 分蒸して火を止める。温度が下がったら餅を取り出して冷ます。
5 餅を食べやすく切って器に盛る。食べるときに、温めるか、油で焼いてから食べる。

〈レシピ作成：劉　爾美〉

食薬の知識

＊**里芋**：平・甘・辛／大腸・胃／化痰軟堅・消腫散結
＊**さつま芋**：平・甘／肺・脾・腎・肝／益気健脾・和胃調中・潤腸通便
＊**黒砂糖**：温・甘／肝・脾・胃／温中補虚・活血化瘀・緩急止痛

胡桃と黒胡麻の汁粉

潤燥通腸《じゅんそうつうちょう》—木の実の滋潤で大腸の働きを高めます

黒胡麻は肝や腎を養い、五臓の働きを滋潤し、血を補う作用があるので老化を予防します。胡桃と黒胡麻は腎に作用し、大腸を潤し、その働きを高めます。

材料

胡桃*	50 g
黒胡麻*	大さじ 2
氷砂糖	80 g
葛粉	大さじ 1
白玉粉	60 g
豆腐	70 g
胡桃(飾り用)	適宜

作り方

1 胡桃 50 g は水 1 カップでふやかしておく。
2 ミキサーに 1、黒胡麻、水 3 カップを入れて、なめらかになるまでよく攪拌させる。
3 白玉粉に豆腐を入れて耳たぶくらいのかたさにこねる(豆腐を少しずつ入れて加減し、白玉粉のかたさを調節する)。2 cm くらいに丸めてゆでる。
4 鍋に **2**、氷砂糖を入れて煮溶かし、ひと煮立ちさせ、葛粉を倍量の水で溶いて流し入れとろみをつける。
5 器に **4** を入れ、**3** を添え、胡桃を飾る。

〈レシピ作成：村田　由希子〉

食薬の知識

*胡桃：温・甘／腎・肺・大腸／補腎助陽・潤腸通便・斂肺定喘
*黒胡麻：平・甘／肝・腎／滋補肝腎・養血益精・潤燥滑腸

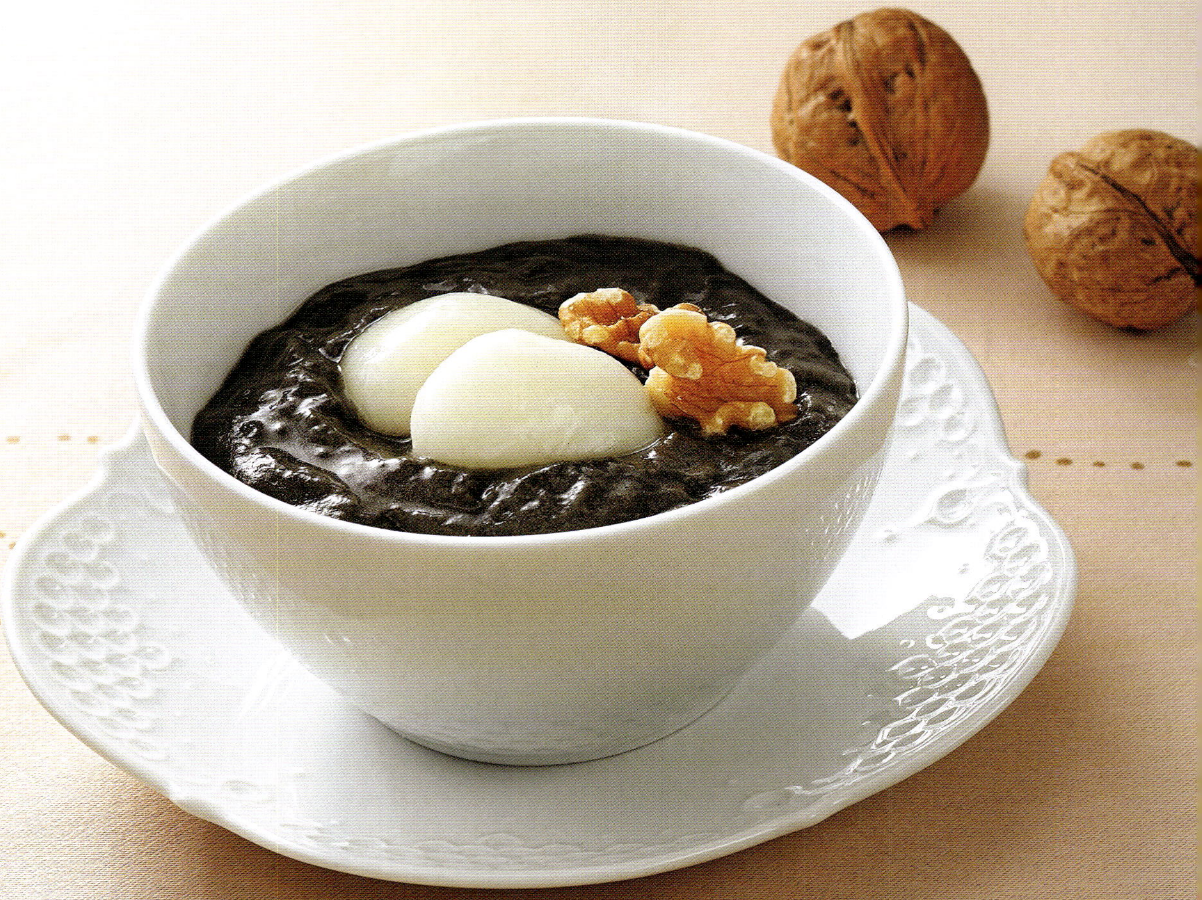

丹参《たんじん》入りきんつば

活血益気《かっけつえっき》、健脾利湿《けんぴりしつ》—血流を促進し、気を温補し、水分代謝をよくします

和菓子に老化予防に効果的な食材を加えてみました。腎・脾・肺を補い温め、臓腑の働きを高めます。どなたにも喜ばれ、楽しい健康的なお茶の時間となるでしょう。

材料 6個分

小豆粒あん(市販品)＊	250 g
胡桃＊	20 g
大棗	2個
甘栗＊	2個
枸杞子	5 g
［衣］	
丹参粉＊	2 g
白玉粉	8 g
砂糖	8 g
小麦粉	30 g
水	50〜60 ml

作り方

1 胡桃を乾煎りし粗みじんに切る。
2 大棗を戻し、ほどよいやわらかさになるまで煮て水けをふき、細かく切る。
3 甘栗は粗みじんに切り、枸杞子は湯をかけてから水けをふいておく。
4 小豆あんに胡桃、大棗、甘栗、枸杞子を混ぜ、6つに分けて四角形にまとめる。
5 衣は白玉粉に分量の水を少しずつ加えて溶かし、砂糖、小麦粉、丹参粉を加えなめらかにする。
6 **4**のあんの1面に衣をつけて焼き、順に6面全部に衣をつけてフライパンで焼いて仕上げる。

※フッ素樹脂加工されていないフライパンを使う場合は、油を薄くひきます。

〈レシピ作成：猪俣　朝子〉

食薬の知識

＊栗：温・甘／脾・胃・腎／健脾止瀉・補腎強筋
＊胡桃：温・甘／腎・肺・大腸／補腎助陽・潤腸通便・斂肺定喘
＊小豆：平・甘・酸／心・小腸／利尿除湿・解毒排膿

＊丹参：微寒・苦／心・心包・肝／活血去瘀・涼血消腫

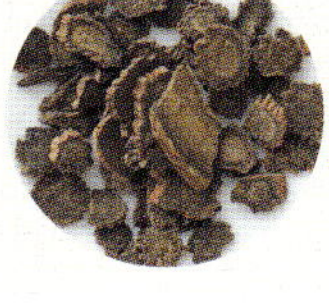

シソ科タンジンの根。血にある熱を取り除いて血流を促し、血熱の胸腹痛、生理不順、生理痛、閉経、産後の不調、打撲などを緩和する。血を養い心を補って不眠、精神不安の改善が期待できる。

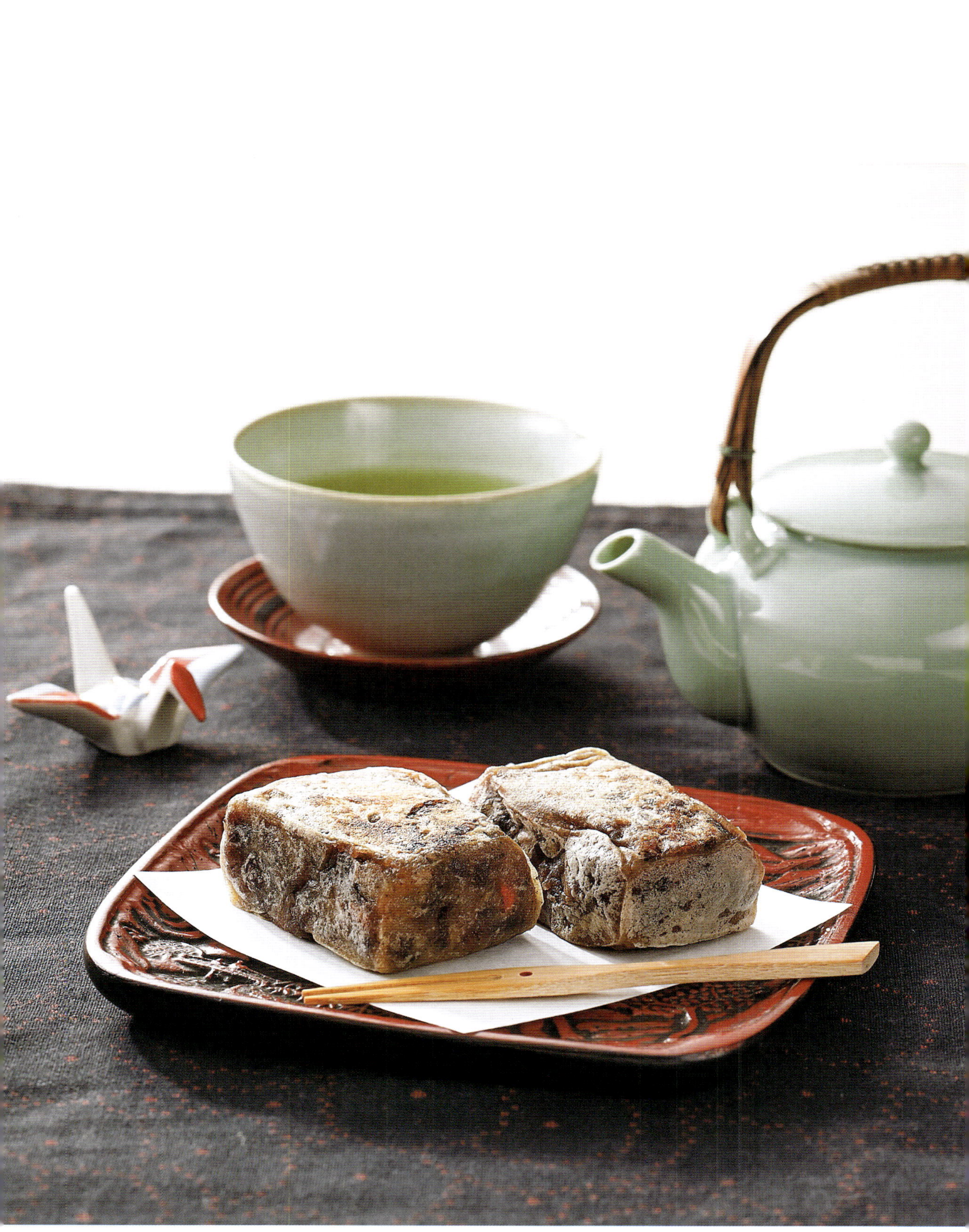

木の実あんのおやき

利湿助陽益陰《りしつじょようえきいん》—水の代謝を促進しながら気を助け、体を滋養します

おやきは、かつて米のとれない地方で工夫された郷土料理で、野沢菜や切干し大根を入れれば主食代わり、あんこや南瓜を入れればおやつ代わりになります。ここでは利尿作用のある小豆あんに、気を補い温める胡桃や滋養する松の実、黒胡麻を入れました。疲労回復や老化防止に活かせます。甘さの中に感じられる木の実の味がほっとする美味しさです。

材料

［あん］

こしあん（市販品）＊	150 g
胡桃＊	20 g
松の実＊	10 g
黒胡麻＊	3 g

［皮］

薄力粉	250 g
強力粉	250 g
塩	5 g
サラダ油	大さじ 2
水	320 ml

サラダ油	適量
打ち粉（薄力粉）	適量

作り方

1 皮を作る。ボウルに薄力粉、強力粉、塩、サラダ油、水を入れてゴムべらで混ぜる。全体にざっくり混ぜたら生地を手でこねてまとめ、ラップをして 30 分ほど寝かせる。

2 胡桃、松の実、黒胡麻はフライパンで煎り、刻んでこしあんに混ぜる。

3 寝かせた生地は打ち粉をして 1 個 40 g くらいに分け、円形にのばして **3** の具を包む（20 個くらいできる）。

4 フライパンに油を熱し、**3** の包み目を下にして並べて焼く。裏返し、両面がきつね色になったら水を少し入れ、ふたをして蒸し焼きにする。

〈レシピ作成：織田　静子〉

食薬の知識

＊**小豆**：平・甘・酸／心・小腸／利尿除湿・解毒排膿
＊**胡桃**：温・甘／腎・肺・大腸／補腎助陽・潤腸通便・斂肺定喘
＊**松の実**：温・甘／肺・肝・大腸／益肺潤燥・健脾滑腸
＊**黒胡麻**：平・甘／肝・腎／滋補肝腎・養血益精・潤燥滑腸

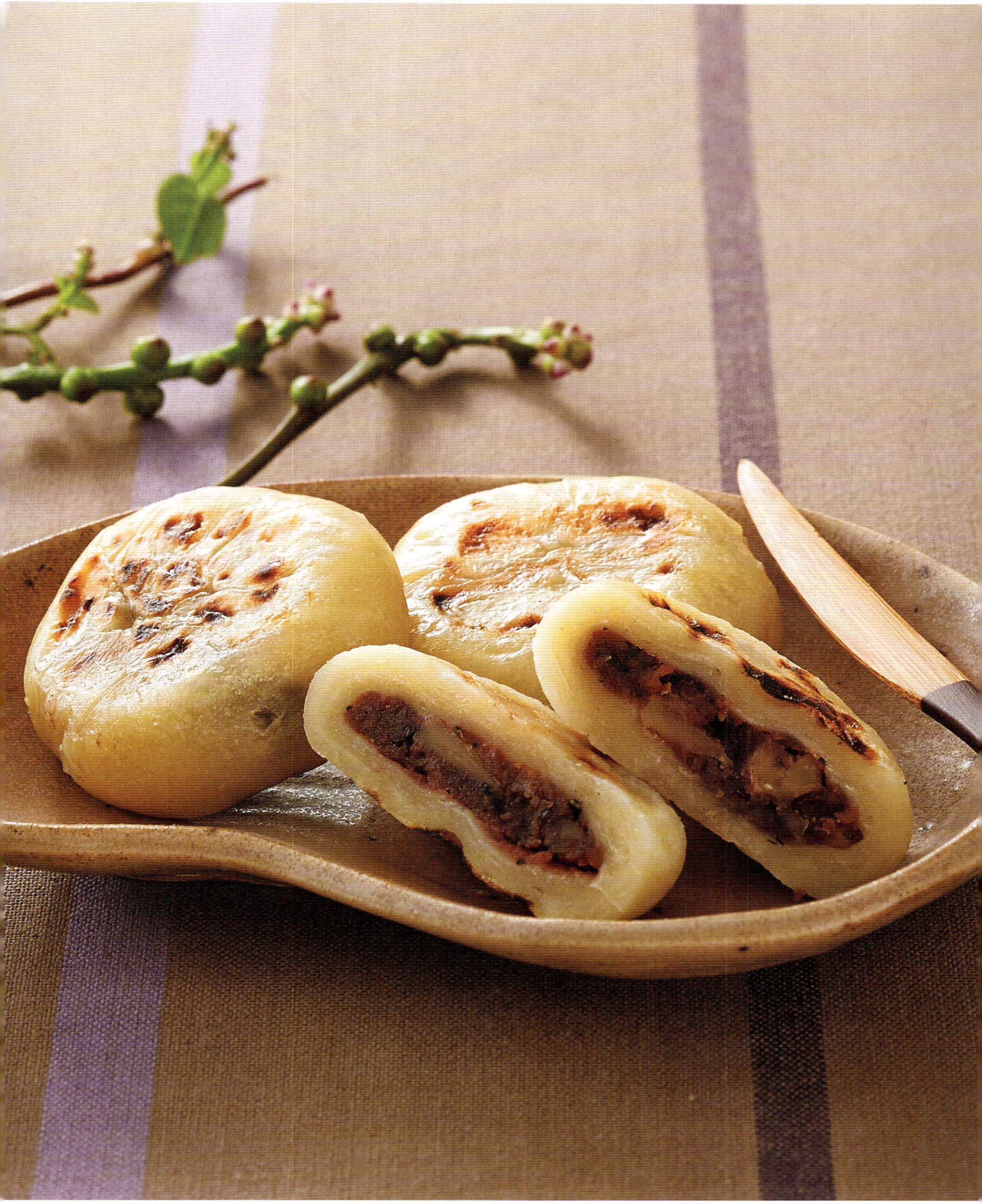

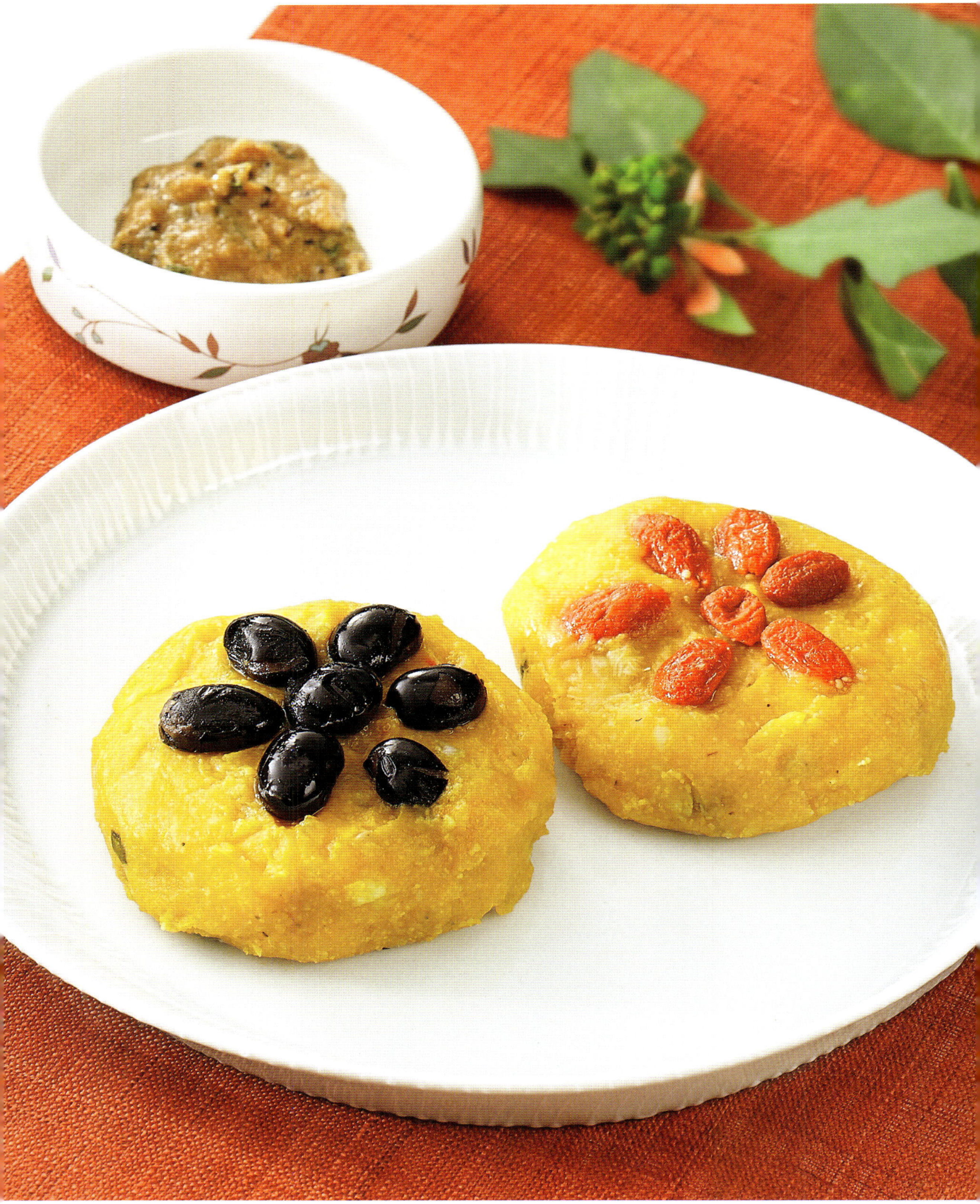

黄《おう》耆《ぎ》入りおねり

益気健脾《えっきけんぴ》―気を補い、消化機能を高めます

山梨県東部甲州市の伝統料理おねりは、気力を増やす南瓜や芋類、野菜などから作られました。江戸時代から朝食はおねり、昼食は麦飯、夕食はほうとうでした。現在も、おねりとほうとうは幼児からお年寄りまで気軽に食べられている料理です。補気昇陽の黄耆の汁液で材料を煮たおねりをお焼きにして、黒豆と枸杞子を飾りました。

材料

南瓜＊	200 g
とうもろこし粉＊	80 g
里芋	80 g
さつま芋＊	80 g
［黄耆の煎じ汁］	
黄耆＊	20 g
水	2 カップ
［ねり味噌］	
味噌	50 g
黒胡麻	20 g
長葱	10 g
鰹節のだし汁	大さじ 2
黒豆煮	20 g
枸杞子	10 g

※とうもろこし粉が手に入らない場合は、コーンミールで代用できます。

作り方

1 黄耆を水 2 カップに 20 分浸してから中火にかけ、沸騰したら弱火にし、1 カップまで煎じる。
2 南瓜は種を取り、里芋は皮をむき、さつま芋と共にひと口大に切る。
3 鍋に **2** とひたひたの水を加え火にかける。やわらかく煮えたらつぶし、とうもろこし粉を加えて煮ながら混ぜ、よくねる(おねり)。
4 ねり味噌の材料を混ぜる。
5 **3** のおねりを団子に丸め、平たくして黒豆、枸杞子を飾り、ほうろくで焼く。
6 **5** を器に盛りつけ、ねり味噌をつけて食べる。

※ほうろくは鉄の素焼きの平たいふた付きの鍋。ふたを合わせ、上に炭火をのせて煎り物や焼き物に使います。手に入らないときはオーブントースターやフライパンで代用します。

〈レシピ作成：茂木　万寿子〉

食薬の知識

＊**南瓜**：温・甘／脾・胃／補気健脾
＊**とうもろこし**：平・甘／脾・胃・大腸・肝・腎・膀胱・心・小腸／清熱利湿・健脾益肺
＊**さつま芋**：平・甘／肺・脾・腎・肝／益気健脾・和胃調中・潤腸通便
＊**黄耆**：微温・甘／脾・肺／補気昇陽・益衛固表

キャベツの焼き餅

補気健脾《まきけんぴ》—消化機能を調節しながら高めます

群馬県のどこでも作られますが、地域によって味つけや中の具に違いがみられます。昔は囲炉裏の灰で焼いたり、土鍋で焼いたりしました。キャベツとご飯で脾胃を補益し、温める作用のある長葱、茗荷、生姜、大葉などで脾・胃・肺を温め、寒さを散らし陽気を温めます。

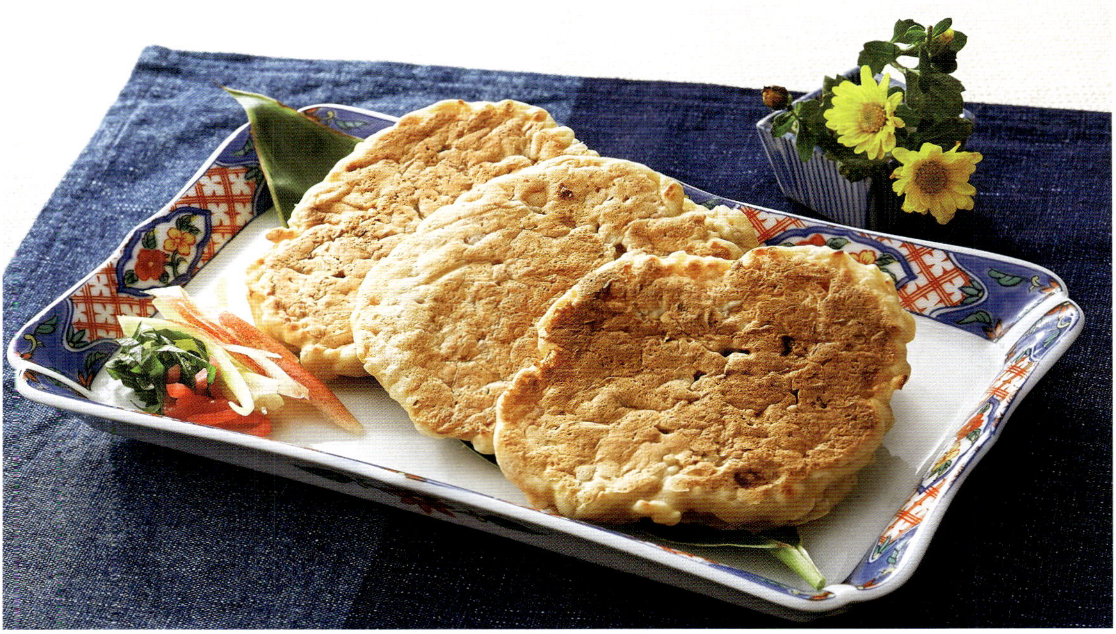

材料

ご飯＊	茶碗１杯分（150 g）
小麦粉	300 g
キャベツ＊	１枚
味噌	60 g
長葱＊	30 g
水	１カップ
重曹	小さじ１
茗荷・生姜・大葉・紅生姜	各適宜

※茗荷・生姜・大葉・紅生姜はお好みで。せん切りにして混ぜて焼いてもよいし、焼き上がってから薬味としてのせて食べても美味しい。

作り方

1. ご飯に味噌、水を加えてほぐしておく。
2. キャベツはせん切り、長葱は小口切りにする。
3. 小麦粉に重層、**2** のキャベツ、長葱を加えて混ぜる。
4. **3** に **1** を加えて混ぜ、お玉ですくってフライパンに流し、両面に焼き目がつくまで焼く。

〈レシピ作成：久保田　順子〉

食薬の知識

＊粳米：平・甘／脾・胃／補中益気・健脾和胃
＊キャベツ：平・甘／胃・腎／補中益気
＊葱：温・辛／肺・胃／散寒通陽

長芋のブルーベリージャム点心

補気滋陰《ほきじいん》—臓腑の働きを高め、潤します

脾・肺・腎の虚弱を補益する長芋は、中国ではデザートにもよく使われます。ここでは河南省のものを紹介します。ブルーベリーと乳製品を合わせ、体を潤し働きを高めます。

材料

長芋* ………… 300 g
練乳 ………… 大さじ 2
マヨネーズ ………… 大さじ 2
塩 ………… 少々
［ブルーベリージャムソース］
　ブルーベリージャム* … 大さじ 2
　砂糖 ………… 小さじ 1/2
　水 ………… 大さじ 1

※ブルーベリージャムの代わりに苺やりんごのジャムも使えます。

作り方

1 山芋の皮をむき、1 cm 厚さに切る。蒸気の上がった蒸し器に入れて 10～15 分間蒸し、熱いうちになめらかになるまですりこぎでつぶす。練乳、マヨネーズ、塩を加えて混ぜる。
2 ブルーベリージャムに砂糖、水を加えてよく混ぜ合わせソースを作る。
3 容器に **2** を盛り **3** をかける。

〈レシピ作成：韋　大文〉

食薬の知識

*長芋（山薬）：平・甘／脾・肺・腎／補気健脾・養陰益肺・補腎固精
*ブルーベリー：平・甘・酸／肝・腎・肺／補腎養肝・潤肺益精

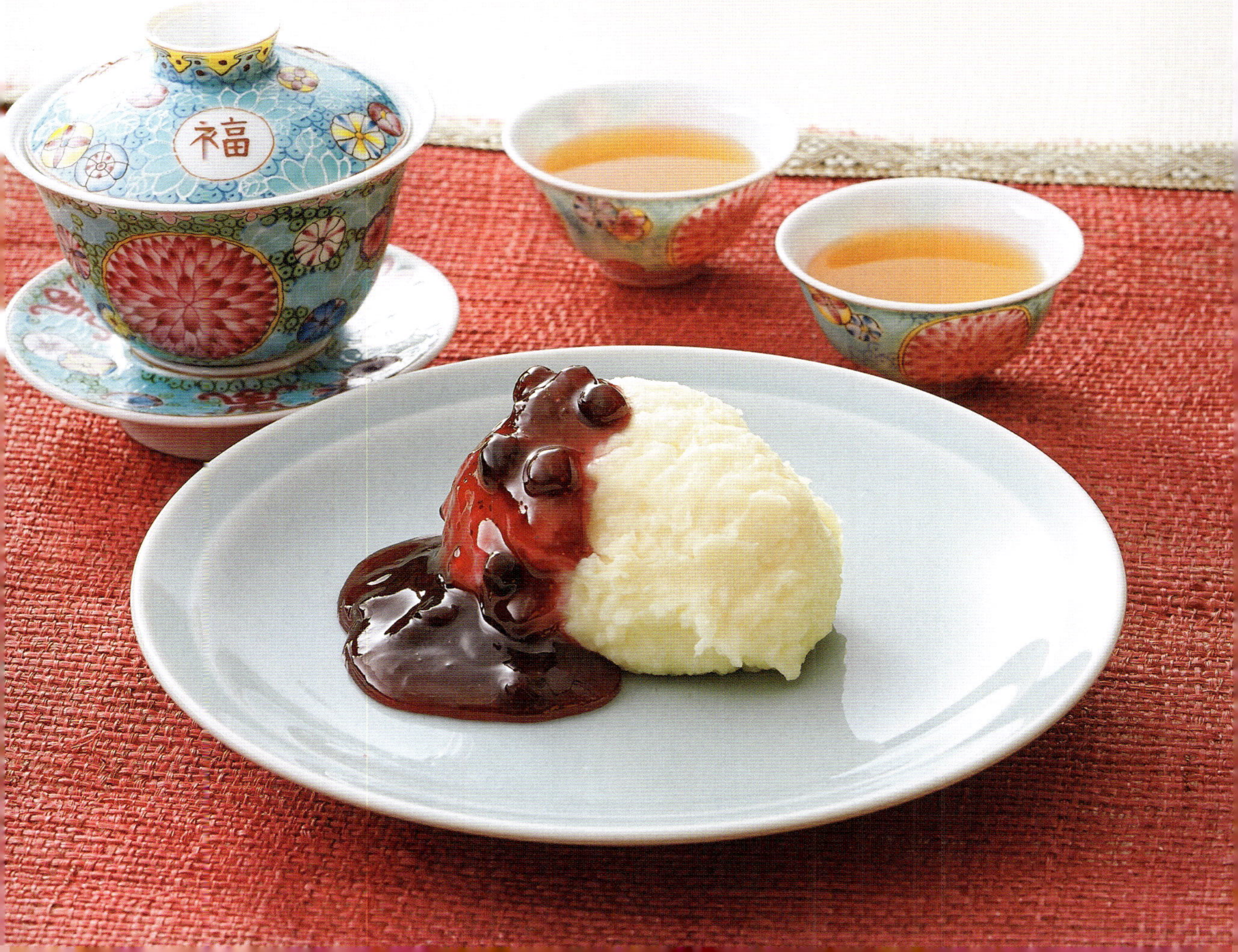

長芋とはと麦と小豆の甘煮

補《ほ》気《き》利《り》水《すい》—臓腑の働きを高め、水の排泄を促進します

中国、特に河南省では長芋は古くから体を元気にする食べ物としておかずにも主食にもデザートにも使われています。脾胃の消化機能を補い、肺を補いながら潤し、腎機能も高めるなどの働きがあり、疲れを緩和し、筋肉を丈夫にします。また、長芋は平性の食薬で、体を熱くもせず冷やしもしないため、老化防止によく利用されます。利尿作用のあるはと麦、小豆と組み合わせるとむくみの改善が期待できます。

材料

長芋* …… 200 g
はと麦* …… 50 g
小豆* …… 80 g
砂糖 …… 大さじ 1
桂花 …… 3 g

桂花
金木犀のこと。中国では乾燥させたものをデザート、お菓子、料理に使います。体を温め、痛みを和らげる作用があると考えられています。

作り方

1 長芋の皮をむき、1.5 cm 厚さ、5 cm 長さの棒状に切って水に浸ける。
2 鍋にはと麦、小豆、水 5 カップを入れひと晩浸ける。中火にかけ、はと麦、小豆がやわらかくなるまで煮たら 1 を加えてさらに 30 分煮る。
3 長芋がやわらかくなったら砂糖を加えて火を止め、桂花を散らす。

〈レシピ作成：韋　大文〉

食薬の知識

*長芋（山薬）：平・甘／脾・肺・腎／
補気健脾・養陰益肺・補腎固精
*小豆：平・甘・酸／心・小腸／利尿除湿・解毒排膿

*はと麦（薏苡仁）：微寒（涼）・甘・淡／肺・脾・胃／
健脾補肺・清熱利水

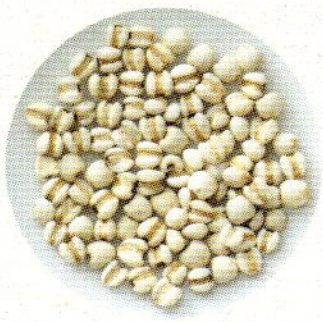

イネ科ハトムギの種皮を除いた成熟種子。利尿作用により体内の余分な湿を排泄させ、むくみ、下痢を和らげる。脾の機能を高め、肺の機能を益し、咳、痰多、胸の痛み、食欲減少などの改善が期待できる。

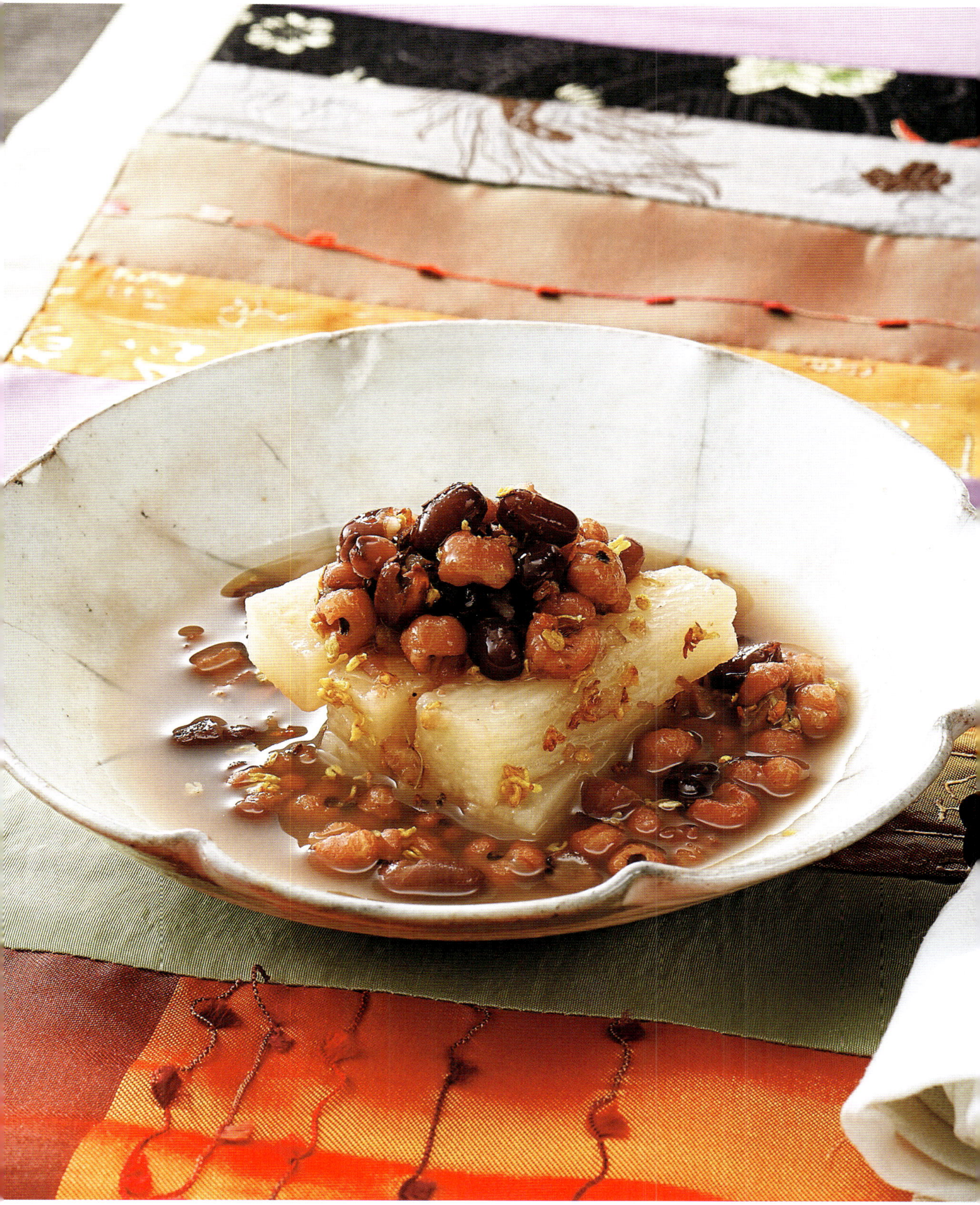

雪梨火龍船《シュエリィフウォロンチュアン》

清熱通腸《せいねつつうちょう》—大腸の動きを促進し、熱を取り、体の乾燥の改善が期待できます

火龍果（ドラゴンフルーツ）は福建省でも栽培されているサボテン科の果物です。空気が乾燥してくる初秋におすすめのデザートです。潤す働きのある銀耳、熱を取る働きのあるキウイフルーツと梨、血流を促進する黒木耳を合わせ、皮膚の乾燥、シミ、ソバカスを改善し、便通を整えます。

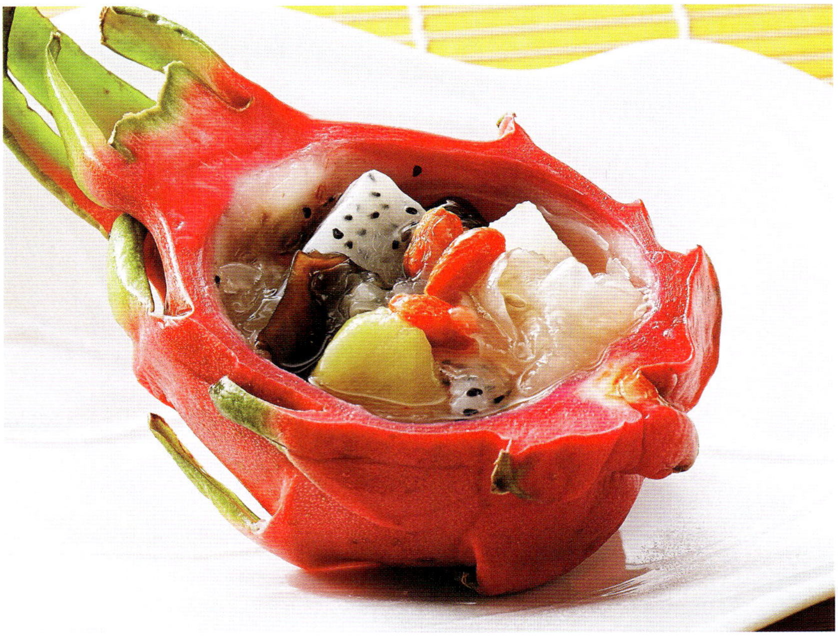

材料

ドラゴンフルーツ(赤)*	1個
キウイフルーツ*	2個
梨*	1個
黒木耳(くろきくらげ)*	2.5 g
銀耳(ぎんじ)*	6 g
枸杞子	10 g
蜂蜜	適量

作り方

1 黒木耳は水で戻し、銀耳はお湯で1時間くらい戻してそれぞれ2 cm角に切る。枸杞子は少量の水で戻す。
2 ドラゴンフルーツは縦半分に切り、果肉をとり出す(舟形の皮は器用にとっておく)。キウイフルーツと梨の皮をむき、果肉をそれぞれ2 cmの角切りにする。
3 鍋に水4カップ、**1**の銀耳を入れてふたをし、強火にかける。沸騰後10分煮たら**1**の黒木耳を加え、弱めの中火で40～50分ほど、銀耳と黒木耳がとろりとするまで煮る。
4 **3**に**2**を加え1～2分煮て火を止める。枸杞子を加えて冷ます。
5 **4**をドラゴンフルーツの皮の器に盛り、冷蔵庫で冷やす。食べる直前に蜂蜜を加える。

〈レシピ作成：劉　爾美〉

食薬の知識

*ドラゴンフルーツ：平・甘／大腸・胃／潤腸通便
*キウイフルーツ：寒・酸／腎・胃／解熱止渇・降逆和胃
*梨：涼・甘・微酸／肺・胃／清熱化痰・生津潤燥
*黒木耳：平・甘／胃・大腸／涼血止血
*銀耳：平・甘・淡／肺・胃・腎／滋陰潤肺・養胃生津

蓮《はす》の実と銀耳《ぎんじ》のデザート

収斂理気潤膚《しゅうれんりきじゅんふ》—臓腑を引き締める働きを強化しながら巡らせ、肌の潤いを保ちます

山口県岩国市の水量豊かな錦川の流域は江戸時代から蓮の産地として有名です。ここでは、臓腑を補い、引き締める働きのある蓮の実を使用しています。瀬戸内の香り高い柑橘類のしぼり汁を活用することで、気を巡らせ食欲不振の改善が期待できます。さらに、肌の潤いを保つ銀耳、百合根、枸杞子を加えることで色鮮やかに仕上がり、目にも美味しい一品となります。

材料

蓮の実＊	20 g
銀耳＊	10 g
百合根(小)＊	1個
みかんのしぼり汁＊	2.5 カップ
干しぶどう	10 g
枸杞子	5 g
蓮根酢	小さじ 2
氷砂糖	10 g
粉糖	適量

蓮根酢
蓮根の皮や節を有効利用した醸造酢。ほんのり甘く、まろやかな味が特徴です。手に入らない場合は普通の酢で代用できます。

作り方

1 蓮の実と銀耳は水で戻し、やわらかくなるまでそれぞれ下ゆでする。干しぶどうと枸杞子は蓮根酢で戻しておく。百合根は 1 片ずつほぐして洗い、大きいものは 2 つに切る。
2 鍋に蓮の実、銀耳、みかんのしぼり汁、氷砂糖を入れて火にかける。氷砂糖が溶けたら百合根を加える。
3 百合根がやわらかくなったら火を止めて器に盛り、干しぶどうと枸杞子をのせ、粉糖をふる。

〈レシピ作成：飯田　和子〉

食薬の知識

＊蓮の実（蓮子）：平・甘・渋／脾・腎・心／補脾止瀉・益腎固精・養心安神
＊銀耳：平・甘・淡／肺・胃・腎／滋陰潤肺・養胃生津
＊百合根（百合）：微寒・甘／肺・心／清心安神・潤肺止咳
＊みかん：温・甘・酸／肺・脾／理気健脾・止渇潤肺・燥湿化痰

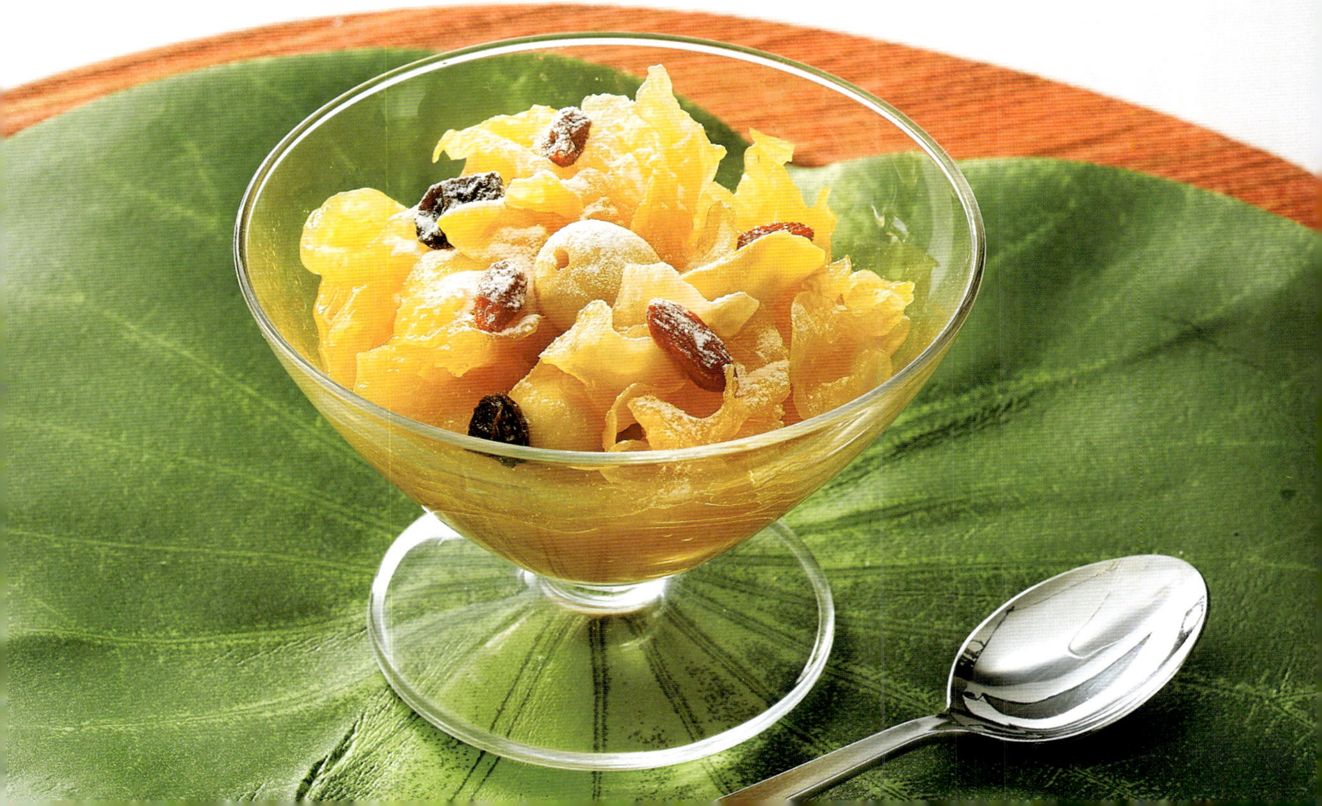

苺の錦玉

清熱潤燥《せいねつじゅんそう》—熱を取り、体を滋養します

苺は潤肺生津、滋陰養血、清熱解毒の働きにより肌を潤し、熱、赤みを取り除き、ブルーベリーは老化防止によいとされています。蜂蜜は胃腸を養い、寒天は体の熱を冷まし、腸の機能を整えて肥満を解消するのに役立ちます。苺とブルーベリーの酸味で肝の働きを整えます。

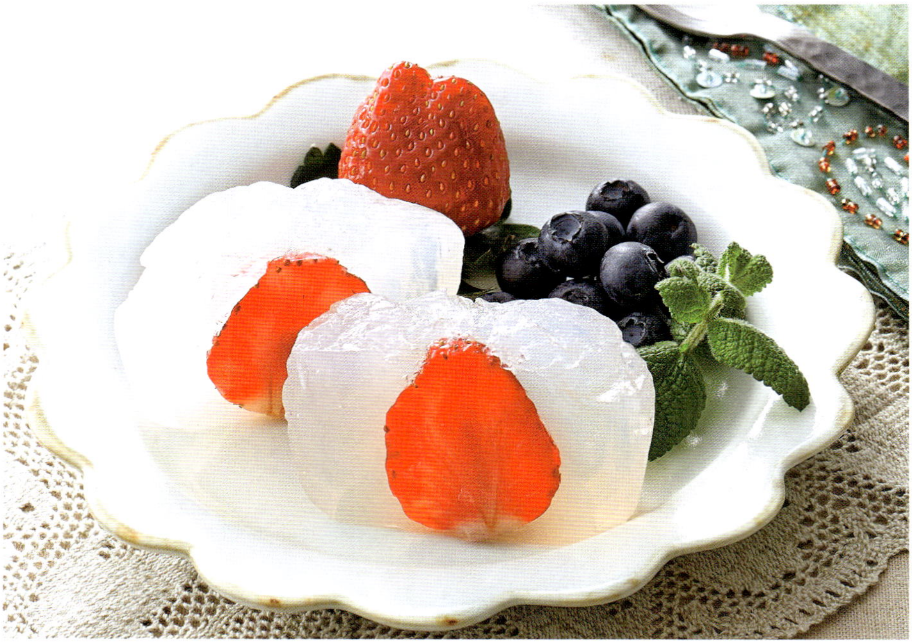

材料　マフィン型 4 個分

苺＊	8 粒
粉末寒天	3 g
水	180 ml
蜂蜜＊	大さじ 3
レモン汁	小さじ 2
ブルーベリー＊	約 20 粒
薄荷の葉	適宜

作り方

1. マフィン型に 15 cm 角のクッキングシートをそれぞれ入れる。
2. 鍋に水と寒天を入れ、かき混ぜながら煮立て、沸騰したら弱火にして約 2 分煮る。蜂蜜を加えて溶かし、あら熱を取る。
3. **2** にレモン汁を加えて混ぜる。
4. 鍋底を冷水につけてゆっくりとかき混ぜとろみをつける。
5. **4** を型の八分目まで注ぎ、苺を 1 粒ずつ入れ、シートをしぼるようにして形を整え、冷蔵庫で冷やしかためる。
6. シートをはがして器に盛り、苺、ブルーベリー、薄荷を飾る。

〈レシピ作成：村田　由希子〉

食薬の知識

＊**苺**：涼・甘・酸／肝・胃・肺／潤肺生津・滋陰補血・清熱解毒利尿
＊**ブルーベリー**：平・甘・酸／肝・腎・肺／補腎養肝・潤肺益精
＊**蜂蜜**：平・甘／脾・肺・大腸／補中緩急・潤肺止咳・潤腸通便
＊**薄荷**：涼・辛／肝・肺／疎風清熱・清利頭目

付録1 食薬一覧表

（「食薬の知識」でとりあげたものを掲載しています。分類内の食薬は五十音順です。）

分類	食薬	五気	六味	帰経	効能
野菜	枝豆（大豆）	平	甘	脾・胃・大腸	脾胃の虚弱を補益しながら利尿作用により、体内の余分な水分を排泄し、疲れ、むくみを和らげる。
	大葉（紫蘇）	温	辛	肺・脾	体表の寒気を取り除き、悪寒、頭痛などを緩和する。気を巡らせて脾胃の調子を整え、気滞による胸のつかえ、嘔吐の改善が期待できる。蟹・海老・魚貝類の中毒症状を緩和する。
	かぶ	平	辛・甘・苦	心・肺・脾・胃	脾胃の働きを助け、停滞した気を下ろし、湿熱を取り除き、消化不良、腹脹の改善が期待できる。
	南瓜	温	甘	脾・胃	気を補い、脾胃の機能を高め、脾気虚の疲れ、悪心、嘔吐、胃腹の疼痛、下痢、便秘などの症状の改善が期待できる。
	キャベツ	平	甘	胃・腎	脾胃の機能を高め、気を益し、中気不足のめまい、疲れ、食欲不振などの症状の改善が期待できる。
	きゅうり	涼	甘	脾・胃・大腸	熱を冷まし、熱による煩渇、咽喉腫痛などの改善が期待できる。利尿作用により体内の余分な水湿を排出させ、むくみなどの改善が期待できる。皮膚を潤し、赤みを取る。
	グリーンピース・絹さや（えんどう豆）	平	甘	脾・胃	脾の働きを高め、湿を取り除き、気の巡りを順調にして、上腹部の張り、嘔吐、下痢の改善が期待できる。
	香菜	温	辛	肺・胃	発汗を促して湿疹などを発疹させて取り除く。気を下ろし、芳香で開胃消食し、食滞胃痛、脘腹痞満などの改善が期待できる。
	ごぼう	寒（平）	苦・甘	肺・胃	体にこもった熱を冷まし、体内の余分な湿を排泄させる。『本草綱目』に「長く服すると身を軽くし、老化を防ぐ」という記載がある。
	小松菜	温	辛・甘	肺・肝・胃・大腸	体を滋養し、腸を潤し便秘の改善が期待できる。肺を潤し、咳を緩和する。
	こんにゃく	寒	甘・辛	脾・肺・胃・大腸	熱を冷まし、便秘の改善が期待できる。腫れ、むくみ、固まりを消散させる。
	さつま芋	平	甘	肺・脾・腎・肝	気を補益し、脾胃の機能を高め、食欲不振、めまい、疲れ、むくみ、下痢、吐き気などの症状の改善が期待できる。腸を潤し、便通をよくする。
	里芋・田芋	平	甘・辛	大腸・胃	痰を取り除き、固まりをやわらかくし、胃腸の働きを助け、消化不良、便秘の改善が期待できる。
	さやいんげん（いんげん豆）	平	甘	脾・胃	脾の機能を高め、湿を取り除き、食欲不振、体の重たい感じ、胃腹の脹満、口中の粘る感じ、暑湿による頭重感、下痢などの症状の改善が期待できる。
	椎茸	平	甘	胃	気を補い、胃の機能を高め、脾胃虚弱の食欲不振、胃痛、げっぷ、嘔吐症状の改善が期待できる。
	じゃが芋	平	甘	胃・大腸	気を補い、脾胃の機能を高め、脾気虚の疲れ、胃痛、吐き気、嘔吐、便秘の症状の改善が期待できる。
	春菊	平	辛・甘	肺・胃	肺熱を冷まし、咳、黄痰などを緩和する。肝気を疎通、発散させ、胃の機能を高め、食欲減少、脇肋脹痛、口臭などの症状の改善が期待できる。心の熱を取り除き、イライラ感、不安、不眠などの症状の改善が期待できる。
	生姜	微温	辛	肺・脾	発汗を促して、冬カゼの悪寒や体の痛みを和らげる。脾胃を温め、胃の冷えや痛み、食欲不振、嘔吐などの症状の改善が期待できる。蟹・海老・魚貝類の中毒症状を緩和する。
	セロリ	涼	甘・辛	肺・胃	熱を取り除き、利尿により体内の余分な湿を排泄する。血にこもった熱を取り除き止血する。

分類	食薬	五気	六味	帰経	効能
野菜	そら豆	平	甘	脾・胃	脾胃の働きを高め、余分な湿を排泄し、むくみ、腹脹、食欲減少、疲れなどの改善が期待できる。
	大根・ラディッシュ	涼	辛・甘	肺・胃	気の巡りを順調にし、消化を促進する。上逆した胃気を下ろし、食積脹満、嘔吐、吐き気、下痢、便秘の改善が期待できる。熱痰を清め改善するのに効果的。瘀血を取り除き、各種出血を和らげる。
	竹の子	寒	甘	胃・大腸	熱を冷まし、痰を取り除き、胸のつかえ、口渇、腹脹を和らげる。解毒により麻疹、湿疹などを発疹させて取り除くのに効果的。便通をよくし、便秘、小便不利の改善が期待できる。
	玉葱	温	辛・甘	脾・胃・肺・心	脾胃の機能を高め、気の巡りを順調にし、食欲不振、腹脹、下痢、膨満感、げっぷ、吐き気、胃もたれを和らげる。
	ちしゃ	涼	苦・甘	胃・大腸	熱を冷まし、利尿作用により血尿、尿の出が悪い、尿少、腹痛などの改善が期待できる。
	青梗菜・菜の花	涼	辛・甘	肝・肺・脾	血行をよくし、瘀血による出血を和らげる。体内の余分な熱を取り、解毒して、乳腺の腫れ、熱感、赤み、疼痛などの症状の改善が期待できる。
	唐辛子	熱	辛	心・脾	脾胃を温め、寒邪を発散し、疼痛を和らげる。脾の機能を高め、消化を促進する。
	冬瓜	涼(微寒)	甘・淡	肺・大腸・小腸・膀胱	熱を取り除き、体に害となる毒を排除し、熱中症やむくみ、尿量が少ないなどの症状の改善が期待できる。津液を生み出し、口渇の改善に効果的。
	とうもろこし	平	甘	脾・胃・大腸・肝・腎・膀胱・心・小腸	利尿作用により湿を取り、むくみ、排尿困難などの症状の改善が期待できる。脾の機能を高め、肺気を益し、疲労、腹脹、食欲不振、食少などの症状の改善が期待できる。
	トマト	微寒	甘・酸	肝・脾・胃	津液を生じさせ、熱邪による口渇の改善が期待できる。脾胃の働きを高めて消化を促進し、食欲不振、消化不良の改善が期待できる。
	長芋・大和芋(山薬)	平	甘	脾・肺・腎	脾胃の虚弱を補益し、脾気虚の食少、疲れ、萎黄、下痢などの症状の改善が期待できる。肺を養い、肺陰虚の慢性咳、喘息の改善が期待できる。腎の気を補い、腎気虚の遺精、頻尿、おりものなどの症状の改善が期待できる。
	茄子	涼	甘	脾・胃・大腸	熱を冷まし、血流を促進し、熱による血瘀の各種出血症状を和らげる。利尿作用によりむくみを取り除く。
	なずな(薺菜)	涼	甘	肝・胃	熱を取り除き、利尿により湿を排泄させ、下痢、むくみ、排尿痛、血尿などの改善が期待できる。肝の熱を冷まし、目赤腫痛、めまいなどの症状の改善が期待できる。
	にんじん	平(微温)	甘	肺・脾・胃・肝	血を補い、血虚による目の乾燥、かすみ目、視力低下を和らげ、脾の働きを活発にして食欲不振、下痢、便秘の症状の改善が期待できる。肺を収斂させて咳を緩和する。
	葱	温	辛	肺・胃	体の冷えや寒さを取り去り、陽を通じさせる働きにより、悪寒、発熱、冷えによる腹痛などの改善が期待できる。
	白菜	平	甘	胃・大腸	熱を取って煩燥を緩和し、胸苦しさやほてりを和らげ、咳を抑え、便通をよくする。
	パプリカ(ピーマン)	温	甘・微辛	心・腎・胃	脾胃の虚弱による胃部・腹部の冷えや疼痛、嘔吐下痢の症状の改善が期待できる。寒邪を取り除き、臓腑を温める。
	ブロッコリー	平	甘	腎・脾・胃	脾胃を調和し補い、腎を養い、消化機能を高め、筋骨を丈夫にする。

分類	食薬	五気	六味	帰経	効能
野菜	ヘチマ	涼	甘	肝・胃	熱を冷まし、痰を取り除き、口渇、痰、熱咳、胸痛の改善が期待できる。血にこもった熱を冷まし、咳血、血便、痔、血尿などの症状の改善が期待できる。
	ほうれん草	涼	甘・渋	胃・大腸・膀胱	血を補い、血虚による貧血、出血などの症状を和らげ、体の乾燥を潤し、口渇、便秘、痔などの症状の改善が期待できる。
	マコモ茸	寒	甘	肝・脾	熱を取り、毒を取り除き、発熱、多汗、黄疸、便秘などの改善が期待できる。イライラ、口渇を和らげる。湿を取り排尿を促進する。
	マッシュルーム	平	甘	胃	気を補い、胃の機能を高め、脾胃虚弱の食欲不振、胃痛、げっぷ、嘔吐症状の改善が期待できる。
	茗荷	温	辛	肺・大腸・膀胱	発汗を促して、体表の寒気を散らし、陽気を通じさせる。
	百合根(百合)	微寒	甘	肺・心	肺を潤し、肺の陰虚による空咳、咳血、痰の改善が期待できる。心にこもった熱を抑え、動悸、不眠、多夢、煩燥を和らげる。
	らっきょう(薤白)	温	辛・苦	肺・胃・大腸	脾胃を温め、陽気を通じさせ、気の巡りを促進し、気滞の胸痛、咳、下痢など停滞している症状の改善が期待できる。
	緑豆もやし(緑豆)	寒(涼)	甘	心・胃	熱を取り除き、体に与える毒の作用を排除し、体内の余分な水湿を排泄させる。
	蓮根	寒	甘	脾・心・胃	(生)血熱を冷まし、瘀血を散らし、津液を生じさせ、熱による各種出血、目赤、疼痛の改善が期待できる。 (熟)気を補益して胃の機能を高め、下痢症状を緩和する。血の不足を補って潰瘍や傷口などの治りを早める。
肉	烏骨鶏	平	甘	肝・腎	体を滋養し、腎陽を補い、足腰のだるさ、冷え、遺精、口渇などの症状の改善が期待できる。脾胃の気を補益し、疲労や胃腸虚弱の慢性下痢、疲れ、不正出血、おりものの改善が期待できる。
	鴨肉	涼	甘・鹹	脾・胃・肺・腎	陰液を滋養し、胃を補養する。利尿作用により体内の余分な水湿を排泄させ、胃の働きを高める。
	鶏肉	平(温)	甘	脾・胃	脾胃の機能を高め、気を益し、中気不足のめまい、疲れ、食欲不振などの症状の改善が期待できる。精気を補い、虚弱体質、四肢の無気力などの症状の改善が期待できる。
	豚スペアリブ	平	甘・鹹	胃・肺	陰液を滋養し、臓腑を潤す。筋肉を生長させる。
	豚肉	平	甘・鹹	脾・胃・腎	陰液を滋養し、臓腑を潤して、口渇、空咳、便秘、母乳の出がよくないなどの症状の改善が期待できる。
	羊肉	大熱(温)	甘	腎・脾・肝・胃	陽気を温め補い、各臓腑の機能を高める。陽虚による冷え、疼痛、脾胃虚寒の食欲不振などの改善が期待できる。脾腎両虚の下痢、腎虚の腰膝の痛みなどの改善が期待できる。
魚介	あさり	寒	甘・鹹	肝・腎・脾・胃	熱を取り、黄痰、粘痰、痰熱の咳、胸痛を和らげる。乾燥を取り、臓腑を潤し、喉の乾燥や渇き、イライラ、肺虚の咳を和らげる。
	鯵(あじ)	温	甘	胃	胃を温め、脾胃の機能を整え、胃腹の冷え、疼痛、食欲不振、疲労の改善が期待できる。
	いか	平	鹹	肝・腎	血を養い、貧血、血虚による閉経、出血、おりものなどの症状の改善が期待できる。
	いしもち	平	甘	腎・胃	腎を補い、疲れ、食欲不振、足腰のだるさ、頻尿、むくみの改善が期待できる。

分類	食薬	五気	六味	帰経	効能
魚介	いわし（アンチョビ・いりこ・しらす・ちりめんじゃこ）	温	甘	脾	気血を補い、息切れ、疲れ、めまい、動悸などの症状の改善が期待できる。
	海老	温	甘	肝・腎・脾・肺	腎の陽気を増強し、インポテンツ、腰・膝のだるさや痛み、骨痛、冷えなどの症状の改善が期待できる。陽気を温め、脾胃の機能を高め、胃痛、食欲不振の改善が期待できる。
	牡蠣	平	甘・鹹	肝・腎	陰液を滋養し、血を補い、微熱、ほてり、のぼせ、汗、心悸、空咳、口渇の改善が期待できる。血を補い精神の安定をはかり、イライラ、不眠などの症状の改善が期待できる。
	鰹(かつお)	平	甘	腎・脾	腎精を補益し、頻尿、足腰のだるさなどの症状の改善が期待できる。脾の機能を高め、利尿により湿を取り除き、食欲不振、体の重だるさ、むくみ、排尿困難の改善が期待できる。
	蟹	寒	鹹	肝・腎	熱を取り除き、瘀血を消散させ、皮膚の熱感・腫れを緩和する。
	鯉・鰱魚	平	甘	脾・腎	利尿作用により体内の余分な水分を排出させ、尿が出ない、むくみなどの改善が期待できる。消化機能を調節し、食欲減少、胃痛などの改善が期待できる。母乳分泌不足の改善が期待できる。
	小女子（すずき）	平(温)	甘	脾・胃・肝・腎	脾腎の働きを補い、湿を取り除き、むくみ、足腰のだるさなどの症状の改善が期待できる。
	鮭	温	甘	脾・胃	脾の機能を高め、胃を温め、胃痛、食欲不振、腹部の冷えなどの改善が期待できる。気血を補い、疲れ、めまい、下痢などの改善が期待できる。
	鯖(さば)	平	甘	胃・肺	肺の虚弱を補い、脾の機能を高め、慢性の咳、食少、むくみなどの症状の改善が期待できる。
	しじみ	寒	甘・鹹	肝	熱を取り、解毒により、黄痰、咳、瘡瘍腫毒などの症状を緩和する。湿邪を尿とともに排出させ、黄疸、湿疹などの改善が期待できる。
	でんぶ(鱈)	平(温)	鹹	肝・腎・脾	気血を補い、息切れ、疲れ、めまい、動悸の改善が期待できる。
	ナマコ	温(平)	鹹	心・腎・肺	腎の働きを増強し、インポテンツ、性機能低下、冷え症、頻尿の改善が期待できる。精血を補い、腸を温めて便通を促進する。
	はまち(鰤)	平(温)	甘・酸	脾・胃・肝・腎	脾胃を補益し、気血を滋潤する。
	はも	寒	甘	脾・胃・肺・腎	脾胃の機能を高めて水分代謝をよくし、むくみ、体の重たい感じ、下痢などの症状の改善が期待できる。
	鰤(ぶり)	平(温)	甘・酸	脾・胃・肝・腎	脾胃を補益し、気血を滋潤する。
	ほたて	平	鹹・甘	肝・腎・脾・胃	陰液を益して臓腑を滋養し、陰液不足によるめまい、口渇、足腰のだるさ、耳鳴り、性機能低下などの改善が期待できる。脾胃の働きを整え、食欲不振、胃もたれなどを和らげる。
	ままかり	温	甘	脾	気血を補い、息切れ、疲れ、めまい、動悸などの症状の改善が期待できる。
果実	苺	涼	甘・酸	肝・胃・肺	肺を滋養し、津液を生じ、喉の痛み、空咳などを緩和する。熱を冷まし体に害となる毒を排泄、利尿作用で排尿を促す。脾胃を整え、食欲不振、消化不良などの改善が期待できる。

分類	食薬	五気	六味	帰経	効能
果実	梅	平	酸	肝・脾・肺・大腸	各臓腑の引き締める力を促進し、肺を養って慢性の咳、喘息を改善、脾胃の虚弱による下痢の改善が期待できる。ほてりやのぼせがあるときの喉の渇きを和らげる。
	かぼす	温	辛・微苦・酸	肝・脾・肺	肝脾の気の巡りを促進し、消化機能を調節し、胸腹の脹満、げっぷ、食欲不振、嘔吐の改善が期待できる。
	キウイフルーツ	寒	酸	腎・胃	熱を取り除き、煩熱、口渇、痔の症状を緩和し、胃気を下降させて働きを整え、食欲不振、消化不良、便秘などの症状の改善が期待できる。
	栗	温	甘	脾・胃・腎	脾の働きを補い、食欲不振、疲れ、腹部の冷えと痛み、下痢の改善が期待できる。腎の働きを補い、足腰のだるさ、咳、喘息、頻尿、夜尿を改善、血流を調順にし、鼻血、血便などの出血の改善が期待できる。
	胡桃	温	甘	腎・肺・大腸	腎の陽気を増強させ、腎虚の腰痛、四肢の無気力、むくみ、冷え症の改善が期待できる。腸を潤し、便通をよくし、腸燥便秘の改善が期待できる。肺を収縮させて咳を緩和する。
	ドラゴンフルーツ	平	甘	大腸・胃	腸を潤し、排便を促進する。
	梨	涼	甘・微酸	肺・胃	熱を冷まし、痰を取り除き、津液を生じさせ、口渇、咳、咳血などの症状の改善が期待できる。
	ぶどう	平	甘・酸	脾・肺・腎	気血を補い、咳、煩渇、貧血などの症状の改善が期待できる。筋や骨を強化する。
	ブルーベリー	平	甘・酸	肝・腎・肺	肝と腎を養い、眼精疲労などの症状の改善が期待できる。
	みかん	温	甘・酸	肺・脾	胃の機能を高め、気の巡りをよくし、胸腹の脹満、嘔吐、食欲不振の改善が期待できる。肺を潤すことで口渇を止め、咳、痰の症状を緩和する。
	落花生	平	甘	肺・脾	血を補い、貧血によるめまい、動悸、不眠の改善が期待できる。各種出血症状を緩和する。脾胃肺の虚弱を補い、食欲不振、便秘、咳の緩和の改善が期待できる。
穀物	粳米（米ぬか）	平	甘	脾・胃	脾胃の機能を高め、気を益し、疲れ、食欲不振などの症状を解消し、煩燥や不安感を取り除き、口渇の改善が期待できる。
	小麦 （小麦粉・麸）	涼	甘	心・脾・腎	熱を取り、煩燥を抑え、心気を養って精神の安定をはかる。脾胃の虚弱を補益し、食欲不振、疲れやすい、下痢などの症状を和らげる。
	蕎麦（蕎麦粉・蕎麦米）	涼	甘	脾・胃・大腸	胃腸の機能を整え、胃気を下降させ、胃腸に溜まった飲食物を消化させ、食べ過ぎ、腹痛、腹脹、胃もたれ、吐き気、嘔吐、下痢の改善が期待できる。
	はと麦（薏苡仁）	微寒（涼）	甘・淡	肺・脾・胃	利尿作用により体内の余分な湿を排泄させ、むくみ、下痢を和らげる。脾の機能を高め、肺の機能を益し、咳、痰多、胸の痛み、食欲減少などの改善が期待できる。
	糯米 （白玉粉・餅）	温	甘	脾・胃・肺	脾胃の気を補益し、脾胃の虚弱による食欲不振、息切れ、中気不足のめまい、顔色萎黄、無力感などの改善が期待できる。脾の機能を高め、脾虚による慢性下痢の改善が期待できる。体表を巡る衛気を強化する。
	莜麦 （燕麦を参考）	平	甘	脾・胃	脾胃の機能を高め、気を益し、疲れ、食欲不振、便秘などの症状の改善が期待できる。血圧、血糖値、コレステロールを下げる働きを認められ、健康食材として使われている。
乾物	小豆	平	甘・酸	心・小腸	熱毒を排泄させ、利尿作用によって湿を取り除き、水分代謝の低下によるむくみ、胃のもたれ、下痢の改善が期待できる。
	銀耳（ぎんじ） 写真はP.48	平	甘・淡	肺・胃・腎	陰液を補い、肺を潤し、肺陰虚による咳、咳血、皮膚乾燥などの症状の改善が期待できる。胃を養い、津液を生じさせ、陰虚の口渇、微熱などの症状を和らげる。

分類	食薬	五気	六味	帰経	効能
乾物	金針菜（きんしんさい）	涼	甘	肝・胃	胃の働きを調和し、利尿作用によって体内の余分な湿を排出する。血にこもった熱を取り除いて、体に害となる毒を排泄する。
	葛粉（葛根）	涼	辛・甘	脾・胃	体表の邪気を取り除き、津液を生じさせ、頭痛、発熱、口渇などの症状の改善が期待できる。陽気を発散し、発疹を促す。
	黒木耳	平	甘	胃・大腸	血熱を冷まし、鼻血、血尿、血便などの各種出血を和らげる。
	黒胡麻	平	甘	肝・腎	肝腎の気を補い、血、精気を生成し、耳鳴り、頭痛、めまい、ほてり、微熱、盗汗、白髪などの症状の改善が期待できる。腸を潤し、皮膚の乾燥、腸燥の便秘の改善が期待できる。
	黒豆	平	甘	脾・腎	利尿作用によりむくみ、関節痛などの症状の改善が期待できる。陰血を補い、血流をよくして瘀血により体に害を与える物質を取り除く。
	昆布	寒	鹹	肝・胃・腎	痰を取り除き、固まりをやわらかくする。利尿作用により体内の余分な水湿を排泄させ、むくみの改善が期待できる。
	白胡麻	寒	甘	肺・脾・大腸	熱を冷まし、腸に潤いを与え、皮膚の乾燥、便秘を緩和する。
	大豆	平	甘	脾・胃・大腸	脾胃の虚弱を補益し、利尿作用により、体内の余分な水分を排泄して疲れ、むくみを和らげる。
	海苔	寒	甘・鹹	肺	痰を取り除き、固まりをやわらかくする。利尿作用により、むくみや排尿困難などの改善が期待できる。
	干し椎茸	平	甘	胃	気を補い、胃の機能を高め、脾胃虚弱の食欲不振、胃痛、げっぷ、嘔吐症状の改善が期待できる。
	松の実 写真は P.112	温	甘	肺・肝・大腸	肺の気を補いながら潤し、肺燥の咳、皮膚乾燥の改善が期待できる。脾胃の機能を高め、腸燥便秘の改善が期待できる。
卵／乳製品・豆製品	牛乳	平	甘	心・肺・胃	肺と胃を益して疲れを緩和し、津液を生んで皮膚の乾燥、便秘の改善が期待できる。
	卵	平	甘	肺・心・脾・肝・腎	陰液を滋養し、臓腑を潤して津液不足による空咳、口渇などの症状を和らげる。血を養い、不眠、多夢、めまい、精神不安などの症状の改善が期待できる。
	豆乳	平	甘	肺・脾・大腸・膀胱	脾肺を補益し、肺を潤して痰を取り除くのに効果的。咳、喉の乾燥を緩和する。利尿通便作用がある。
	豆腐	寒	甘	脾・胃・大腸	気を益し、脾胃の機能を整えて食欲不振、胃もたれなどの改善が期待できる。体を潤し、口渇、便秘に効果的。熱を取り、毒を取り除き、発疹などの症状の改善が期待できる。
中薬	鬱金（うこん） 写真は P.110	寒	辛・苦	肝・心・胆	血熱を冷まし、心の熱を取り除き、意識不明と各種出血、肝熱による赤目、口苦などの改善が期待できる。血流を促し、瘀血による胸腹疼痛、生理痛などの痛みを緩和する。気の巡りを促進し、鬱状態の解消が期待できる。胆の働きを順調にする。
	黄耆（おうぎ） 写真は P.68	微温	甘	脾・肺	気を補い、陽気を上昇させ、脾肺気虚の内臓下垂、息切れ、めまい、下痢症状の改善が期待できる。体表を巡る衛気を養い、邪気の侵入を防いでカゼをひきにくくする。
	何首烏（かしゅう） 写真は P.84	微温	苦・甘・渋	肝・腎	製首烏は、気血を補い、精血虚損のめまい、ふらつき、目のかすみ、白髪、抜け毛、遺精、足腰の痛みの改善が期待できる。腸を潤し腸燥便秘の症状を緩和する。生首烏は通便作用が強い。

分類	食薬	五気	六味	帰経	効能
中薬	花椒(かしょう) 写真はP.132	温熱	辛	肺・腎・脾・胃	脾胃を温め、寒邪を発散する。寒邪による胃腹の冷え、下痢、脾胃の寒湿による関節・筋肉の痛みの改善が期待できる。経絡を温め、四肢の疼痛、生理痛を緩和する。
	葛根(かっこん) 写真はP.48	涼	辛・甘	脾・胃	体表の邪気を取り除き、津液を生じさせ、頭痛、発熱、口渇などの症状の改善が期待できる。陽気を発散し、発疹を促す。
	菊花(きっか)	微寒	辛・甘・微苦	肝・肺	発汗により体表の風熱邪気を取り除き、発熱、喉の痛みなどの改善が期待できる。肝の熱を取り、目の充血などを緩和、体内の毒を排泄し皮膚の赤みなどを抑える。
	吉林人参(きつりんにんじん) 写真はP.88	微温	甘・微苦	肺・脾	気を強く補い、脾肺の機能を高め、津液を生じさせ、精神の安定をはかり、食少、疲れ、咳、喘息、口渇、不眠、多夢、心悸、健忘の改善が期待できる。
	玉竹(ぎょくちく) 写真はP.94	微寒	甘	肺・胃	体に必要な水分を滋養し、肺と胃の陰不足の空咳、口渇、食欲不振の改善が期待できる。
	枸杞子(くこし) 写真はP.129	平	甘	肝・腎・肺	精気を益し、腎の気を補い、足腰の痛みや無力、遺精、めまい、頭のふらつきなどの症状の改善が期待できる。肝の気を養い、白髪、視力減退、眼精疲労などの目の症状を緩和する。肺を潤し、肺陰虚の空咳や痰、喘息症状を和らげる。
	紅花(こうか) 写真はP.41	温	辛・甘	肝・心	体を温め、血の流れをよくして瘀血を取り除き、生理不順、生理痛、産後の腹痛、出血症状の改善が期待できる。腸を潤し、便秘症状を緩和する。
	五味子(ごみし) 写真はP.155	温	酸	肺・腎・心	肺を収斂させ腎を潤し、肺腎虚弱の慢性咳、喘息を和らげる。津液を生じ、収斂作用により、口渇、自汗、盗汗、遺精、滑精、五更泄瀉や慢性の下痢の改善が期待できる。精神の安定をはかり、心悸、不眠、多夢を緩和する。
	山楂子 (さんざし) 写真はP.136	温	酸・甘	脾・胃・肝	消化を助け、特に肉の食べ過ぎによる脹満、嘔吐、吐き気、下痢などの症状の改善が期待できる。血流をよくし、瘀血を取り除き、胸痛、生理痛、産後出血、腹痛などの症状を緩和する。
	山薬(さんやく) 写真はP.88	平	甘	脾・肺・腎	脾胃の虚弱を補益し、脾気虚の食少、疲れ、萎黄、下痢などの症状の改善が期待できる。肺を養い、肺陰虚の慢性咳、喘息症状を和らげる。腎の気を補い、腎気虚の遺精、頻尿、おりものなどの症状を緩和する。
	炙甘草 (しゃかんぞう) 写真はP.101	平	甘	心・脾・肺・胃	脾胃を補い、気を益し、脾胃虚弱の疲れ、息切れ、食欲不振などの改善が期待できる。肺を潤し、脾気虚の咳を緩和する。四肢の筋肉・関節の疼痛などを和らげる。緩和薬性作用がある。生甘草には熱を冷まし解毒する作用がある。
	熟地黄 (じゅくじおう) 写真はP.164	微温	甘	肝・腎・心	血を養い、陰液を滋養し、めまい、目のかすみ、動悸、月経不順、乾燥肌などの改善が期待できる。精と髄を補って腰や膝がだるい、耳鳴り、精力減退、盗汗などの症状を緩和する。
	桑葉(そうよう) 写真はP.30	寒	苦・甘	肺・肝	風熱邪気による発熱、軽咳、頭痛、喉の痛みなどの症状を発汗により緩和する。肝の熱を取り除き、目の充血、かすみなどの改善が期待できる。
	大棗(たいそう) 写真はP.32	温	甘	脾・胃	脾胃の機能を高め、気を益し、中気不足のめまい、疲れ、食欲不振などの症状を緩和する。血を養い、精神の安定をはかり、顔色萎黄、躁鬱、貧血、心悸、不眠、多夢、煩燥の症状の改善が期待できる。緩和薬性作用がある。
	丹参(たんじん) 写真はP.174	微寒	苦	心・心包・肝	血にある熱を取り除いて血流を促し、血熱の胸腹痛、生理不順、生理痛、閉経、産後の不調、打撲などを緩和する。血を養い心を補って不眠、精神不安の改善が期待できる。

分類	食薬	五気	六味	帰経	効能
中薬	陳皮(ちんぴ) 写真は P.121	温	辛・苦	脾・肺	気の巡りをよくし、脾の機能を高め、食滞による胃腹の脹満、食欲不振、嘔吐、下痢の改善が期待できる。臓腑を温め、痰飲を乾燥させて取り除き、胸苦しさ、咳嗽などの改善が期待できる。
	党参(とうじん) 写真は P.101	平	甘	脾・肺	気を補い、食欲を増進し、下痢や便秘を抑える。血虚による目の乾燥やかすみを改善する効果が期待できる。
	白梅花 (はくばいか)	平	酸・渋	肝・胃・肺	気の巡りをよくし、胃の働きを調和し、胃腹の脹満、食欲不振、げっぷなどの症状の改善が期待できる。
	麦門冬 (ばくもんどう) 写真は P.91	微寒	甘・微苦	肺・心・胃	熱を取り、肺を潤し、肺陰虚の空咳、痰を和らげる。胃を養い、津液を生じさせ、胃陰不足の口渇、舌の乾燥を緩和する。心の熱を取り、煩燥、不眠の改善が期待できる。腸を潤し、便通をよくする。
	薄荷(はっか)	涼	辛	肝・肺	熱を冷まし、発汗により体表の風熱邪気を取り除く。悪寒、頭痛、発熱、目の充血などの症状を緩和する。肝気を疏通・発散させ、鬱状態の改善が期待できる。
	百合(びゃくごう) 写真は P.78	微寒	甘	肺・心	肺を潤し、肺陰虚による空咳、咳血、痰の改善が期待できる。心にこもった熱を抑え、動悸、不眠、多夢、煩燥を和らげる。
	白朮(びゃくじゅつ) 写真は P.101	微温	甘・苦	脾・胃	脾の機能を高め、湿を取り除き、脾気虚による食欲低下、胃もたれ、むくみや下痢を抑える効果が期待できる。
	白扁豆 (びゃくへんず) 写真は P.101	微温	甘	脾・胃	脾の機能を高め、湿を取り除き、暑さと湿気による疲れ、重だるさを和らげ、食欲不振を解消する。
	茯苓 (ぶくりょう) 写真は P.162	平	甘・淡	心・肺・ 脾・胃・腎	利尿作用により体内の余分な水湿を排泄させ、弱っている脾の働きを整えて食欲不振、疲労の改善が期待できる。精神の安定をはかり、不眠、心悸、不安、健忘などを緩和する。
	薏苡仁 (よくいにん) 写真は P.182	微寒(涼)	甘・淡	肺・脾・胃	利尿作用により体内の余分な湿を排泄させ、むくみ、下痢を改善することが期待できる。脾の機能を高め、肺の機能を益し、食欲不振、咳、痰多、胸の痛みなどを緩和する。
	竜眼肉(りゅうがんにく) 写真は P.164	温	甘	心・脾・ 肝・腎	心、脾気を補益し、心脾両虚、気血不足による貧血、下痢、虚労などの改善が期待できる。心を養い、精神の安定をはかり、不眠、心悸、健忘などを緩和する。
	緑豆(りょくず) 写真は P.102	寒(涼)	甘	心・胃	熱を取り除き、体に与える毒の作用を排除し、体内の余分な水湿を排泄させる。
	蓮子(れんし) 写真は P.83	平	甘・渋	脾・腎・心	腎の気を益し、腎虚による遺精、滑精、不正出血、おりものなどの症状を和らげる。脾の気を補い、脾虚の慢性下痢、食欲不振の改善が期待できる。心気を養い、煩燥、動悸、不眠などを緩和する。
調味料	黒砂糖	温	甘	肝・脾・胃	脾胃を温めて、食欲不振、冷え、下痢、産後の腹痛、生理痛、胃腹疼痛などの痛みを改善することが期待できる。血の流れを促進する。
	酒 (黄酒・紅糟・紅麹)	温熱	甘・辛・ 苦	心・肝・ 肺・胃	気の巡り、血の流れを促進し、四肢の冷えを緩和し、寒さによる痛み、関節・筋肉の痛み、腹痛などの改善が期待できる。
	蜂蜜	平	甘	脾・肺・ 大腸	脾胃の働きの低下による食少、胃痛、腹痛の改善が期待できる。肺を潤し、咳、空咳、息切れ、皮膚の乾燥を和らげる。腸を潤し、働きを整え、便通、乾燥便の改善が期待できる。
	味噌	寒	鹹	脾・胃・腎	熱を冷まし、解毒により、やけど、吹出物、化膿症の改善が期待できる。熱を取り、鼻や歯茎の出血、イライラ、緊張不安を和らげる。

付録2　# 薬膳用語集

あ行

安神（あんしん）	神は生命現象の表現と精神意識を指す。精神を安定させること。精神不安、緊張、心悸、不眠など、心(しん)の不調に関わる症状があるときに用いる。
安定（あんてい）	安神と意味は類似するが、イライラ、興奮状態、頭痛など、情緒を支配する肝の不調に関わる症状があるときに用いる。
萎黄（いおう）	顔色が黄色くつやがないこと。
遺精（いせい）	性行為を伴わず不随意に現れる射精のこと。
陰液（いんえき）	津液(しんえき)・血・精などの営養を豊富に含んでいる体液の総称。
陰虚（いんきょ）	陰液不足によって陰陽のバランスが崩れ、相対的に陽が盛んな状態になること。ほてり、のぼせ、盗汗(とうかん)、五心煩熱(両手のひら・両足の裏の熱感と焦燥不安)、喉の渇き、皮膚の乾燥などの症状が現れる。
衛気（えき）	体表・臓腑・全身を巡る気。体を温め体温を保ち、体を保護する作用がある。
益陰（えきいん）	陰液を補い、臓腑を滋潤することで各臓腑の機能を高めること。
益腎（えきじん）	腎を補益すること。
益気（えっき）	臓腑の働き(気)を補うこと。
黄痰（おうたん）	粘りを帯びた黄色い痰のこと。熱邪、湿邪などにより津液が濃縮されることにより生じる。
黄疸（おうだん）	湿熱邪気によって引き起こされる体、目、尿の色などが黄色いなどを主症状とする疾病のこと。
悪寒（おかん）	寒気を感じ、温めてもよくならないこと。
瘀血（おけつ）	血の流れが体内で滞ること(血瘀)により生じる血の塊、または血が固まった状態のこと。
温中（おんちゅう）	脾胃を温めること。中は六腑のひとつで実体のない三焦(さんしょう)の一部分である中焦(ちゅうしょう)のこと。脾と胃・大腸・小腸、特に脾胃を指す。
温陽（おんよう）	陽気を温め、補い、各臓腑の機能を高めること。

か行

開胃消食 （かいいしょうしょく）	胃気の下降機能を整え、消化を促進すること。食欲不振、脘腹痞満(かんぷくひまん)などの症状があるときに用いる。
咳嗽（がいそう）	咳と痰の症状があること。
化痰（かたん）	痰を取り除くこと。去痰ともいう。
活血（かっけつ）	血流を促し、順調に流れるようにすること。血瘀(けつお)の症状があるときに用いる。
滑精（かっせい）	日中に性交に関係なく精液が自然に流失すること。
寒邪（かんじゃ）	自然界の邪気のひとつで、主に冬の邪気。または陽気不足により体内に生じる邪気で、悪寒、冷え性、疼痛、下痢などの症状が現れる。
脘腹痞満 （かんぷくひまん）	胃部と腹部の気機がふさがれて痞(つか)え、もたれて苦しいこと。
気虚（ききょ）	臓腑機能が低下した状態。息切れ、疲労、食欲不振、自汗、めまい、無気力などの症状が現れる。
気滞（きたい）	気の巡りが停滞した状態。
脇肋脹痛 （きょうろくちょうつう）	胸脇部・肋の脹れるような痛みのこと。
虚寒（きょかん）	臓腑の働きが弱ったために生じる顔色の白さ、冷え症、疼痛、下痢などの症状。
去湿（きょしつ）	体内に停留している湿邪を取り除くこと。
去痰（きょたん）	痰を取り除くこと。化痰ともいう。
経絡（けいらく）	気と血の通り道、経脈と経絡の総称。太い幹線を経脈、経脈の分枝を絡脈という。人体の臓腑・器官をつなぎ、全身の調和を保つ。
解暑（げしょ）	暑い季節に現れる熱感(暑熱)を解消すること。

か行（つづき）

血瘀（けつお）	血の流れが緩慢になり停滞することにより、臓腑・組織・経絡・血管の流れが悪くなること。血瘀により生じた血のかたまりを瘀血という。
血虚（けっきょ）	血の営養作用が低下していること。
血熱（けつねつ）	血脈に熱邪がある状態。
解毒（げどく）	体に害を与える毒素を取り除くこと。
健脾（けんぴ）	弱っている脾の機能を整え、高めること。
五更泄瀉 （ごこうせっしゃ）	夜明け頃に起こる下痢。
固精（こせい）	精微物質の漏れ出る症状を止めること。精微物質とは、気・血・津液・精を含む、体を養う営養物質の総称。遺精、滑精、おりもの、尿漏れなどの症状があるときに用いる。

さ行

散寒（さんかん）	寒邪を取り除くこと。
滋陰（じいん）	陰液を補い、臓腑を滋潤すること。皮膚・毛髪・目・鼻の乾燥、盗汗、喉の渇き、空咳、便秘などの症状があるときに用いる。補陰(ほいん)、養陰(よういん)ともいう。
自汗（じかん）	気温に関係なく常に汗をかくこと。あるいは昼間の発汗のこと。気虚・陽虚の場合によく現れる症状のひとつ。
湿邪（しつじゃ）	自然界の邪気のひとつで、主に梅雨の邪気。または臓器(脾・肺・腎)の失調により体内に生じる邪気で、むくみ、食欲不振、痰、下痢など水湿停滞の症状が現れる。
湿熱（しつねつ）	湿邪と熱邪が結びついた状態。あるいは湿邪が長く体内に停留して内熱を生じ、湿熱邪気になること。
収斂（しゅうれん）	収縮させ、引き締めること。
潤燥（じゅんそう）	体の乾燥を滋潤すること。
潤腸（じゅんちょう）	腸を潤すこと。
潤膚（じゅんふ）	皮膚の乾燥を潤すこと。
暑（火）邪 （しょ〔ひ〕じゃ）	自然界の邪気のひとつで、主に夏の邪気。炎熱性があり、身熱、顔の赤み、多汗、喉の渇きなどの症状が現れる。気・津液を消耗しやすい。
上逆した気を下ろす （じょうぎゃくしたきをおろす）	食べ物は胃で消化され、小腸・大腸へ下りていくのが正常な状態だが、胃気が上がると、げっぷ、吐き気、嘔吐、不眠などの症状が現れる。これを正常な状態にすること。
消食（しょうしょく）	脾胃の機能を高めて消化を促進すること。消化不良などの症状があるときに用いる。
生津（しょうしん）	津液を生じさせること。
食積脹満 （しょくせきちょうまん）	食べたものが消化できずに胃腸に停留し、気機が阻滞し、胸の痞え、腹部の脹れなどの症状が現れること。
助陽（じょよう）	陽気を補益すること。
津液（しんえき）	体内の正常な水分、水液の総称。体外に現れる汗、鼻水、涙、よだれ、つばを五液としてとらえる。
腎精（じんせい）	腎の中に貯蔵される精気で、生命活動の基礎物質。
精血虚損 （せいけつきょそん）	精・血が不足すること。
清熱（せいねつ）	熱を取り除くこと。
燥邪（そうじゃ）	自然界の邪気のひとつで、主に秋の邪気。または体内の津液不足により体内に生じる邪気で、皮膚や口、鼻、髪の乾燥、喉の渇き、便秘など内燥の症状が現れる。
瘡瘍腫毒 （そうようしゅどく）	皮膚の腫れ、赤み、熱感などの化膿症のこと。

た行

痰熱（たんねつ）	痰が熱に変化し、両方の症状が一緒に現れること。
中気不足（ちゅうきぶそく）	脾胃の気が不足すること。
腸燥便秘（ちょうそうべんぴ）	大腸内の津液不足し、大腸が乾燥して起こる便秘のこと。
通腸（つうちょう）	腸の働きを整えること。
通便（つうべん）	便通を改善すること。
通陽（つうよう）	陽気を巡らせること。
盗汗（とうかん）	夜間に、気温や発熱とは関係なく汗が出ること。陰虚の場合によく現れる症状のひとつ。

な行

熱邪（ねつじゃ）	自然界の邪気のひとつで、主に暑い夏の邪気。または臓腑の働きの低下により体内に生じる邪気で、発熱、喉が渇くなどの症状が現れる。火熱邪気ともいう。
熱痰（ねったん）	熱邪により、あるいは体内の陽気が盛んになることにより津液(しんえき)が濃縮され、粘りのある痰・黄痰・血痰などを生じること。
粘痰（ねんたん）	粘りのある痰のこと。

は行

煩渇（はんかつ）	胸に熱感があり喉が非常に渇くこと。
煩燥（はんそう）	精神的に不安定で、じっとしていられずイライラすること。煩燥不安ともいう。
脾虚（ひきょ）	消化機能(脾)の働きが低下すること。顔色が黄色い、息切れ、めまい、食欲不振、疲れ、むくみ、下痢などの症状が現れる。
風邪（ふうじゃ）	自然界の邪気のひとつで、主に春の邪気であるが、ほかの邪気と結びつきやすく、通年を通して発生する。または臓器の失調により体内に生じる邪気で、めまい、ふらつき、かゆみなど内風の症状が現れる。
風熱邪気（ふうねつじゃき）	風邪と熱邪が結びついた邪気。晩春から早秋の邪気である。
補気（ほき）	臓腑の働き(気)の虚弱を補益すること。疲れ、息切れ、自汗、風邪をひきやすい、めまいなど気虚の症状があるときに用いる。
補脾（ほひ）	脾の弱りを補益すること。

や行

陽虚（ようきょ）	陽が虚すること。陽とは臓腑の働きを指す。臓腑機能が衰退して陽が不足し、陰陽のバランスが陰に傾いた状態になること。顔色が青白い、疲労倦怠感、腰の冷え、下痢、透明な尿がたくさん出るなど寒証の症状が現れる。
養血（ようけつ）	血を養うこと。補血ともいう。

ら行

理気（りき）	気機の運行(気の巡り)を順調にすること。利気ともいう。ため息・胸のつかえ・げっぷ・イライラ・ストレスによる鬱状態・ガスがたまるなど、気機運行の停滞によって起こる症状があるときに用いる。
利湿（りしつ）	体内の余分な湿を尿とともに排泄させること。体の重だるさ、胃のもたれ、食欲不振、むくみ、めまい、下痢など水分代謝異常によって起こる症状があるときに用いる。
利水（りすい）	利尿作用により体内の余分な水湿を排泄させること。
利尿（りにょう）	体内に停留している余分な水分を尿として排泄させること。

わ行

和血（わけつ）	血の流れを調和させること。

■監修者紹介

辰巳　洋（たつみ　なみ）

医学博士、本草薬膳学院学院長、日本国際薬膳師会会長、日本国際茶藝会会長

北京中医学院（現北京中医薬大学）卒業。軍医・主治医師・医学雑誌編集者を経て1989年に来日し、専門学校にて中医学・薬膳学講師、出版社にて編集協力などを行う。順天堂大学医学部公衆衛生学教室研究生。

主な著書に、『薬膳は健康を守る』健友館（2001）、『薬膳茶』共著／文芸社（2006）、『薬膳素材辞典』主編／源草社（2006）、『薬膳の基本』緑書房（2008）、『実用中医薬膳学』東洋学術出版社（2008）、『実用中医学』源草社（2009）、『一語で分かる中医専門用語』主編／源草社（2009）、『こども薬膳』緑書房（2010）、『東洋医学のすべてがわかる本』監修・薬膳部分執筆／ナツメ社（2011）、『薬膳お菓子』共著／緑書房（2012）など多数。その他、専門誌などに中医薬学・薬膳学関連記事を連載。

■料理アシスタント

安里清子　飯田和子　服部直美　平尾安基子

■編集・スタイリング協力

吉開有紀

■撮影

大寺浩次郎

■参考文献

辰巳 洋『薬膳の基本』緑書房（2008）
辰巳 洋『こども薬膳』緑書房（2010）
辰巳 洋・大村和子『薬膳お菓子』緑書房（2012）

人見必大・島田勇雄訳注『本朝食鑑４』東洋文庫（1987）
石原 明『健康を作る郷土料理』健友館（1992）
顔 正華主編『中薬学』人民衛生出版社（1997）
三好功郎・三好由紀子『家庭料理と食材紀行』開発社（2005）
神戸中医学研究会編『中医臨床のための方剤学』医歯薬出版（2006）
神戸中医学研究会編『中医臨床のための中薬学』医歯薬出版（2008）
辰巳 洋『実用中医薬膳学』東洋学術出版社（2009）
辰巳 洋主編『一語で分かる中医専門用語』源草社（2009）
日本中医食養学会編纂・仙頭正四郎監修『現代の食卓に生かす「食物性味表」改訂版』日本中医食養学会（2009）
龍崎英子監修『郷土料理』ポプラ社（2010）
龔 千峰主編『中薬炮製学』中国中医薬出版社（2011）
岸 朝子監修『食の地図』帝国書院（2011）
辰巳 洋主編『薬膳素材辞典』源草社（2013）

本草薬膳学院
〒103-0026 東京都中央区日本橋兜町22番6号 マルカ日甲ビル２階
電話 03-6206-2751　FAX 03-3662-3800
URL http://www.honzou.jp　E-mail haiyang@honzou.jp

Midori Shobo Co.,Ltd

家庭で楽しむ薬膳レシピ

2014年9月20日　第1刷発行

監 修 者　辰巳《たつみ》　洋《なみ》

発 行 者　森田　猛

発 行 所　株式会社 緑書房
〒103-0004
東京都中央区東日本橋2丁目8番3号
TEL 03-6833-0560
http://www.pet-honpo.com

印 刷 所　株式会社アイワード

ISBN 978-4-89531-182-3　Printed in Japan